Als professionelle Fachkraft kennen Sie die un[illegible]gen Erwartungen, die an Sie in Ihrem Berufsleben gestellt werden. Doch wie sieht es mit den eigenen Erwartungen aus? Wurden bzw. werden sie enttäuscht oder erfüllt? Lebenslanges Lernen und die Suche nach neuen Lösungen ist Teil Ihrer Profession – nur dann kann ein Einklang möglich sein.

Als Beratungsexperten möchten wir Ihnen daher mit diesem wertvollen Ratgeber eine Orientierungshilfe zur Seite stellen und damit signalisieren:
Wenn es um Ihre Anliegen geht, finden Sie in uns einen verlässlichen Partner. Für uns stehen Sie im Zentrum unseres Handelns und wahre Partnerschaft zeigt sich in Theorie und Praxis. Bei uns dürfen Sie sich genau das erwarten!

Danke für Ihren Einsatz und viel Erfolg

Ihr
Bernhard Harreither

Renate Dörner

Erwartungen in der Pflegepraxis

Alle(s) im Einklang ?!

Neue Handlungsspielräume
in der Gesundheits- und Krankenpflege

2004

VERLAG WILHELM MAUDRICH
WIEN – MÜNCHEN – BERN

Printed in Austria

Filmsatz und Offsetdruck: Ferdinand Berger & Söhne Gesellschaft m. b. H.,
3580 Horn, Wiener Straße 80

Einbandgestaltung: Mario Haas

ISBN 3-85175-809-9

Komposition in vielen Sätzen

Mein Dank an diejenigen, denen ich viel verdanke

Für ein kleines Mädchen

Werde was du noch nicht bist,
Und doch bleib, wie du zur Frist;
In diesem Bleiben, in diesem Werden
Liegt dein höchstes Glück auf Erden.
(Franz Grillparzer)

Mein ganz besonderer Dank gilt:

Meinen Eltern, die schon in meiner Kindheit, die „Leseratte“ in mir mit vielen guten Büchern gefüttert haben;

Meinen LehrerInnen, die in meiner Schulzeit meinen Wissensdurst gestillt und mich dazu angehalten haben, die Dinge zu hinterfragen und Zusammenhänge herzustellen;

Allen, die in meinem späteren Leben zu meiner Fort- und Weiterbildung beigetragen haben;

Allen AutorInnen, durch deren Bücher ich in meiner Lebenseinstellung entweder bestätigt oder widerlegt, in jedem Fall aber zum Nachdenken angeregt worden bin;

Allen, in meinem privaten und beruflichen Umfeld, für den gemeinsamen Erfahrungs- und „Erwartungsaustausch“;

Allen Frauen, die mir ein Vorbild sind;

Meinen FreundInnen, die immer an dieses Buch geglaubt haben;

Allen, die es im Vorfeld gelesen und mich durch ihre kritische Auseinandersetzung damit ermutigt haben, daran weiterzuarbeiten, und im besonderen Susanne Sureth für ihre fachliche Begleitung und menschliche Unterstützung.

Vorsatz

Zu Ihren Erwartungen und meinen Überlegungen

Wer sich selbst treu bleiben will,
kann nicht immer anderen treu bleiben.
(Christian Morgenstern)

Meine Überlegungen

Erwartungen gibt es überall. Im Pflegeberuf zu **arbeiten** bedeutet, sich wie im Alltag auch, **mit Erwartungen auseinanderzusetzen**.

Alle haben Erwartungen. Laufend sind wir **mit den eigenen** sowie **den Erwartungen anderer konfrontiert**.

Erwartungen können vieles betreffen. Angefangen vom **Umgang mit anderen** Personen, **die Ausführung der Pflegehandlungen** bis hin zu den **Arbeitsbedingungen** und einer möglichen **Einflussnahme darauf**.

Erwartungen erkennen und verstehen. Nicht immer nehmen wir diese **Erwartungen richtig wahr** oder **wissen sie entsprechend zu deuten**. Manche **vermuten wir bloß**, andere **haben** vielleicht **gar nichts mit uns zu tun**.

Erwartungen richtig einschätzen und **darauf reagieren.** Wir stellen uns vielleicht die Frage, **welche Erwartungen wir** und **die anderen** überhaupt **erfüllen müssen** und/oder **können.**

Mit (enttäuschten) Erwartungen umgehen. Oft wird uns erst im Nachhinein klar, **was** und **wie wir es hätten besser machen können**. Manchmal **fällt es uns** dann auch noch **schwer**, die **eigenen (enttäuschten) Gefühle zuzulassen** und **die Reaktionen der anderen anzunehmen**.

Enttäuschte Erwartungen als Chance sehen. Wir können sie **zum Anlass nehmen**, aus ihnen **zu lernen** und neue **Lösungen zu suchen**. Dann werden wir in Hinkunft **anders** und **zufriedenstellender** mit ihnen **umgehen** können.

Was Sie sich von dem vorliegenden Buch erwarten dürfen

„Enttäuschte Erwartungen“ werden konkret an- und ausgesprochen.
„Wenn doch nicht alles so wäre wie es ist und die anderen endlich das täten, was wir von ihnen erwarten, ginge es uns besser!“
Damit möchte ich dazu **ermutigen**, sich die **Vielfalt enttäuschter Erwartungen** im Zusammenhang mit der Pflegepraxis und **Unsicherheit im Umgang** damit **ins Bewusstsein zu rufen**.

Aus enttäuschten Erwartungen können nämlich „erfüllte bzw. realistische Erwartungen“ werden.
„Schau an, es gibt ja doch einen zufriedenstellenderen Umgang mit so mancher heiklen oder verfahrenen Situation!“
Dazu brauchen wir eine **„gesunde Einstellung“** und ein **klar abgestecktes Ziel**.

Dazwischen liegt ein Weg, auf dem Denkanstöße gegeben und Lösungsmöglichkeiten aufgezeigt werden.
„An das hab' ich gar nicht gedacht! Na einen Versuch ist das schon wert!“
Eine Sammlung möglicher Ursachen **„Herausfinden und Bedenken“** und Handlungsspielräume **„Tun und Vermeiden“** sind als Hilfestellung und Anregung gedacht.
Es wird einerseits aufgezeigt, **was jede/r konkret** für sich **tun kann**. Wenn wir nämlich bei uns selbst beginnen, ändert sich automatisch etwas bei den anderen und damit im System. Andererseits wird darauf hingewiesen, dass **Pflegende nicht alles alleine schaffen** können und müssen. In vielen Fällen **brauchen wir die anderen** und es ist zielführend, sie **in die Verantwortung einzubinden**.
Was in einzelnen Kapiteln angesprochen wird, **kann auch für weitere Bereiche gelten**.

Die Auseinandersetzung mit den Erwartungen in der Pflegepraxis ist eine sehr persönliche und facettenreiche.
Ich erhebe daher bei der Behandlung des Themas **keinerlei Anspruch auf Vollständigkeit**.

Der Großteil der im Pflegeberuf Arbeitenden sind Frauen.
Unsere männlichen Kollegen mögen sich jedoch immer dort angesprochen fühlen, wo es sie betrifft.

Wien, im April 2004

Zur Einstimmung

Das größte Lebenshindernis ist die Erwartung:
Abhängig vom Morgen, verliert sie das Heute.
Über das, was in der Hand des Schicksals liegt, verfügst du,
doch das, was in Deiner Hand liegt, lässt du dir entgehen.
Wonach hältst Du Ausschau? Wonach streckst du dich?
Alles Künftige ist ungewiss: Lebe jetzt gleich.
(Seneca)

Erwartungen - *Vor-, Bei-, Nachgeschmack*

Was Erwartungen sind. Wie sie entstehen. Wo und wie sie sich im Privat- und Berufsleben auswirken.

Erwartungen – eine Frage der Haltung

Unsere Erwartung ist die **Haltung,** mit der wir einem kommenden Ereignis entgegensehen bzw. anderen Menschen, denen wir begegnen, gegenübertreten.

Unsere **Erwartungshaltung** entsteht früh und kann unser **Verhalten** ein Leben lang prägen. *„Sie war als Kind immer so ruhig, hilfsbereit und verlässlich. Also ist sie ja für den Pflegeberuf bestens geeignet!"*

Zwischen unserer **geistigen Haltung** und unserer **körperlichen Bewegung** besteht ein Zusammenhang. *Treten wir jemandem, vor dem wir Angst haben, gegenüber, sind wir verkrampft. Regelmäßige Bewegung hilft auch geistig beweglich zu bleiben.*
Unsere Erwartungen äußern sich in einer bestimmten **Ausstrahlung**, die wiederum bei anderen **Reaktionen** hervorruft.
Wer schüchtern ist und sich deshalb selten äußert, wird auch häufig übergangen.

Die **persönliche Einstellung**, mit der wir an unsere Aufgaben herangehen, prägt unseren Arbeitsstil ebenso wie die **professionelle Haltung**, mit der wir allen in unserem beruflichen Umfeld begegnen. *Nehmen wir die Pflege eines „leichteren Falles" genauso ernst wie die von schwer kranken PatientInnen? Von wem lassen wir uns etwas vorschreiben und von wem nicht? Wie gehen wir mit dem Vertrauen um, das uns am Krankenbett entgegengebracht wird?*

Erwartungen – ein Teil der Erfahrung

Erfahrungen, die wir in unserer Kindheit und in unserem späteren Leben gemacht haben, sind prägend. Für die meisten von uns waren die Eltern als unmittelbare Bezugspersonen die Ersten, die Erwartungen an uns hatten und an die sich unsere eigenen Erwartungen gerichtet haben. Dabei spielen viele Faktoren eine Rolle. *Wann war ich wo Kind? Welche Stellung hatte ich in der Familie? Bin ich ein Einzelkind, das Jüngste oder Älteste oder ein „Sandwichkind"? Sind mir meine Eltern streng, nachgiebig oder verständnisvoll begegnet?* Das sind nur einige Mosaiksteine, um die gesamte Familiensituation begreifen zu können.

Von wem konnten wir etwas erwarten und wer erwartete etwas von uns? *Waren unsere Eltern für uns da, wenn wir sie brauchten? Wie reagierten sie auf unsere ersten Versuche, unseren eigenen Willen durchzusetzen? Wurde von uns mehr oder anderes erwartet, als von unseren Geschwistern?*
Hier waren wir das erste, und sicher nicht das letzte Mal mit den unterschiedlichen **geschlechtsspezifischen Erwartungen** konfrontiert. *Spielzeug, Bücher und Kleidung brachten beispielsweise zum Ausdruck wie, wer und was wir sein sollten.*

Auch im weiteren Leben zeigt sich der Unterschied. *So haben Männer zwar eine kürzere* **Lebenserwartung**, *bekleiden aber im Laufe ihres Berufslebens zumeist höhere Positionen, die entsprechend besser entlohnt werden.*

Die **Geschlechterdifferenzierung** beginnt früh, endet nie und ist ein heißes Eisen, an dem so manche private wie berufliche Beziehung wider Erwarten scheitert.
Fühlen wir uns in Ausübung der Pflege zu mehr Verständnis, Geduld und Unterordnung verpflichtet als unsere männlichen Kollegen? Nehmen wir vieles eher hin, als sie? Wird von Frauen erwartet, dass sie aufgrund ihres Naturells zum Pflegen besser geeignet sind? Viele Fragen!
„Im 19. Jahrhundert stand das gesamte Leben von Frauen unter dem Motto „für andere leben", „sich aufopfern". Heute spricht niemand mehr von Aufopferung, aber die Grundeinstellung des „Für-andere-da-Seins" wird Frauen nach wie vor vermittelt. Es gibt nach wie vor ein gesellschaftliches Interesse an Frauenarbeit im familiären und beruflichen Bereich, welche der Männerarbeit nach- und zugeordnet ist und zur Benachteiligung der Frau führt." (Sommer, Österreichische Krankenpflegezeitschrift 6-7/97)

Wie gespalten wir sein können, wenn es um die Benachteiligung von Frauen im Berufsleben geht, zeigt das folgende Beispiel. *Eine Frau in höherer Stellung sagt einerseits: „Ich fühle mich den Männern gegenüber überhaupt nicht benachteiligt und verstehe gar nicht, was die Frauen damit immer haben." Und andererseits: „Für das, was ich in dieser Position leiste, stünde mir wirklich eine bessere Bezahlung zu." (die sich ein Mann wahrscheinlich längst ausgehandelt hätte!)*

Erwartungen – eine Sache der Orientierung

Die Eltern und andere frühe Bezugspersonen waren auch unsere ersten **Vorbilder**. Es ist längst kein Geheimnis mehr, dass ihr eigenes Verhalten mehr bewirkte als Gebote und Verbote. *„Wehe, wenn ich erfahre, dass du heimlich rauchst", sagte der Vater und zündete sich die nächste Zigarette an. „ Ich mag es nicht, wenn du schlecht über andere Leute redest", sagte die Mutter und begann, über die Nachbarin herzuziehen.*

Unser Leben lang suchen wir nach **Orientierung** an anderen. Sind **Ideale** nicht vorhanden, so schaffen wir sie uns. Sie werden gemacht und entstehen nicht von selbst. Sonst würden sich nicht Idole wie u.a. Popstars, FilmschauspielerInnen und SportlerInnen so großer Beliebtheit erfreuen.

Wir **identifizieren** uns mit ihnen, wollen ein bisschen so sein wie sie oder teilhaben an beispielsweise ihrer Schönheit, Berühmtheit, ihren Millionen. Manchmal genügt dafür auch schon jemanden zu kennen oder mit einer „öffentlichen" Person etwas gemeinsames zu haben.
„Auch vermeintliche Gemeinsamkeiten können schnell eine gewisse Vertrautheit schaffen. Deswegen suchen Verkäufer nach Bezugspunkten zwischen sich und dem Kunden, manchmal recht krampfhaft. „Nein ehrlich, sie sind aus Minneapolis? Ich bin in Minnesota zur Schule gegangen!" (Cialdini, Spektrum der Wissenschaft. Digest: Psyche und Verhalten).

Im Pflegeberuf fällt die Orientierung oftmals schwer, denn lebende Vorbilder gibt es wenige. Engagierte Pflegepersonen brennen in der Praxis schnell aus und das Verständnis für aktuelle Probleme am Krankenbett ist aus der Schreibtischperspektive von Führungskräften häufig gering.

Als Kinder sind wir auf unserem Weg durch den Dschungel der Erwartungen häufig **Doppelbotschaften** ausgesetzt. Manche haben wir schnell entlarvt, auch wenn wir nicht die Macht hatten, uns gegen die Erwachsenen durchzusetzen. *„Du sollst tun was Vati und Mutti sagen." Das heißt es beiden recht machen. Die sind aber leider unterschiedlicher Ansicht!* Andere erreichten uns so **unterschwellig**, dass sie uns schon in Fleisch und Blut übergegangen waren, bevor wir ihre Botschaft entschlüsseln konnten. *„Du bist schlechter als die anderen, du solltest dich bessern. Werde aber ja nicht besser als ich, das wäre auch nicht gut."* So lautete möglicherweise der Appell einer Mutter an die Tochter.

Dieses Aufeinanderprallen unerfüllbarer Erwartungen stiftet **Verwirrung** und hemmt uns in unserer Persönlichkeitsentfaltung.

Später am Krankenbett geht es mit den entgegengesetzten Erwartungen weiter. *Da stehen Pflegende in Ausübung der Behandlungspflege nicht selten zwischen PatientInnen und Angehörigen, Patient und Arzt, dem eigenen Gutdünken und den Erwartungen der KollegInnen.* Nur wer früh lernt, in solchen Situationen Eigenverantwortung zu übernehmen und Fremdverantwortung an die anderen abzugeben, bleibt auf Dauer im Gleichgewicht.

Auch auf **unausgesprochene** Erwartungen reagieren wir, wenn auch großteils unbewusst. Von Kindheit daran gewöhnt, haben wir die Antenne ständig auf Empfang geschaltet. *So wollten wir beispielsweise den Erwachsenen durch unser Verhalten Kummer ersparen oder ihnen Sorgen abnehmen, weil sie dann glücklicher wirken.* Das hatte direkte Auswirkungen auf ihr Verhalten uns gegenüber, und so versuchten wir ihre Wünsche zu erraten und übernahmen einen Teil der Verantwortung.

Später im Beruf fühlen wir uns weiterhin für die Zufriedenheit anderer verantwortlich, weit über den von uns beeinflussbaren Bereich hinaus. *Entlassungen finden ab 14.00 Uhr statt und nicht früher. Der Arzt ist verständigt, kann aber erst in einer halben Stunde kommen. Wenn sich die Venen verstecken, fällt den ÄrztInnen das Setzen eines Venflons schwer.* Innerlich spüren wir den Wunsch, es möge alles reibungslos verlaufen. Nicht zuletzt sind wir es, die mit den enttäuschten PatientInnen zurückbleiben.

Häufig scheint es eine **Illusion** zu sein, jemals das **‚richtige Gefühl'** für sich selbst und die eigene Handlungsweise zu entwickeln.
„Die Welt der Säuglinge in Steinzeitkulturen unterscheidet sich von der der Kleinkinder in zivilisierten Kulturen wie Tag und Nacht.
Die Kontinuumkinder werden von Geburt an überallhin mitgenommen. Noch ehe die Nabelschnur abgefallen ist, ist das Leben des Säuglings bereits voller Anregungen. Meist schläft er, doch schon im Schlaf gewöhnt er sich an die Stimmen seiner Angehörigen, an die Geräusche, die mit ihren Handlungen verbunden sind, an die Stöße, Püffe und unerwarteten Bewegungen, an unerwartetes Anhalten, an Gehoben- und Gedrücktwerden gegen verschiedene Körperteile, während der Mensch, in dessen Obhut er sich befindet, ihn wie seine Tätigkeit oder

Bequemlichkeit es erfordert, hin und her schiebt. Er gewöhnt sich an die Veränderungen von Stoffen und Temperaturen an seiner Haut und an das sichere , ‚richtige' Gefühl, gegen einen lebenden Körper gehalten zu werden. Sein dringendes Bedürfnis, sich dort zu befinden, würde ihm erst je bewusst werden, wenn man ihn von seinem Platz entfernte. In seiner eindeutigen Erwartung solcher Umstände und der Tatsache, dass sie und keine anderen seine Erfahrung ausmachen, setzt er einfach das Kontinuum seiner Gattung fort. Er fühlt sich ‚richtig'...
In der Phase des Getragenwerdens, in der Zeit zwischen der Geburt und dem freiwilligen Beginn des Krabbelns, gewinnt ein Säugling Erfahrung und erfüllt damit seine ihm angeborenen Erwartungen; von hier aus gelangt er zu neuen Erwartungen oder Wünschen, die er dann ihrerseits erfüllt." (Liedloff 1996, S 70/71).
„Gemeint ist mit dem Begriff „Kontinuum" die uns angeborene, kontinuierliche Folge von triebenergetisch motivierten Erwartungen, die erfüllt werden müssen, ehe der Organismus sich unbeeinträchtigt auf seine nächste (evolutionär festgelegte) Entwicklungsstufe begeben kann.. Werden sie es nicht – und dies beginnt mit dem ersten Atemzug des Neugeborenen -, so ist das schließliche Ergebnis ein Leben in Unzufriedenheit, Vertrauensmangel, Liebesunfähigkeit und verdrängter Angst: die fatale Art von Verklemmung, an der wir ‚Zivilisierten' durchweg leiden." (Liedloff 1996, S 7/8).

Erwartungen – eine Form der Gewohnheit

Später **übertragen** wir frühe Erfahrungen, häufig unbewusst, auf unseren Umgang mit andere Menschen und Situationen.
Im Privat- und Berufsleben werden sie entweder **genährt** oder **widerlegt**, von uns **gesucht** oder **vermieden**.
Wir gehen Menschen aus dem Weg, weil sie uns an jemanden erinnern. *„Die ist genau (so schrecklich) wie Tante Käthe."* Wir suchen die Konfrontation mit anderen in der Hoffnung uns diesmal durchzusetzen. *„Bei meinem Bruder hat das nie funktioniert, aber dem Kerl sag' ich jetzt mal meine Meinung!"* Wir wollen es ganz anders machen als unsere Eltern oder genau wie sie. *„Ich will einmal nicht finanziell von meinem Mann abhängig sein, sondern mein eigenes Geld verdienen."* Oder *„Meine Mutter ist eine Gesundheits- und Krankenschwester und so ist für mich klar, dass ich das auch werden will."*

Je mehr wir versuchen, nicht zu sein wie unsere frühen Bezugspersonen, desto mehr bleiben wir in diesem **Verhaltensmuster** der Wiederholung gefangen.
Wir wollen vielleicht keinen Mann, der nur an seine Karriere denkt, weil der eigene Vater für uns nie Zeit hatte und geraten dann an genau so einen.

Als Kind hatten wir im Spital Angst vor dem rauen Ton mancher Pflegepersonen. Wir bemühen uns daher, im Umgang mit PatientInnen und Angehörigen immer verständnisvoll zu sein, auch wenn es schwer fällt.

Unser Verhalten wird zur **Gewohnheit**. Gewohnheiten geben uns die Sicherheit des Vertrauten, hindern uns aber auch manchmal daran, eine neue Perspektive ins Auge zu fassen, uns beispielsweise vorzustellen, dass es ja auch anders gehen könnte. Die anderen erwarten im übrigen ebenfalls das, was sie von uns gewohnt sind. Wir alle kennen den Satz: *„Das hätte ich mir von dir aber nicht erwartet!"* im negativen wie auch positiven Sinn.
Später übertragen wir die Erwartungen unserer Eltern auf unsere Vorgesetzten und versuchen sie zu erfüllen oder stellen uns bewusst dagegen. So unterstellen wir ihnen geradezu Absichten, die sie vielleicht gar nicht haben.

Wir können **es so gewohnt** sein, müssen uns den Erfahrungen aus der Kindheit aber **nicht** unbedingt lebenslänglich **ausgeliefert** fühlen.
„Ich glaube nicht, dass es jemals zu spät ist, eine glückliche Kindheit zu haben. Ich glaube nicht, dass wir jemals ganz unsere kindlichen Augen verlieren. Eigentlich erst, wenn wir unseren Augen den Wunsch nach Neugierde, Lernen und Wachstum verbieten, werden wir eins mit unserer unglücklichen Vergangenheit. Wir lassen unser beschwerliches Leben von ihr regieren und benutzen die unglückliche Kindheit als Vorwand, um sagen zu können ‚ich kann nicht'. Viel leicht ist der Schlüssel zum erfüllten Leben nicht in dem zu finden, dass wir lernen uns zu entspannen, oder nach Glück und Ausgeglichenheit suchen, sondern indem wir den Weg dorthin finden, wo wir ermutigt werden kindliche Freude zu empfinden." (Furman 1999, S 58).

Aus der Gewohnheit heraus entstehen im übrigen durch **Wiederholung** viele unserer täglichen **ritualisierten Handlungen.** *So trinken manche den Frühstückskaffee immer aus demselben geblümten Großmutterhäferl, auf ihrem gemütlichen Platz in der Wohnküche und lesen die Tageszeitung dazu.*

Die **Macht der Gewohnheit** lässt uns dann als Draufgabe auch ohne Wecker an einem Feiertag zur selben Zeit aufwachen wie an jedem Arbeitstag.
„Jeder von uns hat bestimmte Gewohnheiten ritualisiert, ohne dass ihm dies je bewusst wird."(Ressel 1995, S 7).
Am Arbeitsplatz schlagen sich diese ritualisierten Handlungen beispielsweise in Pflege- und Arbeitsstandards nieder. Damit soll ein einheitliches Vorgehen, wo erwünscht, garantiert werden.

Erwartungen – ein Fall von Einstellung

Die Gewohnheit kann uns dazu verleiten, anderen einen unverdienten **Vertrauensvorschuss** zu geben oder aber gar **keine Chance**.
In beiden Fällen handelt es sich um eine gewisse **Voreingenommenheit**. Festigt sich diese und übertragen wir sie in ähnlichen Situationen, so kristallisieren sich mit der Zeit handfeste **Vorurteile** heraus.
Egal woran wir sie festmachen, der **optische Eindruck** spielt fast immer eine entscheidende Rolle. *„Männer mit langen Haaren sind nicht wirklich vertrauenswürdig und als Bankangestellte und für andere „seriöse“ Berufe völlig ungeeignet!“*

Auch **Autorität** und die **Zugehörigkeit** zu einer Gruppe beeinflussen unsere Erwartungen an andere. *So wird doch, in unserer Vorstellung, jemand, der eine Führungsposition bekleidet und sich obendrein dermaßen engagiert für Sozialprojekte einsetzt, keine Gelder hinterziehen!*

In unserem Beruf können diese Vorurteile folgendermaßen klingen: *„Kinderkrankenschwestern können mit Kindern gut umgehen und müssen sie auch in jeder Lebenslage entzückend finden.“ „Eine Gesundheits- und Krankenschwester, die mich und mein Kind nicht als erstes drannimmt, auch wenn wir als letzte gekommen sind, hat wohl selbst keine Kinder.“*

Sind Menschen oder Situationen mit Erinnerungen dieser Art verknüpft, so stellen sich **Befürchtungen** ein, und die böse **Vorahnung** wird bald zur **Gewissheit**.
Je nach dem, ob bei jemandem die schlechten oder die guten Erwartungen überwiegen, sprechen wir von **Pessimisten** bzw. **Optimisten**.

Selbsterfüllende Prophezeiungen nennen wir Erwartungen, deren Erfüllung wir durch unsere Vorstellung gleichsam magisch anzuziehen scheinen. Im Positiven nehmen wir sie als gegeben an, im Negativen machen sie sich jedoch unangenehm bemerkbar. Es geschieht, was wir erwarten.

„Ich kann nicht rechnen“, sagten wir als Kind und verhauten die nächste Mathematikschularbeit.
„Der Infusomat wird wieder ständig alarmieren, weil er das bei mir immer macht“, sagen wir uns zu später Stunde im Nachtdienst.

Zu unser aller **Überraschung** kommt dann aber manchmal etwas ganz anders als erwartet.

Auch eine, die nicht gut in Mathematik war, rechnet ihre Bilanzen richtig, wenn sie sich bemüht. Der Infusomat gibt keinen Alarm bei denen, die sich an die Bedienungsanleitung halten.

Eine gewisse **Vorahnung** kann jedoch auch sehr nützlich sein. Wenn wir scheinbar ohne Grund in ein Krankenzimmer gehen, um nach den PatientInnen zu sehen, und eine unerwartete Verschlechterung somit rechtzeitig bemerken.

Erwartungen – eine Folge der Betrachtungsweise

Vorstellungen, die wir uns auf Grund von **Informationen** machen, die wir über jemanden oder etwas haben oder zu haben glauben, spielen ebenfalls eine bedeutende Rolle.

Daraus entsteht schnell ein **Bild**, das wir uns von den anderen machen bzw. das sie von uns haben. Das geschieht häufig noch bevor ein persönliches Kennen lernen möglich war. Passt es in unsere **gewohnte Sichtweise**, wird es nicht weiter hinterfragt und vor allem nicht so schnell korrigiert. Die Verknüpfung von einzelnen Informationen zu einem Bild kann uns somit daran hindern, andere als Individuen wahrzunehmen und ihnen gerecht zu werden. Bilder, *beispielsweise Berufsbilder,* haben aber auch ihre Vorteile, vor allem dann, wenn sie mit einem positiven **Image** verbunden sind.

Im Falle der Gesundheits- und Krankenpflege reicht die Bandbreite vom Ehrfürchtigen *„Die Rosi aus unserem Ort ist eine Schwester. Die kann mit dem Doktor reden!“* bis zum Verzweifelten *„Was, Krankenschwester willst du werden! Wozu haben wir dich denn dann die Matura machen lassen?“*

Gesellschaftliche Normen von Geschlecht, Alter, Bildung, über Beruf, Familienstand, Wohngegend bis zu Interessen, Hautfarbe, Staatsbürgerschaft, um nur einige zu nennen, spielen bei unseren Erwartungen ebenfalls eine Rolle. *Wer beispielsweise in einem Nobelbezirk ein Haus besitzt, muss wohl viel Geld haben. Frauen über vierzig haben auf dem Arbeitsmarkt keine Chance. Wer das letzte Ländermatch nicht gesehen hat, weiß nicht, wo Österreich wirklich steht.*

„Um im Pflegeberuf zu arbeiten, braucht man nicht viel Bildung. Leibschüsseln austragen kann doch wirklich eine jede.“ „Die Schwestern führen doch ohnehin nur die Anordnungen der ÄrztInnen aus.“ Wer diese und ähnliche Erwartungen verinnerlicht, wird es schwer finden, sich für die Pflege als eigenständiges Berufsfeld ein- und im Pflegealltag mit eigenen Vorschlägen durchzusetzen.

Erwartungen – ein Appell an die Ehre

Wir alle haben Erwartungen und sind Erwartungen unser Leben lang ausgesetzt. **Selbstvertrauen** können wir jedoch nur entwickeln, wenn wir, besonders in der Kindheit, selbständig handeln und Fehler machen dürfen, und statt Missachtung und Ablehnung Ermutigung erfahren.

Später wird die daraus resultierende **Selbstachtung** reifer Menschen nicht mehr einzig und alleine davon abhängig sein, ob die Erwartungen der anderen erfüllt werden bzw. sich die eigenen Erwartungen erfüllen oder nicht. *„Ich weiß, dass viele das für übertrieben halten, aber ich setze mich trotzdem für Umweltschutz im Krankenhaus ein, weil ich es gut und richtig finde."*

Bereits gemachte Erfahrungen lassen sich auch später noch korrigieren, indem wir sie als solche hinterfragen und uns bewusst entscheiden, von nun an anders damit umzugehen. Wurde uns vielleicht als Kind vermittelt: *„Du kannst nicht so schnell laufen wie die anderen und schon gar nicht schneller"* haben wir es zunächst einmal gar nicht erst versucht. Später dann nehmen wir die **Herausforderung** an und übertreffen unsere eigenen Erwartungen und die der anderen.

Wir suchen uns Aufgaben, denen wir uns gewachsen glauben. *Wer zur Kindergärtnerin nicht taugt, wird eben Krankenschwester! Wir arbeiten anderen zu, statt den eigenen Vorstellungen zu folgen. Wir kümmern uns um die Gesundung anderer und vergessen dabei, auf unsere eigene Gesundheit zu achten.*

Erwartungen bergen einerseits die **Phantasie** über ein völlig unberührtes Neuland und andererseits die **Erinnerung** an bereits durchschrittenes Gebiet in sich. Dabei tragen wir die Souvenirs in Form von **Gefühlen** stets in unserem Gepäck. *„Erwartung und Erfüllung. In den Ozean schifft mit tausend Masten der Jüngling. Still, auf gerettetem Boot, treibt in den Hafen der Greis." (Friedrich Schiller).*

Erwartungen – eine Welle von Gefühlen

Erwartungen können von unterschiedlichen **Gefühlen** begleitet sein, die sich unter bestimmten Umständen einstellen.

Mögliche **Auslöser** dafür sind wiederum unsere Erfahrungen, **gute** und **schlechte**, die sowohl von positiven wie auch negativen Gefühlen begleitet waren. Unsere **Erwartungshaltung** wird sie auch jetzt immer wieder bei uns auslösen.
So hatten wir vielleicht **gemischte Gefühle**, wenn wir an den Besuch bei den

Großeltern dachten. *Großmutters Apfelkuchen war einfach unübertroffen gut. Leider gab es den immer nur in Kombination mit Großvaters Geschichten über den Krieg.*

Ob wir uns unserer Gefühle bewusst sind oder nicht, sie wirken sich immer auf unser **Handeln** aus. Sie steuern unsere **Einstellung,** mit der wir an die **Dinge** und **andere Menschen** herantreten bzw. auf sie reagieren.

Negative Gefühle empfinden wir, wenn wir Erwartungen nicht erfüllen können oder glauben, nicht dazu imstande zu sein, bzw. andere unsere Erwartungen nicht erfüllen.

Aus Unbehagen wird leicht **Enttäuschung**. Enttäuscht sein können wir, wenn jemand ganz anders reagiert oder eine Sache anders verläuft als wir erwarten. Wir müssen zur Kenntnis nehmen, dass wir uns in dem anderen bzw. bei der Einschätzung der Situation getäuscht haben. Und das tut weh. *Die Freundin hat das doch weitererzählt, was wir ihr unter dem Siegel der Verschwiegenheit anvertraut haben.* Oder: *Wir haben uns selbst in einer ähnlichen Situation verplappert.*

So verläuft auch Heilung nicht immer gleichförmig schnell, sondern in Schüben. PatientInnen können eine grundsätzlich andere Einstellung zu ihrer Erkrankung haben als wir es von ihnen erwarten würden. *Wir haben beispielsweise eine Verschlechterung rechtzeitig erkannt und eingegriffen. Das Schlimmste ist verhindert und wir erwarten von der Patientin Geduld. Stattdessen beklagt sie sich darüber, weitere zehn Tage im Krankenhaus verbringen zu müssen.*

Erwartungen, die der anderen und unsere eigenen an uns selbst, können bei uns ein Gefühl der **Überforderung** hervorrufen, beispielsweise wenn wir nicht oder noch nicht bereit sind, etwas zu tun oder so zu sein, wie die anderen uns wollen. Wurde als Kind häufig zu viel von uns verlangt, so halten wir den **Druck** später für einen ganz normalen Zustand, den wir aufrecht zu erhalten suchen, indem wir uns selbst überfordern.

Wurden wir beispielsweise aufgefordert oder waren wir sogar gezwungen auf Krankheiten und Behinderungen in unserem nahen Umfeld Rücksicht zu nehmen? Bekamen wir auch die gebührende Anerkennung dafür, wenn wir es taten? So sind wir vielleicht besonders sensibel für Menschen mit bestimmten Krankheiten. Wir fühlen uns unbewusst zu ihnen hingezogen oder gehen ihnen sehr bewusst aus dem Weg. Zunächst sehen wir die Notwendigkeit sie zu unterstützen, und allmählich wird das Helfen zur Selbstverständlichkeit. Mit der Zeit

hinterfragen wir unsere Rolle als Helfende nicht mehr. Es kommt uns auch gar nicht in den Sinn, dass das auch andere übernehmen könnten, und wir fragen uns kaum, was unsere Leistung denn eigentlich wert ist.
Das Verständnis, das manche von uns in einem Sozialberuf Tätigen früh entwickeln (mussten), bleibt jedoch ein kostbarer Schatz. Sorgsam gehütet und bewusst angewandt kommt er nicht nur den anderen, sondern auch uns selbst zugute. Das ist v.a. dann der Fall, wenn wir diese Akzeptanz auch uns selbst entgegenbringen.
Unsere **berufliche Überforderung** kann uns möglicherweise erst in Form eines **Burn-out-Syndroms** vor Augen geführt werden. Wir fühlen uns völlig überfordert, in unserem Bemühen nicht entsprechend wertgeschätzt, und ziehen uns immer mehr zurück.

Unterforderung wirkt sich ebenfalls negativ aus, wenn sie lange anhält. Sie schafft nicht nur ein Vakuum, das wir zu füllen trachten, sondern hat auch den Beigeschmack von sich etwas nicht zutrauen und nicht vorhandenen Gelegenheiten.
So sind beispielsweise nicht alle Kinder im Alter von sechs Jahren schulreif, andere dafür schon mit fünf.
In der Ausbildung arbeiten sich die einen im Praktikum schneller und die anderen langsamer ein.

Sowohl bei der Über- wie auch Unterforderung bleibt die gesunde **Herausforderung** auf der Strecke. Sie jedoch ist es, die uns weiterbringt.
Wir können enttäuschen oder selbst enttäuscht sein von anderen bzw. uns selbst. Enttäuschen wir die anderen, leidet unser **Selbstwertgefühl**. Wurden wir als Kinder für unser Versagen bestraft, entstehen in diesem Zusammenhang nicht selten **Schuldgefühle**. *„Du hast nicht auf deinen kleinen Bruder aufgepasst. Jetzt bist du schuld, weil er von der Sitzbank gefallen ist."*

Manchmal hat uns **Kritik** hart getroffen. Haben wir viel und wiederholt davon einstecken müssen, suchen sich manche von uns die **Bestätigung** durch permanente **Misserfolgserlebnisse**. Die entsprechen dann nämlich den Erwartungen und lassen uns auch keine Lösung suchen. Hier findet die selbsterfüllende Prophezeiung ihre praktische Anwendung.

Im Kindergarten war ich immer die Letzte beim Schuhe Zubinden. Später klingt es dann vielleicht so: „Und heute bin ich immer die Letzte, die sich in den Urlaubsplan eintragen kann."

Wir bauen mit der Zeit innere und auch äußere **Widerstände** auf, die uns in

Konflikt bringen, wobei wir diese nicht selten in uns selbst austragen.
Wir kennen alle den berühmten Satz: *„Jetzt mache ich das erst recht nicht.“ Beispielsweise wollten wir als Kind unsere Eltern mit der Erledigung einer Tätigkeit im Haushalt überraschen. Sie haben uns jedoch genau diese, nichtsahnend, aufgetragen. Die Freude und Begeisterung waren im Nu verflogen, weil das, was wir vorhatten, von uns erwartet wurde. Unwillig haben wir es getan, uns aber nicht getraut zu sagen, wie es uns damit geht.*
„Eine Handlung ändert ihre psychologische Qualität, sobald sie appellgemäß erfolgt.“(Schulz von Thun 1981, S 216).
Auch beruflich ebnet **Freiwilligkeit** uns den Weg. *So fällt es vielleicht leichter, eine mitaufgenommene Mutter bei ihrem kranken Kind abzulösen, wenn wir ihr das von uns aus anbieten, als wenn es von uns erwartet wird.*

Enttäuschung kann zu persönlicher **Kränkung** führen aber auch zu **Wut**. Sind wir gekränkt, ziehen wir uns zurück und überlassen anderen das Feld. Stehen wir zu unseren Überzeugungen, haben wir im Gegenzug die Herrschaft über unsere Gefühle zurückgewonnen.
Wir können aber auch zufrieden sein mit uns selbst, wenn wir eine Erwartung nicht erfüllt haben, weil wir genau wissen, dass wir unser Bestes gegeben haben oder weil wir uns bewusst dafür/dagegen entschieden haben. Wenn unsere **Verweigerung** auf einer klaren Entscheidung beruht, sind wir den Erwartungen der anderen nicht ausgeliefert. Das macht uns zu Handelnden, zu aktiven Personen. Hier ist unsere **Eigenverantwortung** gefragt!
„Ich mache nicht mit, wenn meine Freundin gehänselt wird.“ „Ich arbeite nicht auf einer Station, mit deren Behandlungs- und Betreuungsstil ich mich nicht identifizieren kann.“

Erwartungen haben auch mit **Warten** zu tun. Da stellt sich schnell ein Gefühl der **Ungeduld** ein und der **Hilflosigkeit**.

Statt zu sparen nehmen wir einen Kredit auf. Die schnelle Wirkung wird jedoch zum Bumerang, wenn wir die Raten nicht zurückzahlen können.
So kann ein voreilig verabreichtes Schmerzmittel momentan Erleichterung bringen, aber auch Symptome verschleiern und die rechtzeitige Abklärung einer Erkrankung be(ver)hindern.

Langes Warten kann auch **Angst** machen. Dabei ist so viel Zeit, sich alle Möglichkeiten auszumalen.

Die Tage vor dem geplanten Zahnarztbesuch sind bekanntlich die längsten. Für unsere PatientInnen kommt die Wartezeit in einer Spitalsambulanz einer Ewig-

keit gleich. Wie lange im vorhinein sollen/wollen PatientInnen über einen geplanten Eingriff informiert werden?
So stellt sich häufig die Frage: **Überrumpelungstechnik** oder längere **Vorbereitungszeit?** Auf jeden Fall lässt sich Angst zumindest teilweise durch gute **Information** abbauen.

Lieber denken wir an **positive Gefühle** im Zusammenhang mit Erwartungen. **Vorfreude** *kennen wir seit unserer Kindheit, ob es nun um Weihnachten, Geburtstag, Schulschluss und die anschließenden Ferien ging.*

Wir setzen jedenfalls unsere **Hoffnungen** darauf. *Die Freizeit nach dem Dienst, der Urlaub nach monatelanger harter Arbeit und der wohlverdiente Ruhestand nach schweren Jahren des Durchhaltens müssen einfach besser werden, als das was bisher war.*
Wie viele unangenehme Untersuchungen und auch Pflegehandlungen lassen PatientInnen über sich ergehen, in der Hoffnung auf Genesung oder zumindest Besserung.

Es sind diese Hoffnungen, die auch gleichzeitig ein **Ansporn** sind.
So wie wir schon als Kinder durch **Lob** angespornt wurden, uns in unserem Denken und Tun bestätigt wussten, *beispielsweise wenn die Eltern auf Grund guter Schulnoten, sportlicher Leistungen oder Mithilfe im Haushalt mit uns zufrieden waren.*
Diese Form der **Bestätigung** hat uns ermutigt weiterzumachen.

Eine in Aussicht gestellte **Belohnung** in Form eines **Versprechens** für den Fall, dass wir die Erwartungen erfüllen, hat uns in den meisten Fällen motiviert. *Eine Erhöhung des Taschengeldes, bei der Freundin übernachten oder so lange aufbleiben dürfen wie die Großen sind nur einige von vielen Wünschen im Kindesalter.*
Wurde das Versprechen dann aber nicht eingelöst, war unser Eifer gebremst und das Vertrauen gebrochen. **Vertrauensbrüche** hängen uns lange nach.

Lob ist aber auch eine Form der **Manipulation** und macht abhängig. Sie ist Ausdruck von Hierarchie. Geeigneter sind daher im Berufsleben **Vertrauen** und **Anerkennung** – „Ich sehe Ihr Engagement, habe Vertrauen in Sie und Ihre Leistungsbereitschaft und sorge für die entsprechenden betrieblichen Rahmenbedingungen Ihrer Arbeit."
„Viele Menschen spüren an ihrem Arbeitsplatz schmerzlich ein Anerkennungsdefizit – aber spüren sie auch ein „Lob-Defizit"? Skepsis ist angebracht. Denn Loben ist bei genauerem Hinsehen ein sehr zwiespältiges, tückisches Verhalten,

dessen verhängnisvolle Wirkung nicht sofort zu Tage tritt. Es schadet unter Umständen jedoch dem Vorgesetzten-Mitarbeiter-Verhältnis eher, als es nützt." (Sprenger 1998, S 22)

Eine andere Ausdrucksform der **Selbstbestätigung** ist die **Bewunderung**. Bewundert werden für etwas das wir haben oder sind schmeichelt. So gut uns Bewunderung im ersten Moment tut, so abhängig können wir von ihr werden bis zur **Sucht**.
Bewunderung kann auch den eigenen Blick für die Realität trüben. Diese **Gefallsucht** wird spätestens dann zur Falle, wenn sie uns dazu bringt etwas zu tun, das wir eigentlich gar nicht tun wollten. *Wir spielen als Kind Klavier, auch wenn es uns keinen Spaß macht, und ergreifen später einen Beruf, der uns nicht erfüllt, weil es der Familie so gefällt.*

Im besten Fall entwickeln wir realistische **Maßstäbe** für unser Tun und Handeln. Das heißt, wir können im späteren Leben klar unterscheiden, welche **Herausforderung** wir annehmen wollen und können und welche nicht, welche **Belohnung** es uns wert ist und welche nicht.

Erwartungen zu erfüllen, die eigenen und die der anderen, kann uns mit **Zufriedenheit** erfüllen.
Glücklich ist, wer früh lernt, dass von der **Erfüllung** unserer Erwartungen noch nicht alles abhängt und dass es sich lohnt, trotz Misserfolgen weiter zu machen.
Dabei wird unsere **Geduld** manchmal hart auf die Probe gestellt. Der **Zuspruch** anderer hilft teilweise die empfundene Unzufriedenheit abzuschwächen.
Als Kind waren wir vom **Trost** *der Erwachsenen abhängig, wenn beispielsweise ein Spielzeug verloren ging.*
Später müssen wir im Beruf auch Trost spenden, wenn es in medizinisch aussichtslosen Situationen keine Hoffnung mehr gibt.

Je offensichtlicher es wird, dass die Wohlstandsgesellschaft, der nur ein geringer Teil der Weltbevölkerung angehört, auch nur eine scheinbare Sicherheit bietet, desto mehr wollen wir wissen, wie es mit uns weitergeht. **Prognosen** werden von vielen für viele Lebensbereiche gestellt und reichen von *„Wenn sich am Wasserverbrauch nichts ändert, reicht das Trinkwasser noch bis....", über „Die Pensionen können voraussichtlich noch bis.... ausgezahlt werden", bis zu „Im Jahre... werden ...% der Bevölkerung Wiens ... alt sein."*
Nicht selten vergessen wir über dem in Aussicht gestellten Ereignis die sinnvolle Nutzung der Zeit bis dahin.
Wer sein Leben jetzt lebt, kann den Ruhestand (unter Umständen einmal bescheidener) genießen, braucht aber nichts nachzuholen.

Auch im Pflegeberuf können wir fallweise von der schlechten medizinischen Prognose unserer PatientInnen so blockiert sein, dass wir unsere pflegerischen Möglichkeiten zu wenig nutzen.

Wenn wir unsere Erfahrungen auf andere übertragen, was wir übrigens ein ganzes Leben lang tun, dann kann sich das positiv oder negativ auswirken. Dabei geht es nicht immer um ein Entweder-oder, sondern wir lernen mit der Zeit: **jedes Ding hat seine zwei Seiten**. Ob Erfolg oder Misserfolg, ist oft eine Frage der Bewertung. Sie sollte realistisch und auch mit einem nachsichtigen Auge betrachtet werden. Es gilt jedoch in jedem Fall weiterzumachen. Denn ausruhen können wir uns auf unseren Erfolgen zumeist nicht lange.

Fest steht jedenfalls: Wer als Kind und im weiteren Leben **Wertschätzung** erfährt, wird nicht nur sich selbst, sondern auch andere wertschätzen können.

Erwartungen – ein Spiel mit der Macht

Unser Alltag ist voller Erwartungen, wobei wir auf Informationen durch die Medien angewiesen sind. Dabei wird **Manipulation** mehr oder weniger subtil ausgeübt.
Betrachten wir eine Zeitungsmeldung. Sie berichtet, dass die 49jährige Hermine K. aus T., den Unglückswagen lenkte, der um neun Uhr morgens gegen eine Leitschiene krachte. Vermutete Unglücksursache ist der gefährliche Sekundenschlaf. Die Diplomkrankenschwester hatte bereits den zweiten hektischen Nachtdienst hinter sich... Die Beeinflussung mittels **Berichterstattung** beginnt bei der Auswahl der Themen und geht bis zur Darstellung der Ereignisse. *So ist es letztlich völlig unerheblich, ob den Unglückswagen eine Diplomschwester lenkte oder nicht. Es könnte dadurch jedoch zum Ausdruck gebracht werden, dass viele Pflegepersonen im Nachtdienst eine viel zu große Anzahl an PatientInnen alleine versorgen müssen.*

Die **Werbung** lässt uns wissen, was wir wovon zu erwarten haben. *So verspricht uns die Waschmittelwerbung nebst blütenweißer Wäsche auch noch Attraktivität durch tadellos lackierte Fingernägel, die Lösung in Erziehungsfragen, da selbst hartnäckige Flecken kein Problem mehr sind, und den, ob der Idylle stets strahlenden Ehemann.*
Auch die für Krankenhausbekleidung werbenden Models haben sich wohl noch nie die Finger schmutzig gemacht.
In ihren **Wahlversprechen** lassen uns PolitikerInnen wissen, was wir zu erwarten haben, wenn wir ihnen unsere Stimme geben: mehr Geld für die Rüstung oder für das Gesundheitswesen. Und das hat direkte Auswirkungen auf unsere berufliche Situation!

Erwartungen – ein Ausdruck von Körper, Geist und Seele

Erwartungen spielen sich auf der **körperlichen**, **geistigen** und **seelischen Ebene** ab.
Unsere Erwartungshaltung kann sich in Form von **Anspannung** auswirken. Dauert diese über einen längeren Zeitraum an, sprechen wir von **Stress**.
Dabei gibt es Reaktionen, die wir als unangenehm empfinden (**Dysstress**). Sie reichen (**körperlich**) von Mundtrockenheit, bei gleichzeitig feuchten Handflächen, über einen schnelleren Herzschlag und schweren Atem bis zu fahrigen Bewegungen.
Erinnern wir uns noch an das Muttertagsgedicht, bei dem uns plötzlich nichts mehr eingefallen ist? Vor derartigen Blackouts (**geistig**) *sind wir auch im späteren Leben beispielsweise beim Ablegen von Prüfungen nicht gefeit.*

Die dabei erlebte Angst ist **seelischer** Natur.
Andere Reaktionen wiederum werden von uns durchaus **positiv** erlebt (**Eustress**). *Wir kennen die vor Aufregung geröteten Wangen* (**körperlich**) *eines Kindes, wenn es das heiß ersehnte Geburtstagsgeschenk auspackt. Beschwingt bewegen wir uns heute auf das Flugzeug zu, das uns an den Ferienort bringen soll.*
Wir messen einer Botschaft, beispielsweise einem Blick, eine durchaus positive Bedeutung bei, weil wir gar nichts anderes erwarten (**geistig**).
Wir bekommen Herzklopfen vor Freude über eine Einladung von Personen mit denen wir uns gut verstehen. (**seelisch**).

Aber Körper, Geist und Seele selbst haben auch Erwartungen an uns.
Unser **Körper** möchte **gewartet** werden, *d.h. er verlangt zu bestimmten Zeiten nach Nahrung und Bewegung, Erholung und Schlaf, Berührung und Zärtlichkeit.*
Unser **Geist** möchte **gefordert** werden, *d.h. er verlangt nach geistiger Nahrung in Form von Anregungen und Informationen, nach Neuem, dann wiederum nach Pausen im kreativen Prozess.*
Genauso wenig will er **überfordert** werden. *Er weigert sich beispielsweise, zu viele Informationen auf einmal zu speichern und zu verarbeiten.*
Unsere **Seele** möchte ebenfalls **gut behandelt** werden, *d.h. sie verlangt u.a. nach liebevoller Anerkennung, nach Trost, nach ausgelassenem Lachen.*

Die Natur hätte den Menschen nicht hervorbringen können,
wenn sie sich seinen Hoffnungen und Wünschen nicht gewachsen fühlte.
Die gehören zu ihm, wie das Wasser zum Fisch.
(Friedrich Hebbel)

Thema mit Variationen

I. Zum Auftakt

Durch Lehren lernen wir; das Sprichwort bleibt in Ehren,
Doch wahr ist's auch, dass wir durch Lernen selbst uns lehren.
(Friedrich Rückert)

Die praktische Berufsausbildung - Vom *Wunsch* zum ***Beruf***

Was Pflegepersonen im Zusammenhang mit der Anleitung in der Praxis zu erwarten haben und was von ihnen erwartet wird.

„Brich ab das Lernen, so bist du sorgenfrei!" (Lao-tse)
Nie wieder Schule!
Kaum das Abschlusszeugnis in der Hand heißt es schon wieder:
„Schau, dass du zuerst einmal einen Beruf erlernst."
Eine fundierte Ausbildung zu haben kann Sicherheit geben und eine finanzielle Grundlage bedeuten.

Aber was wollen wir werden, wollen wir einmal sein? Welches Ziel haben wir vor Augen?
Ausbildung zum Traumberuf? Ausbildung als Zwischenlösung?
Ausbildung als Notlösung?
Mehr Fragen als Antworten.

Und wie gestaltet sich die Ausbildung selbst?
In den meisten Fällen herrscht ein Abhängigkeitsverhältnis zwischen Ausbildenden und Auszubildenden. In jedem Fall gilt es viel Information aufzunehmen. Im besten Fall lernen beide Seiten etwas dabei.
„Learning by doing." Selbst ausprobieren, macht selbständig.
Es ist aber kein Ersatz für eine gute Unterweisung und fachliche Begleitung.

„Non scole sed vitae." Nicht für die Schule, für das Leben lernen wir!
Was ist damit gemeint? Lernen um im Leben durchzukommen, Karriere zu machen oder einfach eine Arbeit zu verrichten, die uns zufrieden stellt?
Wessen Wunsch erfüllen wir, den der Eltern oder gerade diesen nicht?
Was ist mit unserem eigenen?

Wann können wir eigentlich sicher sein, dass wir beruflich die richtige Entscheidung getroffen haben? Wir bauen auf die Marktlage, oft weniger auf unsere

Fähigkeiten, die wir gar nicht so recht kennen.
Die wenigsten haben die „idealen“ Vorraussetzungen für irgendeinen Beruf. Nicht viele werden ihre Erwartungen darin 1:1 erfüllt sehen.

Werden wir die Ausbildung schaffen?
„Was Hänschen nicht lernt, lernt Hans nimmermehr.“
Aber überall wo Menschen sind, gibt es die Möglichkeit (sich) zu verändern, zu gestalten und zu wachsen.
So sagte schon *Peter Altenberg: „Wirklich lernen kann man nur das, was man schon wusste, bevor man es gelernt hat! Man wird nämlich allmählich „aufmerksam gemacht“ im Trubel des Lebens!“*

Was ist Bildung? Was ist Fachwissen? Wann ist es überholt?
Mit den Worten von *Heimito von Doderer* hieße das:
„Unwissenheit: Eine geistige Entwicklung kann sehr wohl auch mit einer Zunahme der Unwissenheit verbunden sein. Man wickelt sich aus den Binden vermeintlichen Wissens wie eine auferstehende Mumie.“
Ist die Ausbildung der Abschluss oder erst der Anfang?
Geht es im Beruf so weiter? Welche Aufstiegschancen gibt es?
Die Ausbildung hält vieles bereit, darunter auch *enttäuschte* und *erfüllte* Erwartungen.

Wie können **enttäuschte Erwartungen** in Bezug auf die **praktische Berufsausbildung** klingen?

1. „Nicht schon wieder eine Schülerin, am liebsten mach’ ich mir alles alleine.“
2. „Warum sollte es denen besser gehen als uns?“
3. „Ich hab’ einfach keine Lust, jedes Mal den SchülerInnen zu Dienstschluss beim Ausfüllen ihres Tagesprotokolles sagen zu müssen, was sie eigentlich gemacht haben.“
4. „So eine schlechte Beurteilung hab’ ich wirklich nicht verdient.“
5. „Das hab’ ich in der Schule aber ganz anders gelernt.“
6. „Jetzt hab’ ich mich gerade erst eingelebt und muss schon wieder weg. Wer weiß, was mich im nächsten Praktikum erwartet. Manchmal möchte ich am liebsten aufhören!“
7. „Die Patientin will sich das von mir nicht machen lassen, sie verlangt nach einer Diplomierten.“
8. „Ich glaub’ ich muss immer die Arbeiten machen, welche die Diplomierten nicht machen wollen.“
9. „Alle kommen sie zu mir. Dabei bin ich doch gerade erst frisch diplomiert und habe selbst wenig Erfahrung.“

Für die **Praxis**: *Woran krankt's?* – ***Das hilft!***

1. Eindringlinge, Gäste - künftige KollegInnen

Manche entscheiden sich dafür zu unterrichten. Das Los, in der Praxis mit SchülerInnen zu arbeiten, trifft jedoch fast alle. Es gehört zu unseren Aufgaben, und die PraxisanleiterInnen können nicht alles alleine abdecken. Ist die **Arbeit am Krankenbett** an sich schon **abwechslungsreich und fordernd**, kann das Einschulen ungelegen kommen.

Von der *Belastung* zur ***Aufgabe***

Herausfinden und Bedenken:

- **Was löst es** bei Diplomierten **aus**, wenn ihnen jemand zum Einschulen zugeteilt wird?

Spüren wir **Abwehr**, ist es zu viel, weil es zu oft vorkommt? Haben wir **Angst** vor Fragen, die wir nicht beantworten können?
Empfinden wir **Freude**, weil wir unser Wissen weitergeben können? Kommen uns **Erinnerungen** an Situationen beim Einschulen, die wir als unbefriedigend empfunden haben?

- **Erledige** ich meine **Arbeit grundsätzlich lieber alleine** oder nur in manchen Fällen?

Diese Frage sollten wir uns **nicht nur im Zusammenhang mit dem Einschulen**, sondern **bei der Teamarbeit generell** stellen. **Alleine** zu **arbeiten** kann bedeuten, **nicht Rücksprache halten** bzw. **keine Rücksicht** auf das Arbeitstempo anderer **nehmen** zu müssen. Viele Pflegetätigkeiten sind mit entsprechender Berufserfahrung **schneller alleine durchgeführt**. *„Bevor ich der jetzt erst langmächtig erkläre wie das geht, hab' ich die Bilanz schon zwei Mal gerechnet."*
In manchen **„heiklen" Situationen** kann eine zweite Person als **störend** empfunden werden. Da sind wir lieber mit den PatientInnen und deren Angehörigen allein. *„Ich weiß, dass Ihr Kind gerade erst eingeschlafen ist, aber laufende Blutdruckkontrollen sind jetzt einfach notwendig. Ich werde die Manschette so behutsam wie möglich anlegen."*

- **Was erwarten wir** uns von den SchülerInnen, die wir einschulen sollen?

Welche Erfahrungen haben wir beim Einschulen gemacht? Bei **manchen** SchülerInnen haben wir uns gedacht: *„Na die* **rührt** *bestimmte Dinge gar nicht erst* **an**.*"* *Wir haben eine Enttäuschung erlebt statt an Sanktionen zu denken, als wir beispielsweise das Harnsackerl nach einer Stunde beim Waschbecken ge-*

funden haben, keine Probe abgenommen worden war und die Schülerin darauf angesprochen nur mit den Achseln gezuckt hat. **Andere** wiederum **erledigen** auch Nebenarbeiten ganz **selbstverständlich** und **unaufgefordert**. *Sie* **fühlen sich** *beispielsweise durchaus* **zuständig**, *wenn es um die fachgerechte Ent- bzw. Versorgung von Material nach der Entlassung von PatientInnen geht, das Aqua Pack in den Kunststoffbehälter, den Nebulizer in den Restmüll und den Schlauch, der zum Patienten führt, in die Sterilisation.*

- **Was erwarten wir** uns für unsere **Bemühungen** beim **Einschulen?**

Das **Arbeiten mit SchülerInnen** ist **keine Entlastung**, sondern heißt **zusätzliche Verantwortung** übernehmen. *„Bemerkt eigentlich jemand die Arbeit, die es macht und die Mühe, die wir uns dabei geben?"*

- **Was erwarten wir** uns vom **Einschulen?**

Was würden wir *brauchen*, damit es uns mit dem Einschulen *besser* ginge? Wir nehmen eher etwas in Kauf, wenn eine Belohnung dafür winkt. Wovon hätten wir einen Gewinn?

Tun und Vermeiden:

- Unsere **Gefühle zulassen**.

Woher kommen meine **Angst**, meine **Freude,** mein **Ärger**? Welche davon sind in der jetzigen Arbeitssituation mit SchülerInnen nicht mehr passend, weil ich bessere Bewältigungsstrategien entwickelt habe? *„Ich weiß heute ganz genau, in welcher Situation ich was alleine mache, nämlich telefonische Rücksprache mit ÄrztInnen halten und was ich die SchülerInnen machen lasse, nämlich ärztliche Anordnungen dem Ausbildungsstand entsprechend selbständig ausführen."*

- Die **Zuteilung** der SchülerInnen **in Absprache** mit anderen KollegInnen durchführen.

Sich über **Unterschiede** und **Vorlieben** auf beiden Seiten im klaren sein und diese **akzeptieren**. Nicht allen liegt das Einschulen jeden Tag und grundsätzlich. Nicht alle SchülerInnen stehen allen in gleichem Maße zu Gesicht und umgekehrt.

- **Nicht** von früheren SchülerInnen auf die nächsten **Rückschlüsse ziehen**.

Jede von ihnen benötigt eine **individuelle Anleitung** und hat auch ein Recht darauf.

- Die **zusätzliche Verantwortung sehen**, als solche **akzeptieren** und **aufzeigen**. Die **Schulungstätigkeit** entsprechend **anerkennen**.

Einschulende, Eingeschulte und Vorgesetzte auf allen Hierarchieebenen sollten den erforderlichen **Zeitaufwand** und die **Verantwortung,** das nötige **Fachwissen** sowie **Geduld** und **Einfühlungsvermögen** realistisch **einschätzen** und **zu schätzen wissen**.

- Sie als **künftige KollegInnen** achten macht den **Aufwand** in den meisten Fällen **lohnenswert.**

Das fällt umso leichter, wenn die Aussicht besteht, dass manche der Einzuschulenden später einmal auf der eigenen Abteilung zu arbeiten beginnen.

2. Unterdrücken, verdrängen - annehmen

Abschied vom Leiden – wenn Erinnerungen wach werden. Im **Umgang mit Schülerinnen** kann sich, wenn auch verspätet, die **Enttäuschung über die eigene Ausbildung äußern**. Diese ist jedoch vorbei und vor allem wenn sie schon lange zurückliegt, mit der heutigen zumeist kaum vergleichbar.

Von der *Bedrohung* zur ***Chance***

Herausfinden und Bedenken:

- Welche **Erlebnisse** sind aus unserer eigenen Ausbildungszeit **in Erinnerung** geblieben und welche **Gefühle** lösen sie noch heute aus?

Ist uns das Einschulen heute lästig, weil wir als SchülerInnen den Eindruck hatten, den Diplomierten lästig zu sein? Dort wo wir uns an unsere eigenen Enttäuschungen erinnert fühlen, reagieren wir möglicherweise sehr sensibel und handeln nicht selten in gleicher Weise, nämlich ungeduldig auf Fragen, weil wir selbst einmal die Ungeduld der Einschulenden gefürchtet haben.
„So erleben SchülerInnen während eines Praktikums oftmals das Gefühl unerwünscht zu sein. Da Pflegepersonen zu einem hohen Prozentsatz weiblich sind, nehmen sie diese Situation mit weiblicher Demut, Ohnmacht und Sprachlosigkeit." (Vgl. Hellal 1999, S 87)

- Die *Haltung „Wenn es der nachkommenden Generation besser geht als es einem selbst ergangen ist, war das eigene Leiden möglicherweise umsonst"* kann hier zum Tragen kommen.

Dahinter steht nicht selten der blanke **Neid**. In der Ausbildungssituation kann es zu einem **Generationskonflikt** kommen, **ähnlich** dem zwischen **Mutter und Tochter**.
„Der Neid unserer Mütter richtet sich auf zwei Dinge:
1. auf Chancen, die ihre Töchter haben und die sie nicht hatten;
2. auf Eigenschaften, die sie früher besaßen, aber jetzt verloren haben."(Cohen S 81)
„Und das sind die Folgen:
Wenn Töchter den mütterlichen Neid fühlen, reagieren sie oft mit dem „Schneewittchen-Syndrom" darauf. Sie
- zweifeln an sich selbst,

- halten sich im Leben zurück,
- versuchen, ihre Mutter nicht traurig zu machen oder ihr weh zu tun." (Cohen 1988, S 93/94)

Neid im Pflegealltag kann folgendermaßen klingen*: „Wir durften als SchülerIn nie alleine auf Visite mitgehen, warum sollten die denn das jetzt eigentlich dürfen?"* Oder *„Na, die ist ja nur schön und sonst nichts."*

- In der **Ausbildung** hat sich manches **verändert** und vieles wurde im Laufe der Zeit **verbessert.**

Das, was manche **mühsam erkämpft** haben, angefangen von der *Teilnahme an Dienstübergaben* über *schriftliche Arbeitsstandards* bis zu *gemeinsamen Kaffeepausen,* ist für viele SchülerInnen **bereits selbstverständlich**.

- Abgesehen vom **persönlich – miteinander - Auskommen** spielt die **Grundeinstellung** eine entscheidende Rolle.

Von *„Mit der kann ich gut. Was ich ihr einmal zeige, macht sie beim nächsten Mal schon selbständig."* bis zu *„Die liegt mir überhaupt nicht. Bei der hab' ich immer das Gefühl alles, was ich ihr sage, geht ihr auf die Nerven". „Die fordern ja nur. Jedes Wochenende wollen sie frei haben* (und wir müssen die Stellung halten!)" oder *„Ich arbeite mit den meisten von ihnen gerne, weil es mir Spaß macht, mein Wissen und meine Erfahrung weiterzugeben."*

- Die **Abwehr** kann sich hinter **Verallgemeinerungen** verbergen.

Manchmal heißt es: „Sie *pochen auf ihre Rechte* und *vergessen darüber ihre Pflichten.*" *Eine Schülerin weiß beispielsweise nur zu genau, was sie nicht tun darf, nämlich die Patientin ins Röntgen begleiten, weil sie noch nicht achtzehn Jahre alt ist. Was sie tun soll, nämlich auch am Wochenende ihren Dienst antreten, scheint sie nicht so genau zu wissen, denn sie lässt sich immer wieder krank melden.*

- SchülerInnen haben sowohl scheinbar als auch real **weniger Verantwortung** zu tragen als diplomierte Pflegepersonen, die dafür umso mehr.

Tun und Vermeiden:

- **Sich bewusst machen**, was und wer einen während der eigenen Praktika **gekränkt** und/oder **gestärkt** hat.

„Eine Diplomierte hat mir Arbeiten aufgetragen, mich dann alleine damit gelassen und nie nachgefragt, wie ich damit zurecht komme. Ich habe mich geschämt, weil ich damit überfordert war und mich nicht getraut, um Hilfe zu bitten. Oder: *„Eine andere hatte Verständnis für meinen Prüfungsstress. Zu Dienstschluss hat sie sich dann auch noch für die gute Zusammenarbeit bedankt, obwohl ich an diesem Tag etwas unkonzentriert war."*

- Uns unseren **Neid eingestehen.**

„Obwohl wir ihn zu unterdrücken versuchen, ist der Neid eine ganz normale menschliche Emotion – unerwünscht, aber unvermeidbar." (Cohen 1988, S 27).

- Unseren **Neid umwandeln**, indem wir ihn **körperlich (auf)spüren**, ihn **als** einen **Teil von uns annehmen** und uns **mit ihm aussöhnen.**

„Lernen Sie Ihr Problem als Körperzustand kennen.
Lenken Sie Ihr Bewusstsein in Ihren Körper und nehmen Sie wahr, wie Ihr Körper auf das Problem reagiert....Wo zieht sich etwas zusammen, verkrampft sich, spannt sich an, wird hart, tut weh?" (S. Nidiaye, S 146).

„Die Emotion aufspüren und kennen lernen.
Wenn Sie den Zustand Ihres Körpers in der betroffenen Region gründlich kennen gelernt, erlebt und gewürdigt haben – bewusst atmend, kommt der nächste Schritt. Fragen Sie sich: Wie fühle ich mich im Inneren dieses verspannten Rückens, dieser geballten Faust, dieser zusammengebissenen Zähne?" (Nidiaye 2002, S 148)

„Die Emotion ins Herz schließen.
„Oft ist es uns unmöglich, ein Gefühl ins Herz zu schließen, weil wir es ablehnen. Hass, Wut, Eifersucht, Neid sind Gefühle, die von vielen Menschen so sehr abgelehnt werden, dass es für sie sehr schwer ist, sie ins Herz zu schließen." (Vgl. Nadiaye 2002, S 151, 153).

- **Uns fragen, was** wir in unserer momentanen **Arbeitssituation** gerne **anders** hätten.

„Neid kann eine Warnung sein. Der Neid kann uns darauf aufmerksam machen, dass das eigene Leben nicht so ist, wie man es gerne hätte. Wenn man wagt, sich seinen Neid einzugestehen und das, worauf man neidisch ist anzusehen, kann man sich darauf konzentrieren, die beneidete Qualität selbst zu entwickeln. Neid kann ein Richtungsweiser für die eigene Weiterentwicklung sein." (Cohen 1988, S 34)

- Den **Umgang** mit SchülerInnen **reflektieren** und **bewusst handeln.**

In welchen Situationen möchte ich genauso handeln, wie ich behandelt worden bin, und in welchen nicht? Beispielsweise: *„Ich ermutige die SchülerInnen immer zum Nachfragen, bin auch bereit mit ihnen zu wiederholen, was sie von der Arbeit auf unserer Abteilung für Prüfungen brauchen, soweit es zeitlich möglich ist. Ich erwarte aber, dass sie ihre Aufgaben erledigen."*

„Wie wir mit den Auszubildenden umgehen, welche Beziehung wir zu ihnen aufbauen, so werden sie auch ihren KollegInnen und den PatientInnen gegenübertreten."

„Erfahrungen, die sie während der Ausbildung machen, werden sie auch in der Berufsausübung begleiten. Helfen wir, in der Ausbildung Selbstbewusstsein zu entwickeln und reflexive Prozesse in Gang zu setzen, wird dies auch ein Teil ihres Berufsalltages werden." (Vgl. Hellal 1999, S 23)

„Der person-zentrierte Lehrer kann seine Identifikation aus dem Interaktionsfeld gleichsam zurücknehmen und auf eigene Klarheit und Grenzen achten. Er übernimmt empathisch die Perspektive des oder der Gegenüber, ohne sich damit zu identifizieren, und er kann so auch seine Interessen und Bedürfnisse am Unterrichtsgeschehen als Person einbringen und darstellen.
In einem solch klaren Interaktionsklima, in dem jeder bei sich bleiben und Verantwortung für sich übernehmen kann und aus der eigenen Klarheit und Begrenztheit heraus den Kontakt und die Beziehung zum anderen aufnimmt, entsteht die Freiheit und die Verantwortung, für den einzelnen der zu sein, der er ist – Authentizität." (Hellal 1999, S 23/24, vgl. Asanger/Seewald 1987, S 125f)

- An **konkreten Beispielen** festmachen, **was** uns **stört.**

In welchen Situationen pochen sie auf ihre Rechte? Steht ihnen das auch zu? Für wie viele Wochenenddienste war diejenige eingeteilt? Herausfinden, wie oft davon sie sich krankmelden hat lassen. Damit erhalten wir anstelle eines unbestimmten Eindruckes ein **klares Bild**, das sich **besser beurteilen** lässt.

- Es nützt nicht viel, den in Ausbildung Stehenden **insgeheim vorzuwerfen**, dass sie es in manchem **leichter haben**.

Auch wenn manche von uns während ihrer Praktika erfahren haben, wie es ist, im Regen stehen gelassen zu werden, *gönnen wir unseren künftigen KollegInnen doch, dass sie beispielsweise besser angeleitet und gleichwertig in den Teams aufgenommen werden.* Bedenken wir, dass die **Ausbildung heute,** was die Anforderungen betrifft, wesentlich **komplexer** geworden ist.

- Durch das **Einbringen eigener Vorschläge an Verbesserungen** bei der praktischen Ausbildung **mitarbeiten.**

So haben wir die Befriedigung, an der Errungenschaft beteiligt gewesen zu sein. Alles, was auch ein bisschen **unser Werk** ist, tragen wir gerne mit.

- Das Thema **„SchülerInnen"** zu einem **fixen Programmpunkt** bei **Teambesprechungen** machen.

Wir können **bereichsintern festlegen, was** wir von ihnen **erwarten.**

3. Pflegeprozess, Arbeitsprozess - Einschulungsprozess

„Ich hatte heute zu wenig Zeit, um zu sehen, wie sie arbeitet/ständig hinter ihr nachzuwassern/ sie zu fragen, ob sie auch alles erledigt hat. Ich kann daher ihre Kenntnisse und Fähigkeiten nicht richtig einschätzen, und es ist mir schwer gefallen, ihr eine entsprechende Tagesbewertung zu geben."
Spätestens wenn die SchülerInnen **zu Dienstschluss** ihre Tagesprotokolle zücken und eine Beurteilung erwarten, **zeigt sich**, **was die ganze Mühe** des Einschulens **gebracht hat** oder besser, hätte bringen sollen.

Vom *einfach - drauflos - Arbeiten* zu ***zielorientiertem Vorgehen***

Herausfinden und Bedenken:

- SchülerInnen **arbeiten** abgesehen von den PraxisanleiterInnen **laufend mit anderen Pflegepersonen**.

Jede davon hat ihre **eigene Art, sich** und **ihre Arbeit zu organisieren**. *So beginnt eine gleich nach der Dienstübergabe mit der Arbeit am Krankenbett, und die andere notiert sich die wichtigsten Pflegehandlungen wie z.B. Inhalationen auf einem extra Blatt.* **SchülerInnen versuchen sich** an den jeweiligen Arbeitsstil **anzupassen**, denn sie wollen etwas lernen und dafür gut beurteilt werden.

- **Nicht nur** unsere **SchülerInnen** wollen ihre Sache **zufriedenstellend** erledigen.

Auch uns ist es ein Anliegen, mit jeder einzelnen von ihnen so zu arbeiten, dass sie möglichst **viel profitiert**.

- Was und wie viel SchülerInnen von einem Dienst mitnehmen, gibt nicht nur über sie selbst Aufschluss, sondern **wirft** auch ein entsprechendes **Licht auf die anleitende Pflegeperson.**

Es ist daher auch in deren Interesse, ihr gesamtes Bemühen im Tagesprotokoll dokumentiert zu sehen.

Tun und Vermeiden:

- Den **(Pflege)prozess** können wir am besten **verstehen,** wenn wir ihn **leben.**
- Abklären, **in welchem Ausbildungsjahr** sich die SchülerInnen befinden.

Daraus leitet sich ab, **welcher Tätigkeitsbereich** im Vordergrund steht.

- Zur Erreichung des **Fernzieles** ist es hilfreich zu wissen, welche **Erwartungen** SchülerInnen **an ein bestimmtes Praktikum** haben.

„Auf dieser Station möchte ich in der Grundpflege sattelfest werden." Es bewährt sich, zu Dienstbeginn und nicht, wie häufig zu Ende des Dienstes, zu klären, was sie noch üben möchte.

- **Erstgespräch** und **Planung:** Zur Erreichung des **Nahzieles** zu Dienstbeginn **gemeinsam** besprechen:

„Was erwarten Sie im heutigen Dienst von mir als Einschulende?" „Ich möchte heute, wenn möglich, bei einer Lumbalpunktion zusehen. Die Patientin von Zimmer 3 würde ich gerne wieder mobilisieren, weil ich sie schon gut kenne und das gestern auch gemacht habe. „Was erwarte ich von Ihnen als Schülerin. Ich erwarte von Ihnen nicht, dass Sie alles alleine schaffen. Kommen Sie ruhig zu mir, wenn Sie etwas nicht machen konnten, beispielsweise die Körpertemperatur kontrollieren, weil die Patientin schläft, aber sagen Sie mir immer Bescheid, weil ich wissen will und muss, was erledigt ist und was nicht."

- Die **Durchführung**: Sind die **gegenseitigen Erwartungen ausgesprochen, akzeptiert** und **halten sich beide Seiten daran,** wird die **Zusammenarbeit zufriedenstellend** verlaufen.
- Die **Evaluation**: So werden wir, wenn wir am Ende des Dienstes darauf zurückkommen, **objektiv feststellen** können, **welche Ziele erreicht** wurden.
- Der **Bericht:** Werden SchülerInnen dazu angehalten, während des Dienstes **laufend mitzudokumentieren** und wird ihnen auch die entsprechende **Zeit dafür eingeräumt**, so ist der **Bericht vollständig** und **aussagekräftig.**

„Kinder mit Enteritis selbständig versorgt" kann von „Windeln gewogen", über „Nahrung diätgerecht zubereitet", bis zu „Betten mehrmals frisch gemacht" heißen.

- Auf diese Weise **lernen** SchülerInnen auch, ihren **eigenen Arbeitsaufwand ein-** und **wertzuschätzen.**

Viele kleine Nebenarbeiten, wie beispielsweise Material nachfüllen, scheinen ihnen nicht sensationell genug um sie überhaupt zu erwähnen. Diese gehören dennoch bedacht, sorgfältig ausgeführt und in der Beurteilung erwähnt.

4. Abschätzen, einschätzen - zu schätzen lernen

Wasch' mir den Pelz, aber mach' mich nicht nass! - Ist die Beurteilung zu hart oder zu milde? Was bringt SchülerInnen eher dazu, **sich** auch **weiterhin anzustrengen** und was hält sie davon ab? Vor diesen Fragen stehen Ausbildende immer wieder. Der **Maßstab**, der dabei angelegt wird, hängt abgesehen vom allgemeinen Umgang mit SchülerInnen, auch von der eigenen Arbeitsweise und **Erfahrung mit Kritik** ab.

Von der *Zwickmühle* zum ***Handlungsspielraum***

Herausfinden und Bedenken:

- **Was können** wir **beurteilen**?

Alles, was wir **gesehen** bzw. **überprüft** haben. Das Arbeiten mit SchülerInnen ist aber immer zu einem gewissen Grad **Vertrauenssache**.
Alles, in dem wir **selbst sattelfest** sind. Die Beurteilung von SchülerInnen heißt auch, sich selbst zu fragen: „*Wie* hätte *ich* es *gemacht?*

- **Was wollen** wir **beurteilen**? Worauf **legen** wir besonderen **Wert** und ist das auch **wirklich wichtig**?

Wichtig sein kann uns vieles, von der *fachgerechten Ausführung der Pflegehandlungen angefangen*, über den *einfühlsamen Umgang mit PatientInnen und Bezugspersonen*, bis zu *Pünktlichkeit* und *gepflegtem Äußeren.*

- **Wie können** wir **beurteilen**?

Es kann schwer fallen, **gerecht** zu sein, wenn wir nicht wissen, an **welchen Leistungskriterien** wir unsere Beurteilung festmachen sollen.

- **Kritik** kann ganz **unterschiedlich aufgefasst** werden, **negative** kann **stärker wirken als positive**.
- **Wozu dient** unsere **(Tages)beurteilung**?

Wissen wir **nicht**, was wir damit **bezwecken,** kann sie eine lediglich lästige und **undankbare Tätigkeit** bleiben.

- **Was erwarten** wir uns **von** einer **Beurteilung**? Was erwarten wir uns **von denjenigen, die wir beurteilen** müssen?

Die Beurteilung löst wahrscheinlich ebenfalls **Erinnerungen** und damit **Gefühle** in uns aus. **Wer verständnisvoll** auf Fehler **hingewiesen** hat und miterleben musste, dass sich die SchülerIn auch weiterhin nicht angestrengt hat, wird vielleicht bei der nächsten strenger sein. Wer erfahren hat, dass **Kritik** SchülerInnen **verschreckt**, wird sparsam damit umgehen. Wer jedoch Schülerinnen damit **anspornen** konnte wird sich in seiner Vorgehensweise bestätigt sehen.

Tun und Vermeiden:

- **Sich fragen**: *„Wie ist es mir als SchülerIn damit gegangen, wenn ich Kritik einstecken musste oder aussprechen wollte ? Wie geht es mir heute damit?“*

Je mehr wir uns eingestehen, dass Kritik nicht nur angenehme Gefühle auslösen kann, desto eher werden wir verstehen, wenn auch andere auf Kritik sensibel reagieren.

- **Abklären,** welche Leistung **möglich** ist, hilft Kritik teilweise im Vorfeld abzufangen.

„Können Sie das schon? Sagen Sie mir, wie Sie es angehen werden. Es ist keine Prüfung, nur muss ich sicher sein können, dass es auch klappt. Wissen sie, dass der Urinsammelbeutel immer unter Niveau befestigt sein muss, um ein ungehindertes Abließen zu garantieren?“ „Was würden Sie herrichten, um eine Harnprobe mittels Katheterharn zu gewinnen? Haben Sie das schon einmal gesehen, unter Aufsicht oder alleine gemacht?“

- **Klarstellen, was** und **warum** es uns **wichtig** ist.

Erklären, dass es beispielsweise wichtig ist, die Beobachtung einer seitenungleichen Pupillenreaktion der Patientin nach einem Sturz sofort weiterzuleiten, weil das ein Anzeichen für eine Hirnblutung sein kann.

„Wissen Sie, was Sie zu tun haben, wenn es heißt die Patientin zum Röntgen zu begleiten? Das heißt, mich verständigen, damit ich die Infusion abhängen und den Venflon sowie den Infusomaten entsprechend versorgen kann. Wenn Sie

einen Auftrag von jemand anderem übernehmen, bitte sagen Sie es mir, damit ich weiß, wo Sie sind, was Sie machen und was davon ich selbst übernehmen muss."

Wer sich SchülerInnen „ausborgt", sollte das immer in Absprache mit der zuständigen Kollegin tun.

- Kritik an den **Ausbildungsstand anpassen** und **begründen**.

Negative Kritik gegebenenfalls **relativieren**: *„Das fällt den meisten schwer, dazu braucht man viel Erfahrung. Das gelingt nicht allen beim ersten Mal."*

Berechtigte Kritik klar **aussprechen:**

„Besonderes Augenmerk ist zu richten auf:
- Kritikpunkte (so spezifisch wie möglich definieren)
- deren Bearbeitung (einzelne Lernschritte, Handlungsstrategien)
- Resultate (innerhalb eines gesteckten Zeitraumes)"
(Kulbatzki, Schulz-Debor 1993, S 105).

Im **Pflegealltag** könnte das folgendermaßen klingen:

„Ich hätte erwartet, dass Sie mir sagen, wenn Sie etwas noch nicht gelernt haben oder nicht wissen, anstatt es einfach nicht zu tun."

- **Beurteilungen** nicht nur für **Kritik**, sondern als **Ansporn** und **Orientierungshilfe** einsetzen.

Wir können **Wertschätzung geben** für die geleistete Arbeit: *„Sie haben gut reagiert, indem Sie das Bett des am Gang kollabierten Patienten geholt haben. Machen Sie weiter so."* **Ermutigung** nach all' den vergeblichen Bemühungen: *„Beim nächsten Mal wird es Ihnen bestimmt leichter fallen, die Patientin beim Mobilisieren gezielt zu unterstützen.*", eine **realistische Einschätzung** der erbrachten **Leistung** *„Sie haben an alle wesentlichen Schritte bei der Aufnahme gedacht. Ich habe allerdings die Erfahrung gemacht, dass es günstiger ist, als erstes Atemfrequenz und Blutdruck zu messen, bevor das Kind vor Aufregung zu weinen beginnt."*

- Unseren SchülerInnen die **Chance geben,** zu unserer **Zufriedenheit** zu arbeiten.

Klären, was heißt beispielsweise **„sich anstrengen"** im konkreten Fall? *Die Inhalationen auch weiterhin selbständig durchführen? Beim nächsten Mal bereits unaufgefordert alles für die Aufnahme eines Patienten herrichten, sobald diese angekündigt ist?* Eine **gute Kritik** heißt: **das war gut so**. Wenn wir es **besser haben wollen**, müssen wir das auch **sagen.** *„Beim nächsten Mal denken Sie bitte dann auch noch daran, dass das Kind nach der Inhalation mit einem Cortisonpräparat etwas nachtrinken soll."*

Laufende Gespräche, sodass ein **Zusammenhang zwischen** erbrachter **Leistung** und deren **Beurteilung** hergestellt werden kann.

„Kritikgespräche sollten nicht erst geführt werden, wenn es brennt. Regelmäßig über die Zeit des Praxiseinsatzes verteilte Gespräche verschaffen einen besseren

Überblick und bieten auch die Chance zu positiver Rückmeldung." (Kulbatzki, Schulz-Debor 1993, S 104).

- Sich die **Sichtweise der SchülerInnen** schildern und diese als solche **gelten lassen**.

Nachfragen: *„Bei einer Lumbalpunktion zu assistieren kann anstrengend sein, weil es schnell gehen muss. Wie ist es Ihnen dabei ergangen?"* Oder: *„Was hat dazu geführt, dass Sie die Stuhlproben alle verworfen haben?"*

- Schlechte wie auch gute **Erfahrungen nicht** zur **Grundlage** unserer **Erwartungen an andere** zu machen.

Mit Vergleichen werden wir in den seltensten Fällen anderen Menschen und Situationen gerecht. *„Die letzte Schülerin aus diesem Jahrgang konnte schon mit Drainagen umgehen, aber die war ja auch zuvor auf einer chirurgischen Abteilung."*

- **Person und Sache trennen**. **Rückschlüsse** von einer Handlung auf die gesamte Person **vermeiden.**

„Menschen und Probleme getrennt voneinander behandeln!
Wir haben starke Emotionen, aber häufig sehr unterschiedliche Vorstellungen und haben Schwierigkeiten, uns klar zu verständigen. Üblicherweise werden Emotionen mit der objektiven Sachlage des Problems versponnen. Wenn dann noch Positionen eingenommen werden, verschlimmert sich die Sache weiter, denn das Ich der Menschen identifiziert sich mit Ihren Positionen." (Fisher, Ury 1991, S 27)

Im Pflegealltag kann das folgendermaßen klingen:
„Sie haben zwar vergessen, die Tropfen auszuteilen, aber Sie persönlich sind okay". Umgekehrt *kann es auch sein, dass uns jemand nicht liegt, die Arbeit aber anstandslos erledigt.*

- **Klären,** was wir beispielsweise unter **„undankbar" verstehen** und **herausfinden**, **wie viel** und **welche Unterstützung** unseren SchülerInnen in jedem Fall **zusteht..**

Wir haben einer Schülerin vor der praktischen Diplomprüfung geholfen, die durchzuführenden Pflegehandlungen dem eigen- und mitverantwortlichen sowie interdisziplinären Tätigkeitsbereich zuzuordnen. Wir erkundigen uns bei ihr nach dem Prüfungsergebnis und hören von ihr lediglich: „Es ist alles gutgegangen." Mehr nicht, kein Wort des Dankes. Wir sind enttäuscht, spüren Ärger in uns aufsteigen: „Das mach' ich auch kein zweites Mal!" Indem wir uns darüber klar sind, wofür wir zuständig sind und wofür nicht, können wir auch unsere Erfahrung weitergeben, ohne uns von der Reaktion der anderen Seite abhängig zu machen.

- SchülerInnen **wissen lassen, was wir** in ihrem Interesse **tun.**

„Ich versuche Ihnen so viel wie möglich mitzugeben. Ich teile mir die Arbeit so ein, dass ich Ihnen so viel wie möglich zeigen kann."

5. Theorie und Praxis – Landkarte und Landschaft

Im **theoretischen Unterricht** bekommen SchülerInnen eine **Landkarte** mit auf den Weg. Mit deren Hilfe sollen sie sich in der **Landschaft des Krankenhausalltages** zurechtfinden. Oft jedoch **stimmen Karte und Gegend nicht miteinander überein**. Als Wanderer auf für sie neuem Gelände finden sie sich ohnehin schwer zurecht. So wird das Praktikum in zusätzlicher Hinsicht zu einer Bewährungsprobe.

Von der *Bewährung* zum ***Bewährten***

Herausfinden und Bedenken:

- SchülerInnen haben **Interesse** und das **Recht, Gelerntes** in ihren Praktika **anzuwenden** und zu **üben.**

Ist ihnen das nicht möglich, werden sie nicht sattelfest. *So ergeht es u.a. einem Schüler, der die Vorteile ganzheitlicher Betreuung durch die Bezugspflege gelernt hat, aber während seiner Praktika vorerst nur Abteilungen vorfindet, in denen auf Grund von Personalmangel Funktionspflege (Haupt- und Beidienst) vorherrscht.*

- Wissen wird weiterentwickelt und **neue Methoden** finden in die **Pflege** Eingang.

So ist beispielsweise die Ganzkörperwäsche nach den Grundsätzen der Basalen Stimulation für SchülerInnen nichts Neues, während sie auf manchen Abteilungen nur fallweise, wenn überhaupt angewandt wird.

- **Ausbilden** ist eine **Herausforderung** an alle daran Beteiligten.

Es kann verunsichern, wenn Schülerinnen neue Ideen aus dem Unterricht einbringen wollen und damit das Tun der Anleitenden in Frage stellen.
„Die Einschulung von neuen KollegInnen sowie die Ausbildung von SchülerInnen stellen eine zusätzliche Möglichkeit der Selbstreflexion dar. Die Situationen, in denen man den „Neuen" tradierte Rituale, Maßnahmen, Standards, MitarbeiterInnen usw. nahe bringt, bietet Pflegepersonen die Möglichkeit, von neuem ihre eigene Position zu überdenken. Durch Fragestellungen tritt oft das Vorhandensein von unreflektierten, traditionellen Gepflogenheiten ans Tageslicht. Dies bietet für die betreffende Pflegeperson und für die Station die Gelegenheit, veraltete Strukturen zu analysieren und neue Akzente zu setzen." (Vgl. Hellal 1999, S 87).

- **Probleme** in der Umsetzung seitens des Abteilungspersonals sind völlig **legitim**, solange diese **angesprochen** werden und **Auslöser für neue Ansätze** sind.

Tun und Vermeiden:

- **Praktikumsstellen** laufend auf ihre **Eignung überprüfen** bzw. den theoretischen Unterricht zum Anlass nehmen, die auf den **Abteilungen praktizierte Pflege** an die **neuesten Erkenntnisse** anzugleichen.

Schrittweise daran arbeiten, dass SchülerInnen in ihren Praktika keine schlechteren Qualitätsstandards vorfinden, als man ihnen im Unterricht beigebracht hat.

- Durch Fortbildungen das eigene **Wissen** laufend **auf den letzten Stand** bringen.

Durch Fragen und Vorschläge von Schülerinnen sind wir immer wieder gefordert, unsere **Pflegetätigkeit** auf deren **Aktualität** zu **überprüfen** und unsere eigene Arbeitsweise zu hinterfragen.
So sagte schon Kurt Tucholsky: „Lass dir von keinem Fachmann imponieren, der dir erzählt: Lieber Freund, das mache ich schon seit zwanzig Jahren so! – Man kann eine Sache auch zwanzig Jahre lang falsch machen."

- SchülerInnen **auf ihr Wissen ansprechen**.

„Wir machen es so, aber wie haben denn Sie das gelernt?" Vielleicht gibt es neue Erkenntnisse, die wir uns zur Verbesserung unserer Pflegemethoden aneignen können.
Wenn wir akzeptieren, dass **Diplomierte** in gewisser Hinsicht **Lernende und Lehrende zugleich** sind, können **SchülerInnen Anstöße** zum Umdenken und Handeln **geben.** Doch die **Position muss klar sein**. Die SchülerInnen bringen Vorschläge ein, aber die Diplomierten treffen die Entscheidung, was davon und wie es getan wird.

- Statt **Meinungsverschiedenheiten** mit in der Ausbildung Befindlichen lediglich **als Systemkritik aufzufassen** ist es besser zu bedenken, **wer wem was** zur Veränderung bzw. Verbesserung **vorschlägt.**

So kann die **Praxisanleiterin** als Ansprechpartnerin fungieren und **zwischen Schülerinnen** und **Team** sowie **Praktikumsstellen** und **Ausbildungszentren vermitteln.** Bei einem regelmäßigen **Austausch** zwischen Schulen und Praktikumsstellen sollten Abteilungen sich nicht scheuen, **über** ihre **Probleme** zu **sprechen** und **Schwierigkeiten aufzuzeigen**.

6. Die Ausbildungszeit – Lehr- und Wanderjahre

Eine Ausbildung machen heißt, sich in vielen verschiedenen Praktika bewähren und die unterschiedlichsten Erwartungen erfüllen zu müssen. Dabei fühlen sich SchülerInnen nicht selten **als unliebsames Anhängsel**. Es sind zunächst die **Diplomierten,** die **zu wichtigen BegleiterInnen** in dieser bewegten Zeit **werden**. Zu einem Grossteil liegt es auch an ihnen, dafür zu sorgen, dass die ihnen Anvertrauten **in ihre Rolle hineinwachsen** können.

Vom *Anhängsel* zur ***Begleiterin***

Herausfinden und Bedenken:

- Das **erste Praktikum** kann sich **entscheidend auswirken**.

Die dabei gesammelten Eindrücke tragen häufig zum Aufhören oder Weitermachen in einer Ausbildung bei.
„Der Anfang ist immer das Entscheidende; hat man's darin gut getroffen, so muss der Rest mit einer Art von innerer Notwendigkeit gelingen, wie ein richtig behandeltes Tannenreis von selbst zu einer geraden und untadeligen Tanne aufwächst." (Theodor Fontane).

- SchülerInnen haben während der praktischen Ausbildung **ungleiche Voraussetzungen.**

Manche von ihnen werden einem Praktikumsplatz zugeteilt, obwohl die dafür erforderliche Theorie im Unterricht noch nicht durchgenommen wurde. Das kann sich in den Fragen, die sie uns stellen, niederschlagen. *„Die einen sagen, ich frage zu viel, und die anderen, ich frage zu wenig. Ich bin schon völlig verunsichert."*
Um **Fragen stellen zu können,** bedarf es **ausreichender Vorkenntnisse**. Ich muss mir darüber im klaren sein, wonach ich fragen soll. *Wer beispielsweise noch nie etwas über den Einsatz von Bettenwaagen gehört hat, wird auch nicht danach fragen wollen, wie diese installiert werden und funktionieren.*

- **Auswärtige**, d.h. in anderen Institutionen zu absolvierende **Praktika** können **problematisch** sein oder gerade nicht.

„Die bevorzugen ihre eigenen SchülerInnen und so hab' ich garantiert immer vor einer Prüfung Dienst." Es kann sein, dass manches anders üblich ist. *So werden die Betten im eigenen Haus von Abteilungshilfen gemacht und die Schülerin ist darin nicht geübt. Im Praktikum wird es jedoch vorausgesetzt.*
Hat eine Institution **keine eigene Ausbildungsstätte**, sind **SchülerInnen** oft **gerne gesehen** und können daher **viel profitieren**.

- Die praktische Ausbildung erfordert somit ein hohes Maß an **Flexibilität.**

Sie bringt ein ständiges **Einstellen auf unterschiedliche Anforderungen** in **verschiedenen Bereichen**, **Einfügen** in **neue Teams** mit **wechselnder Dienstbesetzung** und **Auseinandersetzen** sowie erste **Erfahrungen** mit **Gesundheit** und **Krankheit, Leben** und **Tod** mit sich.

- Die Ausbildung kann einen **vorübergehenden Wohnortswechsel** erforderlich machen.

Heimweh bleibt nicht aus und Dienstpläne, übrigens auch die diplomierter Pflegekräfte, können nicht immer auf längere Aufenthalte im Heimatort abgestimmt werden. Die Menschen, die einem nahe stehen, sind oft sehr weit weg. Das kann es noch schwerer machen, mit Belastungen fertig zu werden. Zwischen mehr oder weniger **grauer Theorie**, **aufreibenden Praktika** und **fordernden Prüfungen** ist wenig Zeit, für Erholung und wie immer geartete Freizeitgestaltung.

- Die **Ausbildung** ist in jedem Fall eine **Zwischenspanne.**

Für die einen liegt sie nach dem vorläufigen Schulabschluss und vor dem ersten Eintritt in das Berufsleben. Andere haben bereits eine andere Ausbildung abgebrochen oder abgeschlossen. Sind die Erwartungen auch unterschiedlich, so ist es in jedem Fall eine bewegte Zeit.

- SchülerInnen können ihre **eigenen Bewältigungsstrategien** entwickeln und **einander unterstützen**.
- Es besteht ein ständiges **Abhängigkeitsverhältnis**.

Durchaus berechtigte **Kritik** kann diplomierte Pflegekräfte in eine **Rechtfertigungssituation** bringen.

- SchülerInnen sind auf der Suche nach **Vorbildern**.

Sie **orientieren sich** an unserem **Umgang mit unterschiedlichen Situationen** mindestens ebenso wie an unserem pflegerischen Wissen und Können.

Tun und Vermeiden:

- **Geeignete Einstiegspraktika** auswählen und Zeit für Reflexionen mit den SchülerInnen einberechnen.

Berücksichtigen, dass am Anfang die Identifikation mit den PatientInnen groß sein kann und damit auch die Angst vor einem ähnlichen Schicksal für einen selbst oder für Menschen, die einem nahe stehen.

Nachfragen, wie SchülerInnen **schwierige Situationen verkraften**. Eine momentane Überforderung ergründen und als solche akzeptieren.

- Sich darüber im klaren sein, dass **Fragen** in jedem Stadium der Ausbildung ein Bemühen von SchülerInnen darstellt, entweder **Interesse zu bekunden** oder aber lediglich **zu** den ihnen **fehlenden Informationen zu kommen**.

Interpretieren und akzeptieren wir sie als solches, nach dem Motto *„Es gibt keine dummen Fragen, nur dumme Antworten,“* so können wir entsprechend darauf eingehen.

- **Unterschiede** zwischen den eigenen und auswärtigen SchülerInnen **bedenken**.

Auswärtige SchülerInnen können mehr Hilfe beim Erlernen des Hausbrauches benötigen als die eigenen und wollen sich auch bei der Dienstplangestaltung gerecht behandelt fühlen.

- Sich vor Augen halten, dass die Ausbildung eine Zeit im Leben der SchülerInnen ist, in der sie sich sehr **eingeengt fühlen** können.

In der Regel ist die Gesundheits- und Krankenpflegeausbildung dreijährig. Besonders der **mittlere von drei Jahrgängen** kann belastend erlebt werden. Die **Anfangsbegeisterung** ist langsam **verflogen** und das **Ende der Ausbildung** noch **nicht abzusehen**.

- **Heimweh** und damit verbundene **Sorgen einkalkulieren**.
- Zweifelnde SchülerInnen können sich vor Augen halten, dass sie nur einen **Teilaspekt kennen** gelernt und noch nicht alles gesehen haben, was **in** diesem **Berufsfeld möglich** ist.

Sich ein vielleicht noch so fernes Ziel setzen, das möglicherweise zu Ende der Ausbildung völlig uninteressant geworden ist, aber einem hilft, über die Runden zu kommen. „Wenn ich fertig bin, gehe ich in die Entwicklungshilfe oder werde in einem Kinderzimmer mit gesunden Neugeborenen arbeiten." Es kommt dann häufig ganz anders als man denkt, aber die Vorstellung hat ihren Zweck erfüllt.

Wer so wie ich **dort abschließen** kann, **wo sie/er angefangen** hat, (in meinem Fall war es eine chirurgische Abteilung), kann den **Fortschritt** der Ausbildung in seinem ganzen Ausmaß **erkennen.**

- **Gespräche mit Gleichgesinnten** können helfen, nach dem Motto *„geteiltes Leid ist halbes Leid".*

SchülerInnen können einander unterstützen, indem sie einander sagen: „Wir gehen da jetzt gemeinsam durch." Vorsicht ist geboten, wenn eine ganz offensichtlich immer über alles und jeden klagt und selbst immer gut durchkommt, während die anderen dann in der schlechten Arbeitsatmosphäre weitermachen müssen. Hier ist **abgrenzen** wichtig: Das ist dein Problem und das ist mein Problem!

- **Missverständnisse** und **Meinungsverschiedenheiten** mit in der Ausbildung Befindlichen **einkalkulieren** und **klären**.

„Fragen Sie bitte immer sofort nach, wenn Sie nicht verstehen, warum ich etwas tue oder nicht tue. Ich erkläre es Ihnen gerne."

SchülerInnen die Gelegenheit geben ihren Standpunkt zu vertreten.

- **Vorbild sein**, indem wir an **unterschiedliche Situationen angepasst handeln**.

Fallweise die **eigene Unsicherheit zuzugeben** ist keine Schande, **sondern eine Möglichkeit zu zeigen,** wie man **damit umgehen** kann.

Statt sich zu denken: „Hoffentlich hat die Schülerin meine Unsicherheit nicht bemerkt." ist es besser zu sagen: „Ich habe das schon lange nicht mehr gemacht/war noch nie in dieser Situation, ich brauche jetzt selbst ein wenig Zeit, um die nötigen Schritte zu überlegen. Ich erkläre Ihnen daher erst nachher, wie dabei vorzugehen ist."

- **Vorbildcharakter** stellen wir auch unter Beweis, indem wir ihnen *zeigen*, **wo wir uns besonders engagieren**.

„Ich setze mich hier für einen medizinisch und hygienisch optimalen und gleichzeitig ökonomischen und umweltschonenden Materialverbrauch ein. Ich sorge

beispielsweise dafür, dass die Aqua Packs mit dem Datum der Erstbenützung beschriftet werden, damit sie innerhalb der hygienisch vertretbaren Frist voll ausgenützt werden können. Oder: Ich setze mich dafür ein, dass das zum Gerät führenden Kabel der Apnoematratzen an der Stirnseite des Gitterbettes durchgefädelt wird und nicht an der Seite, an der das Gitter laufend auf und zugemacht wird, wodurch das Kabel beschädigt wird. Wir können damit beträchtliche Reparaturkosten vermeiden."

7. Ein Schattendasein führen oder Profil zeigen können

SchülerInnen machen nicht selten die Erfahrung, dass **ihre Bemühungen von PatientInnen nicht angenommen werden (können).** Folglich fühlen sie sich nicht wertgeschätzt. Das enttäuscht und entmutigt.

Vom *Schatten* zum ***Umriss***

Herausfinden und Bedenken:

- **Schülerinnen brauchen** eine **Position** auch PatientInnen gegenüber, d.h. es muss klar sein, wer sie sind und was die ihrem Können entsprechende Aufgabe ist.

Nur wer **als SchülerIn lernt, aus dem eigenen Schatten zu treten**, wird sich auch **später getrauen, Profil zu zeigen**.

- **Wurde uns während unserer Ausbildung** in heiklen Situationen **viel zugetraut**, so **fällt es** uns später umso **leichter**, **den in der Ausbildung Befindlichen Vertrauen** zu **schenken**.

„SchülerInnen sollen von der Unselbständigkeit in die Selbständigkeit entlassen und in diesem Prozess begleitet werden. Für die Pflegeperson an der praktischen Ausbildungsstätte erfordert dies eine große Belastbarkeit, einerseits die Ressourcen der SchülerInnen, der PatientInnen, die sie gemeinsam betreuen und andererseits die eigenen Ressourcen genau zu kennen." (Vgl. Hellal 1999, S 86).

- Die Ausbildungssituation bringt eine **Dreiecksbeziehung** - PatientInnen, diplomierte Pflegepersonen, SchülerInnen - mit sich.

Es kann vorkommen, dass sich ähnlich der **Sandwichposition** immer jemand „dazwischen" fühlt, beispielsweise SchülerInnen zwischen PatientInnen und Diplomierten.

- **Alle drei Gruppen** können **Angst** haben.

PatientInnen wollen vielleicht nur von einer **diplomierten Pflegeperson** betreut werden, weil sie auf deren **Erfahrung vertrauen**. **SchülerInnen befürchten**, bei der Arbeit an den PatientInnen **Fehler** zu **machen**, umso mehr, wenn sie das Misstrauen dieser spüren. **Diplomierte** Pflegepersonen **sorgen sich**, weil sie sowohl für die SchülerInnen wie auch für die PatientInnen die Verantwortung tragen.

Tun und Vermeiden:

- Als diplomierte Pflegekraft **SchülerInnen** den PatientInnen **vor-** und deren **Befugnisse klarstellen**.

„Frau Berger, Schülerin Agnes Meier (auch SchülerInnen haben einen Nachnamen!) macht auf unserer Station ein Praktikum und arbeitet heute mit mir zusammen. Ich stöpsle jetzt den Dauerkatheter ab. Schülerin Agnes wird Sie zum Waschbecken begleiten, Ihnen bei der Morgentoilette behilflich sein und Ihr Bett machen. Ich komme in ein paar Minuten, um gemeinsam mit ihr die Katheterpflege durchzuführen."

- SchülerInnen die **Möglichkeit einräumen,** PatientInnen **selbst** darüber zu **informieren**, **welche Pflegetätigkeiten** sie bereits **alleine durchführen** können.

„Frau Berger, Schülerin Agnes Meier arbeitet heute mit mir zusammen. Sie ist heute Vormittag für Ihre Pflege zuständig."

Durch unseren eigenen **respektvollen** und **wertschätzenden Umgang mit SchülerInnen** unterstreichen wir deren Position und helfen PatientInnen sie richtig einzuordnen.

- Unsere **eigene Einschätzung überprüfen**.

Halten wir **Rücksprache mit KollegInnen,** so bringen wir in Erfahrung, wie sie das **Können der SchülerInnen einschätzen**.

- Die **„Sandwichposition"** als Teil der Ausbildungssituation **erkennen** und gegebenenfalls **ansprechen**.

Indem die Kompetenzen jeder/s einzelnen geklärt werden, lässt sich Unsicherheit abbauen und die Situation entschärfen.

„Für die soziale Kommunikation ist die Verwendung der Sprache von Vorrangigkeit, denn mit ihrer Verwendung geschieht die wechselseitige Verständigung zwischen Menschen. Dazu bedarf menschliche Verständigung des sozialen Zusammenhangs. Damit zwischen einem Sender und einem Empfänger soziale Kommunikation geschehen kann, müssen sich beide gegenseitig Glaubhaftigkeit unterstellen." (Sureth 1998, S 9)

Im Pflegealltag kann das folgendermaßen klingen:

„Schülerin Agnes Meier und ich werden Sie heute gemeinsam betreuen. Sie wird mir teilweise bei der Pflege zusehen um daraus zu lernen, und teilweise alleine arbeiten. Ich weiß, was ich ihr zutrauen kann und wo sie meine Unterstützung benötigt, und sie weiß, dass sie mich jederzeit zu Hilfe holen kann. Lassen Sie uns wissen, wenn Sie mich benötigen."

- Die **eigenen Ängste** körperlich **wahrnehmen** und **sich ihnen stellen.** (Vgl. Pkt. 2, Umgang mit Neid).
- **Abklären** und gegebenenfalls **ansprechen, welche Ängste** es gibt und **woher** sie kommen.

„Frau Berger, ich habe den Eindruck, dass Sie Angst haben. Schülerin Agnes weiß, was sie beachten muss, wenn sie Ihnen jetzt aus dem Bett hilft. Ich bleibe aber gern dabei, wenn Ihnen das Sicherheit gibt. Wenn Sie etwas anderes befürchten, sagen Sie es mir." „Agnes, ich lasse Sie alles alleine machen und bin für Sie da, wenn Sie Hilfe brauchen."

- **In manchen Fällen** müssen wir **Ängste** einfach **akzeptieren,** um unseren PatientInnen in ihrer **Situation gerecht zu werden.**

So wurde ich selbst als Schülerin in einem Dienst mit der Pflege einer Patientin betraut, die an einem Mammakarzinom im Endstadium litt. Sie wollte sich von mir partout nicht lagern lassen. Ich war enttäuscht und verstand ihre Reaktion erst, als sie wenige Stunden später überraschend schnell verstarb. Sie hatte sicher große Schmerzen gehabt und den unmittelbar bevorstehenden Tod gespürt. Nur die Gewissheit, von einer erfahrenen Pflegekraft gebettet zu werden, konnte ihr noch ein wenig Wohlbefinden vermittelten.

8. **Benachteiligung** oder **Berufsrealität**

Nicht immer ist **für SchülerInnen nachvollziehbar, warum gerade sie** gewisse Tätigkeiten ausführen sollen, wenn doch andere auch noch da sind. Das daraus entstehende **Unbehagen** kann, wenn auch nicht immer, so doch manches Mal durchaus berechtigt sein.

Von der *Lückenbüßerin* zur ***Stellvertreterin***

Herausfinden und Bedenken:

- SchülerInnen wollen **ernst genommen** werden und müssen einbezogen sowie ihren **Kenntnissen** und ihrem **Ausbildungsstand entsprechend eingesetzt** werden.
- SchülerInnen sind **nicht** dazu da, **unliebsame Arbeiten** zu **übernehmen**, die keine Diplomierte machen will.
- Auch **Tätigkeiten anderer Berufsgruppen**, wie *beispielsweise die der Bedienerin,* **obliegen nicht** den **SchülerInnen.**
- SchülerInnen können in ihrer Position **unter** stationsinternen **Spannungen leiden**, auch wenn diese **nichts mit ihnen zu tun** haben.

Tun und Vermeiden:

- SchülerInnen ihrem **Ausbildungsstand,** ihren **Interessen** und den momentanen **Gegebenheiten entsprechend einsetzen.**

Je **selbständiger** wir SchülerInnen arbeiten lassen, desto mehr werden sie in ihre **zukünftige Rolle hineinwachsen**. Dazu ist es unbedingt notwendig, sie laufend mehr Tätigkeiten übernehmen zu lassen. Nichtsdestotrotz sind sie **Lernende.** Es darf von ihnen **nicht** erwartet werden, dass sie **fehlendes Personal ersetzen**. Umgekehrt dürfen sie aber erwarten, in jedem Dienst **eine Pflegeperson** zu haben, die **für sie zuständig** ist. So gut wir sie in der Ausbildung schulen, so gut werden wir später mit ihnen zusammenarbeiten.

- **Hinterfragen, warum** wir unsere **SchülerInnen** mit den aufgetragenen **Tätigkeiten betrauen**.

Was erwarte ich mir davon? Ich möchte ihr die Gelegenheit geben, es zu wiederholen oder es einmal alleine zu versuchen. Ich möchte mich vergewissern, ob sie es auch wirklich alles bedenkt. Wer sich dies selbst gegenüber ruhigen Gewissens vertreten kann, wird es auch den SchülerInnen gegenüber tun können. Sie sollen nicht die Arbeiten machen müssen, die wir nicht machen wollen und können, weil uns beispielsweise das nötige Wissen fehlt. Allerdings müssen wir Ihnen auch klar machen, dass der **Beruf** aus **vielen unspektakulären Tätigkeiten** besteht.

- **Sich selbst abgrenzen** lernen.

Wer pflegt und nicht ständig Tätigkeiten von anderen Berufsgruppen übernimmt, wird diese auch nicht an SchülerInnen abschieben.

- Nicht einfach Aufträge erteilen, ohne sich zu vergewissern, ob die SchülerInnen sie ausführen können.

Zwischendurch und im Anschluss an die ausgeführten Tätigkeiten nachfragen: *„Wie ist es Ihnen damit ergangen? Wo waren Ihre Schwierigkeiten?“*

- SchülerInnen **nicht** in stationsinterne **Konflikte hineinziehen**.

Beispielsweise bei einer gemeinsamen Kaffeepause kann das Gespräch auf KollegInnen aus den eigenen Reihen oder andere SchülerInnen kommen. Wir sollten tunlichst darauf achten, dass **Unstimmigkeiten,** die die Abteilung betreffen, **nicht in Gegenwart unserer SchülerInnen besprochen** werden oder diese **in die Situation gebracht** werden, **Partei ergreifen zu müssen**.

9. Grenzgebiet, Niemandsland - neue Heimat

„Vom Gekochten führt kein Weg zurück zum Rohen“ (Levi Strauss). Auf den Pflegeberuf gemünzt bedeutet das soviel wie, **wer einmal diplomiert ist, hat auch die Verantwortung**. Es sind nicht wenige SchülerInnen, für die aus diesem Grund die Diplomierung zum (un)heimlichen Albtraum wird.

Vom *Grenzstein* zur ***Markierung***

Herausfinden und Bedenken:

- Im Gegensatz zu anderen, wesentlich theoretischeren Ausbildungen ist die der Gesundheits- und Krankenpflege **praxisbezogen** und gibt ein klares Bild davon, was uns danach im Berufsleben erwartet.

Die Ausbildung ist jedoch eine Übergangszeit. Wie in allen Berufen kommt der Moment, in dem die **Grenze zwischen** dem **geschützten Rahmen der Ausbildung** und dem **Berufsalltag überschritten** werden muss.
Im Gegensatz zu manchen anderen Berufen, in denen AnfängerInnen sich lediglich auf ihre eigene Arbeit konzentrieren müssen, haben frischdiplomierte Gesundheits- und Krankenschwestern nicht selten sofort auch die Verantwortung für nachkommende SchülerInnen.

- Die **praktische Übungsmöglichkeit** am Krankenbett gestaltet sich **unterschiedlich**.

Sie ist abhängig von den Menschen, mit denen wir zusammenarbeiten wie Diplomierten, ÄrztInnen und anderen Berufsgruppen, aber auch PatientInnen und deren Erkrankungen.

- Die **Erfahrungen,** die wir während der Ausbildung gemacht haben, **prägen** unser weiteres **Berufsleben.**

Wer ständig überfordert war, wird dieses Gefühl auch in den Beruf mitnehmen. Wer hingegen Sicherheit in der Ausübung von Pflegehandlungen und im professionellen Umgang mit PatientInnen, Angehörigen, anderen Berufsgruppen und KollegInnen gewonnen hat, dem wird der Übergang leichter fallen.

- Die **Angst** vor dem **Nachtdienst** ist besonders groß.

Vom Gesetz her ist nicht vorgesehen, dass SchülerInnen alleine Nachtdienst versehen.

- Der **Übergang** von **KollegInnen** zu **Vorgesetzten** kann **problematisch** sein.

Von heute auf morgen finden wir uns auf verschiedenen Hierarchieebenen wieder. Eine von uns ist diplomiert und die andere immer noch Schülerin. Wir sitzen nicht mehr im selben Boot.

Tun und Vermeiden:

- Die **Verantwortung (auf)teilen**.

Unsere SchülerInnen dem Tätigkeitskatalog entsprechend selbständig einsetzen, damit sie in ihren Tätigkeitsbereich hineinwachsen können. Es liegt aber auch an ihnen, sich darum zu kümmern, dass sie so viel wie möglich erfahren und eigenständig arbeiten können. Führen **Ausbildungszentren** während der Ausbildung regelmäßig **Standortbestimmungen** durch, so können dabei **Unsicherheiten** und **Ängste thematisiert** und **Strategien entwickelt** werden.

- Frischdiplomierten **erfahrene KollegInnen** zur Seite stellen, die sie **um Rat fragen** können.

Selbst wer eine Abteilung schon als SchülerIn kennen gelernt hat, wird noch nicht in allen Situationen richtig entscheiden können. *Warum bekommt beispielsweise eine Patientin immer gewaschene Erythrozytenkonzentrate und eine andere nicht.*

Es sollen jedoch nicht immer dieselben Pflegepersonen mit den Frischdiplomierten arbeiten und damit die ganze Verantwortung tragen müssen, weil es jene auf die Dauer auslaugt.

Übernehmen SchülerInnen im Nachtdienst zu zweit mit einer Diplomierten im Hintergrund, mit der Entscheidungen notfalls abgesprochen werden können, zunehmend mehr Verantwortung, so können sie ihre Angst vor dem alleine-Nachtdienst-Machen abbauen. Abgesehen davon fühlen sich **auch berufserfahrene KollegInnen sicherer**, wenn sie in der **Nacht zu zweit** oder zu mehreren arbeiten. *„Die Belastung alleine ist wesentlich größer. Erstens einmal ist es schwieriger wach zu bleiben, und dann gibt es auf Stationen immer wieder Momente, wo man im Team einfach besser ist als alleine. Der psychische Druck ist einfach geringer, wenn man zu zweit ist. Da kann man sich absprechen und die Verantwortung ein bisschen verteilen." (Vaculik, Wolf 2004, S 10)*

Die **Sorgen** der Frischdiplomierten in jedem Fall **ernst nehmen,** die betreffenden KollegInnen ermutigen sie auszusprechen. So **lernen** sie rechtzeitig, **sich** in schwierigen Situationen **Gehör zu verschaffen**.

- **Früh übt sich** wer ein/e MeisterIn werden will!

Haben SchülerInnen im letzten Ausbildungsjahr in einem Praktikum die Chance, KollegInnen aus dem ersten Ausbildungsjahr unter ihre Fittiche zu nehmen, so können sie ihre Angst vor dieser Situation abbauen. An dieser Stelle sei **Frau Doz. Dr. Elisabeth Seidl** gedankt, die schon vor mehr als zwanzig Jahren in der **Krankenpflegeschule am Rudolfinerhaus** diese Art von Praktikum eingeführt hat. Dabei konnten meine KollegInnen und ich während unserer praktischen Ausbildung bereits die Rolle in unterschiedlichen Hierarchieebenen einüben.

- Die **Unsicherheit** im Umgang mit der neuen Situation für beide Seiten **anzusprechen** ist in vielen Fällen **zielführender,** als das eigene Unbehagen zu unterdrücken.

„Auf die Antwort kommt es nicht an, sondern auf die Frage. Die Frage ist Bedürfnis, sie soll es immer bleiben, als treibende Kraft des Geistes. (Alexander von Villers).

Auf die **gesunde Einstellung** kommt es an!

So können **erfüllte** bzw. **realistische Erwartungen** in Bezug auf die **praktische Berufsausbildung** klingen:

1. „Ich bin mir darüber im klaren, dass das Einschulen für mich und meine KollegInnen neben der übrigen Arbeit manchmal ein bisschen viel ist. Ich betrachte SchülerInnen aber als unsere zukünftigen KollegInnen, denen meine Unterstützung zusteht. Und so gebe ich meine Berufserfahrung an sie weiter, wo immer und so gut es mir möglich ist."

2. „Ich weiß, dass die Ausbildung zu meiner Zeit ganz anders war. Seitdem ich an den verbesserten Praxisbedingungen für SchülerInnen mitarbeite, bin ich viel zufriedener, weil ich selbst auch davon profitiere."

3. „Seit ich die Erwartungen, die der SchülerInnen und meine eigenen, zu Dienstbeginn bespreche, verläuft das Einschulen viel zufriedenstellender. Wenn die SchülerInnen das eben Gelernte tagsüber mitschreiben, fülle ich viel lieber ihre Tagesprotokolle mit ihnen aus."

4. „Ich bin dankbar dafür, dass mir von Anfang an gesagt wurde, worauf in dieser Abteilung besonderer Wert gelegt wird und auch warum das so ist. So konnte ich in meinem Praktikum viel lernen und es mit einer guten Beurteilung abschließen."

5. „Ich weiß jetzt, dass der Pflegealltag anders aussehen kann, als wir es in der Schule gelernt haben. Ich übernehme für mich selbst Verantwortung, indem ich meine Anmerkungen und Vorschläge bei der anleitenden Pflegeperson, der PraxisanleiterIn und bei der Schulleitung einbringe. Ändern kann sich nämlich nur dann etwas, wenn wir auf Mängel und Fehler hinweisen."

6. „Mir ist klar, dass das Einstellen auf unterschiedliche Praktika nicht leicht ist. Schließlich hat ja jedes seine spezielle Aufgabenstellung. Ich habe aber überall mit Diplomierten gearbeitet, die nicht nur viel Verständnis für meine Anfangsschwierigkeiten hatten, sondern auch gute Vorbilder waren."

7. „Ich nehme es nicht persönlich, wenn PatientInnen nach einer diplomierten Pflegekraft verlangen, weil ich mir ihrer Ängste bewusst bin. Entweder nutze ich die Gelegenheit, noch einmal zuzuschauen, oder ich kläre gemeinsam mit der Diplomierten, der ich zugeteilt bin, welche Pflegetätigkeiten ich bereits selbständig übernehmen kann. "

8. „Meine Ausbildung ist dazu da, um möglichst viel zu lernen, und da gehören eben auch ganz einfache Arbeiten wie Material wegräumen dazu. Ich sehe, die Diplomierten machen sie auch. Für das Boden Aufwaschen bin aber nicht ich, sondern ist die Bedienerin zuständig. Wenn ich nicht verstehe, warum gerade ich eine bestimmte Arbeit machen soll, frage ich nach und kläre die Situation ab. So gehe ich nach dem Dienst mit einem guten Gefühl nach Hause"

9. „Ich bin so gut wie nur möglich auf die Praxis vorbereitet, aber ich weiß, dass ich jeden Tag dazulernen werde und viele Situationen auch nicht vorhersehbar sind."

II. Ein- und mehrstimmig

Es hat noch niemand auf der Erde von dem anderen „was gewusst“.
(Wilhelm Raabe)

Pflege ist Arbeit im Team -
Von der *Fremdbestimmtheit* zur ***Eigenverantwortung***

Welche Erwartungen gute Teams haben und was sie brauchen,
um den Erwartungen an sie gerecht werden zu können.

Gemeinsam sind wir stark!
Ob Fußballmannschaft, Projektgruppe oder Pflegepersonal, sie sind Teams, gehören zusammen, zumindest was die Arbeit anlangt.
In der Gruppe herrscht Dynamik.
Gegenseitiger Ansporn steigert die Leistung. In Zusammenarbeit vollbringen sie mehr als eine/r allein es könnte.
Vorgesetzte messen daran deren Effizienz.

Auch gemeinsam sind Teams nur so stark wie ihr schwächstes Glied.
Ist das Arbeitsklima getrübt, hält der Teamgeist sie zusammen.
Sie benötigen eine klar erkennbare Struktur.
Als teamfähig gilt, wer über seine Rolle im Team, den Arbeitsstil und die Arbeitsorganisation Bescheid weiß, sich für ein Miteinander einsetzt, sowie anerkennt, wer die Führung und Kontrollfunktion hat.

Doch es gibt nicht nur Regeln, sondern auch Ausnahmen.
Und dann gibt es Streit. Wer hat die Regeln festgelegt?
Einzuhalten sind offizielle Vorschriften und ungeschriebene Spielregeln.
Wer soll sich denn da noch auskennen?

Ein Team besteht im Idealfall aus sieben bis neun Mitgliedern.
Sie versuchen gemeinsam ein Ziel zu erreichen. Im besten Fall tun sie das freiwillig und gerne. So lange herrscht Eintracht.
Viele müssen, nicht alle wollen im Team arbeiten.
Manche Teams funktionieren wie Familien, andere wiederum wie ein Strafgefangenenlager. Ein schlechtes Arbeitsklima führt zu verstärkter Fluktuation.
Das heißt auch Abschied und Trauer.

Meistens gibt es eine Hierarchie. Die einen sind „oben“ und die anderen „unten“.

Was erwarten sich die einen von den anderen und umgekehrt?
Was wissen sie eigentlich von einander?
Was ist zwischen ihnen möglich?
Gehören „Unterstützung“ und „Anerkennung“ zum Betriebsvokabular?
Oder stehen „Konkurrenz“ und „Neid“ ganz oben auf der Tagesordnung?
Dann gibt es statt Weiterkommen eher Stagnation.

Wie gestalten sich die gegenseitigen Beziehungen bei all den Aufgabenstellungen, Arbeitsinhalten und harten Fakten?
Heißt das nicht auch Gemeinsamkeit contra Individualismus?
Wie gehen Teams mit ihrem Nachwuchs um, dem beruflichen und dem privaten?

Gemeinsam sind wir stark!
Trotzdem oder gerade deshalb hat Teamarbeit so viel mit *enttäuschten* oder *erfüllten Erwartungen* zu tun!

Wie können **enttäuschte Erwartungen** in Bezug auf die **Teamarbeit im Pflegealltag** klingen?

1. „Ich finde wir sind überhaupt kein Team.“
2. „Die Schülerin nimmt sich Sachen heraus, das hätte ich mich nie getraut.“
3. „Ich glaub’ nicht, dass die da oben wissen, wie es uns da unten geht.“
4. „Es heißt immer nur, was die Schwestern auf den anderen Stationen alles leisten, und wie viel und was wir arbeiten sieht scheint’s keiner.“
5. „Die können ja leicht sagen: ‚Jetzt geht’s nicht.’ oder ‚Machen Sie das noch einmal.’ Die arbeiten ja nicht am Patienten.“
6. „Ich hab’s langsam satt, immer dazwischen zu stehen.“
7. „Ich bin grundsätzlich sehr dafür, die PatientInnen und ihre Bezugspersonen in die Pflege mit einzubeziehen, aber manchmal frage ich mich schon, wer das eigentlich alles verantworten soll. Außerdem muss ich mich immer öfter dafür rechtfertigen, dass ich meine Arbeit machen will.“
8. „Ich versteh’ nicht warum sich die Frau S. so aufregt. Sie war doch schon so oft bei uns und könnte wirklich mehr Verständnis dafür haben, dass wir heute nur zu zweit sind und alles etwas länger dauert.“
9. „Allein bei dem Gedanken daran, dass wir weniger Leute im Dienst sind und wahrscheinlich wieder keine Wäsche da sein wird, graut mir schon vor dem Wochenende.“
10. „Die Geräte haben uns heute mit ihren Fehlalarmen bald mehr Arbeit gemacht als die PatientInnen selbst. Und der Computer streikt auch schon den ganzen Tag.“

Für die **Praxis**: Woran *krankt's?* - ***Das hilft!***

1. Das Pflegeteam - die Individualisten

Denken wir an **Pflegeteams,** dann an **gleiche Rechte, gleiche Pflichten, gleiche Chancen** als Voraussetzung für ein **gutes Arbeitsklima**. Wir sind jedoch Individuen und somit nicht alle gleich. Daran ändert auch die Tatsache, dass wir in Teams arbeiten, nichts. Außerdem arbeiten wir häufig an der Belastungsgrenze. Das trägt zusätzlich dazu bei, dass das **gemeinsam-an-einem-Strang-Ziehen nicht immer Spitalsrealität** sein kann.

Vom *Individualismus* zur ***Solidarität***

Herausfinden und Bedenken:

- **Wie setzen sich Pflegeteams** üblicherweise **zusammen** und **welche Schwierigkeiten** kann das mit sich bringen?

Die **Alteingesessenen** sind **verschieden lange** im Team und das bei **ungleicher Wochenstundenverpflichtung.** Sie haben **unterschiedliche Ausbildungen** gemacht und gehen an diverse Aufgaben in ihrer **persönlichen Art** und Weise heran.
Neue KollegInnen sind manchmal auch nach geraumer Zeit **nicht im Team integriert**. **Nicht alle** von ihnen können **die gleichen Voraussetzungen** erwarten. *Beispielsweise bei Personalknappheit, und da werden sie ja meistens eingestellt, ist zwar jede Neue willkommen, aber auch dementsprechend wenig Zeit, sie einzuschulen.*
Durch das **Hinzukommen** Neuer kann sich die **Position Einzelner im Team verändern**. Ganz gleich wie sympathisch, gut ausgebildet, erfahren, arbeits- und lernwillig die neue Kollegin ist, es verändert sich das Verhältnis der KollegInnen zueinander. Es kann zu **Revierkämpfen** mit der Neuen kommen, (auch zwischen Alteingesessenen) sind angestammte Plätze im Team, durch Gewohnheit oder Engagement erworben, scheinbar oder ganz real in Gefahr. *Die neue Kollegin ist beispielsweise ebenfalls auf die Pflege von Diabetikern spezialisiert.* So werden auch anfänglich gute Arbeitsbeziehungen mit der Zeit nicht selten durch Konkurrenz und Neid getrübt. Da beide Gefühle mit einem Tabu belegt sind, werden sie kaum bewusst erlebt und thematisiert. *„Grob zusammengefasst, besteht der weibliche Stil darin, großen Wert auf Beziehungen zu legen, Übereinstimmung und Kooperation Konflikten und Konkurrenzverhalten vorzuziehen, Fürsorglichkeit zu zeigen und das Vorwärtskommen und Wachstum anderer zu fördern." (Duff/ Cohen 1997, S 27)*
„Neue alte" KollegInnen, *die nach einer Babypause oder Bildungskarenz wie-*

der einsteigen, können andere Prioritäten haben als davor. Kommt eine Kollegin aus der Karenz zurück, so haben sie die meisten Kolleginnen, in einer ganz bestimmten Erinnerung. *Sie war beispielsweise eine engagierte Mitarbeiterin, die bei jeder Gelegenheit gute Vorschläge eingebracht hat und bereit war, für andere einzuspringen.* Nach der Karenz kann es sein, dass sie zwar ihre Arbeit macht, aber bei der Dienstplangestaltung und Aufgabenverteilung Familieninteressen im Vordergrund stehen. Die Enttäuschung im Team ist fühlbar. *„Seit sie von der Karenz zurück ist, hängt sie nur die ganze Zeit am Telefon und regelt ihre familiären Angelegenheiten."*

Neue Ideen, während einer **Bildungskarenz** erworben, oder die **vorübergehende Tätigkeit in einem anderen beruflichen Umfeld** können zu **anderen Arbeitsschwerpunkten** und **beruflicher Neuorientierung** führen.

„Alte neue" KollegInnen haben es auch nicht immer leicht. Je länger die Pause war, desto größer ist möglicherweise die Angst der **WiedereinsteigerInnen** vor dem neuerlichen Einarbeiten. *Diese kann sich beispielsweise auf das Arbeiten nach dem Pflegeprozess oder das Bedienen für sie neuer Geräte beziehen.*

Abwesende KollegInnen bilden eine **Lücke**. Das Fehlen oder Ausscheiden von Pflegenden führt in den meisten Fällen zumindest kurzfristig zu **Personalengpässen** und damit zu einer Mehrbelastung der Verbliebenen. Ein **Stammteam**, das sich **über lange Zeit** und immer wieder darauf ein- und umstellen muss und dazu die gesamte Verantwortung trägt, kann dabei **ausgelaugt** werden.

Ehemalige KollegInnen gehören häufig noch dazu. Auch bereits aus dem Team Ausgeschiedene können **noch lange präsent** sein, indem sie entweder persönlichen Kontakt halten oder in Erinnerung bleiben.

- **Pflegeteams** sind ein **Teil des Gesamtteams**.

Einzelne Pflegeteams bilden zusammen das **Gesamtteam der Pflegenden** und sind wiederum Teil des **Krankenhausteams**, das sich aus **vielen Berufsgruppen** zusammensetzt. Je kleiner eine Gesundheitseinrichtung, desto direkter können *sich Veränderungen beispielsweise durch Neubesetzungen bestimmter Positionen* oder *Schwierigkeiten z.B. durch ungelöste Konflikte in einzelnen Bereichen* auf alle auswirken.

- Wir **spielen** in **verschiedenen Teams unterschiedliche Rollen.**

So haben wir unterschiedliche Positionen im Stationsteam, im Gesamtteam der Pflegenden und in der Teamarbeit mit anderen Berufsgruppen.

- **Welchen „Platz" nehme ich im Team ein und welchen möchte ich einnehmen?**

Der **„Platz im Team"** kann von unterschiedlichen Faktoren abhängen. Diese können sein: die **Position** *(beispielsweise der Stationsleitungsvertretung)* über **individuelle Geschicklichkeit** *(kann z.B. besonders gut mit besorgten Angehörigen umgehen)* bis zu **persönlichen Qualitäten** *(Kompetenz* oder *Hilfsbereitschaft).*

- **Was verstehen wir** unter einem **guten Arbeitsklima**?

Ob es um das bloße **miteinander Auskommen** geht oder um **Sympathie** und **gegenseitiges Verstehen** bis hin zur **Freundschaft**, es wird erwartet, dass die/der andere sich persönlich soweit öffnet, dass sie von den übrigen Teammitgliedern eingeschätzt werden kann. Alle wollen schließlich wissen, mit wem sie es zu tun haben und wo sie anknüpfen können. Dabei können **Offenheit** und **Offenherzigkeit** miteinander verwechselt werden. **Offenherzig** sein bedeutet, den **anderen Einblick zu geben**, **offen** zu sein hingegen, **jemanden** oder **etwas an sich heranzulassen**. Ist die **Vertrauensbasis geschaffen**, so wird in weiterer Folge **faires** und **wohlwollendes Verhalten** vorausgesetzt.

Gute persönliche Beziehungen zueinander und zu anderen Teams **erleichtern** die **berufliche Zusammenarbeit** und vermitteln ein **Gefühl der Verbundenheit** mit dem Arbeitsplatz. Haben Kolleginnen einmal zueinander Vertrauen gefasst und sich geöffnet, kann es passieren, dass ihre Erwartungen an die andere enttäuscht werden. *Beispielsweise wird das Anvertraute leichtfertig ausgeplaudert, sie müssen Kritik einstecken, obwohl sie sich doch sonst gut verstehen und sie können sich auch in der Arbeit nicht wirklich auf die anderen verlassen.*

- **Einzelinteressen** können **mit** denen des **Teams nicht vereinbar** sein.

An der leidigen Frage: *„Wer deckt die fehlenden Dienste nächstes Monat?“* können sich Konflikte entzünden. In Zeiten, in denen allgemein persönliche Ziele zunehmend vor das Gemeinwohl gestellt werden, ist es um den Teamgeist oft schlecht bestellt. Das kann **Teams schwächen**.

- **Sprechen** wir alle dieselbe **„Teamsprache“?**

Hier geht es um einen **einheitlichen Sprachgebrauch** contra **„Geheimsprache“.** Die Verwendung von **bereichsinternem Jargon** ist fast überall üblich. Zum einen hilft er fast stichwortartig bestimmte Situationen zu umschreiben, zum zweiten vermittelt er ein Gefühl der Zusammengehörigkeit, *beispielsweise „das Kind rinnt aus“, um eine häufige Stuhlfrequenz, die sowohl ärztliche wie auch pflegerische Maßnahmen erfordert, zu beschreiben.* Wenig bekannt sind häufig die **ungeschriebenen Spielregeln** im Team. Das sind **Verhaltensweisen**, die sich **eingeschliffen** haben, **Gewohnheiten, Rechte** und **Pflichten**, die **allen bekannt** sind und **über die niemand mehr nachdenkt**, **so lange** sie **eingehalten** werden. Neue Teammitglieder werden auf sie oft erst aufmerksam, wenn sie sich durch Nichteinhalten den Unmut der anderen zugezogen haben. *So will beispielsweise die Kollegin, die am Vortag die PatientInnen in diesem Zimmer betreut hat, es auch heute oder im Nachtdienst wieder tun, weil sie sie schon kennt.*

- **Welche Einstellung** haben wir **zu uns selbst** und **zu anderen**?

Wir neigen dazu, bei Uneinigkeit die **Schuld bei den anderen** zu **suchen**. Doch wie ist es dabei um uns und unser **eigenes Selbstbewusstsein** bestellt?

„Sehr früh im Leben kommt jedes Kind zu dem Schluss: ‚Ich bin nicht o.k.‘.

Ebenso kommt jedes Kind schon früh zu einem Gesamturteil über seine Eltern: ‚Du bist o.k.' Diese Anschauung: Ich bin nicht o.k. – Du bist o.k. ist die folgenschwerste Entscheidung im Leben eines Menschen. Es ist die Grundsatzentscheidung, sie ist für die Dauer aufgezeichnet und wird alles beeinflussen, was ein Mensch auch immer tut. Wie es sich jedoch um eine Entscheidung handelt, kann sie durch eine neue Entscheidung geändert werden – aber erst, wenn sie verstanden wird." (Harris 1975, S 54).

Es gibt noch weitere hinderliche Lebensanschauungen, nämlich *Ich bin nicht o.k. – Du bist nicht o.k.* oder *Ich bin o.k. – Du bist nicht o.k. (Vgl. Harris 1975, S 64-68).*

Fühlen wir uns bzw. sind die anderen in unseren Augen nicht o.k., so kann es schwer fallen, sich selbst und einander im Team gerecht zu werden.

- **Was** genau **macht** unsere **Selbstachtung aus**?

Selbstachtung hat zu tun mit **Selbstliebe** - ich mag mich so wie ich bin, **Selbstvertrauen** - ich habe Vertrauen in meine Person und Fähigkeiten sowie die **innere Überzeugung**, dass ich auf Grund von bestimmten Stärken und trotz Schwächen erreichen kann was ich will, wenn ich mich genügend anstrenge. Eine **realistische Selbsteinschätzung** und ein bisschen **Humor** sind dabei hilfreich und machen uns vom Urteil anderer etwas unabhängiger.

- Wie ist es **im täglichen Leben** um unsere **Selbstachtung** bestellt?

Mögen wir uns selbst? – eine wichtige Voraussetzung, um auch andere zu mögen. Haben wir **Vertrauen in unsere Entscheidungen**? Wissen wir auch, was wir uns zutrauen können? Inwieweit lassen wir uns von der Meinung anderer beeinflussen? Wie gehen wir mit Kritik und Misserfolgen um?

Es gibt wohl nur **wenige Menschen**, die von sich behaupten können **in jeder Lebenslage selbstsicher zu sein** und **selbstbewusst** zu handeln. Das heißt, dass unsere **Selbstachtung** abwechselnd stärker und schwächer und damit **nicht immer stabil** ist. Viele von uns kennen dieses **Schwanken zwischen Ohnmacht** und **Allmacht** nur allzu gut.

- **Wie drückt sich** unsere **Selbstachtung aus**?

Menschen mit einer **niedrigen Selbstachtung glauben nicht an sich** und gehen auch davon aus, dass andere nicht von ihnen überzeugt sind. Sie verhalten sich dementsprechend **zurückhaltend** und **stellen ihr Licht unter den Scheffel**. An neue Aufgaben gehen sie nur zögernd heran. **Von Kritik** und **Misserfolgen** lassen sie sich **schnell entmutigen**.

Menschen, mit einer **hohen Selbstachtung** sind hingegen **selbstbewusster**. Sie **setzen Beliebtheit** und **Anerkennung** ihrer Person **voraus**. *Daher sprechen sie beispielsweise offener über sich und ihre Vorhaben.* Es fällt ihnen nicht nur leichter, sich auf neue und unbekannte Situationen einzulassen. Sie **verkraften** auch **Misserfolge besser** und sind **ermutigt, daraus zu lernen**. *(Vgl. Andre, Lelord 2002, S 56).*

- Was **wissen wir über** die gegenseitigen **Erwartungen im Team**?

Wir neigen dazu, von unseren Vermutungen auszugehen und danach zu handeln, statt diese zu überprüfen. *„Menschen in gut entwickelten Teams wissen, was sie voneinander zu erwarten haben." (Pruckner 1999, S 44).*

- **Es kann sein, dass wir andere besser behandeln als die zu unserem eigenen Team Gehörigen.**

Pflegende bringen, wie andere im Sozialbereich Tätige, ihren **PatientInnen** und **Bezugspersonen größtmögliches Verständnis** entgegen. Ihren Teammitgliedern gegenüber fällt es hingegen schwer, sie so anzunehmen wie sie sind. Wir begegnen PatientInnen und Angehörigen anderer Berufsgruppen mit Toleranz, Respekt und Höflichkeit. Sind wir **emotional** oder **durch den Arbeitsaufwand überfordert,** können die **KollegInnen** aus den eigenen Reihen diesbezüglich **zu kurz kommen**. Sie **trifft** die **Kritik** dann **am härtesten**.
„Der kategorische Imperativ „Seid lieb zu einander" hilft ja vermutlich in kritischen Situationen nicht viel weiter, vielleicht aber die intensive Beschäftigung mit der Frage, warum es uns so viel leichter fällt, Klienten zu akzeptieren wie sie sind, und so viel schwerer, sich eine gleiche Haltung gegenüber Kollegen zu erarbeiten. Ich weiß, dass dies nicht von allein geht. Ich weiß nur, dass uns die Arbeit oft leichter fallen würde, wenn es uns gelänge, Kollegen „ein bisschen gerner" zu haben." (Ziltener 1989, S 73).
Kritik auszusprechen fällt allgemein nicht leicht, besonders bei Menschen, mit denen man sich sonst gut versteht. Kritik von jemandem **anzunehmen**, dem man vertraut ist **schwierig**, weil man oft gar nicht mit ihr rechnet. Wir sehen uns häufig bei Kritik in unserer ganzen Person in Frage gestellt, was unserer völligen Vernichtung gleich zu kommen scheint.
Bei **Stress** wird **schnell** einmal jemand **beschuldigt**. Die **Kritik** wird aber **nicht immer zurückgenommen**, sollte sie sich als **ungerechtfertigt** herausstellen. *So kann es beispielsweise vorkommen, dass jemand vorschnell verdächtigt wird, nicht fachgerecht gehandelt zu haben und sollten sich die Vorwürfe als unbegründet herausstellen, auf die fällige Entschuldigung stillschweigend vergessen wird.*

Tun und Vermeiden:

- Die **Teamzusammensetzung** bewusst **wahrnehmen** und **akzeptieren.**

Feststellen, welche besonderen **persönlichen** und **beruflichen Fähigkeiten**, **Stärken** und **spezielles Fachwissen** jede hat, die dem **Team von Nutzen** sein können. *So hat eine beispielsweise eine Fortbildung über ein pflegerelevantes Thema besucht und gibt ihre Kenntnisse an das Team weiter.*
Ungleiche Bedingungen neuer KollegInnen einkalkulieren, statt gleiche vortäuschen. Je klarer die Situation für alle ist, desto leichter können wir ihr gerecht

werden. *„Wir sind zur Zeit knapp an Personal, deshalb beschränken wir uns beim Einschulen auf das Wesentlichste und das ist .... Mehr wird von Ihnen heute nicht erwartet."*

Sich im Team für möglichst **gleiche Bedingungen einsetzen**. Das kann durch **gleichlautende Informationen für alle** bezüglich der Verrichtung von Pflegehandlungen geschehen. So kann eine neue Kollegin sich darüber informieren, **wer wofür verantwortlich ist** und **was wann wie gemacht werden soll** *beispielsweise was für eine bestimmte Untersuchung oder Pflegehandlung herzurichten und wie diese, unter Berücksichtigung individueller Gegebenheiten und Bedürfnisse auszuführen ist.* **Arbeits-** und **Pflegestandards** sind die Voraussetzung für einheitliche Arbeitsabläufe in der **Pflege wo** es **nützlich** und **sinnvoll** ist.

Das **eigene Revier abstecken und der Neuen das ihre überlassen.** Es lohnt sich darüber klar zu werden: *War das bis jetzt eigentlich mein Platz? Wenn ja, will ich den Platz noch einnehmen, oder ist es Zeit für etwas neues? Will die andere meinen Platz überhaupt haben? Gibt es eventuell Platz für zwei und eine befriedigende Möglichkeit der Aufgabenteilung?* Es lohnt sich, auch auf den ersten Blick **unkonventionelle Lösungen** auszuprobieren.

Neid als Ansporn nehmen. Nur wer sich seinen Neid eingesteht, kann erfolgreich damit umgehen. Am besten ist aber immer noch an sich selbst zu arbeiten. *Die Kollegin hat beispielsweise eine Zusatzausbildung absolviert und deshalb einen anderen Stellenwert im Team. Auf welchem Gebiet würde ich mich denn gerne spezialisieren?*

Einkalkulieren, dass **nach der Babypause** die **Prioritäten** zumindest teilweise **andere** sein können. Dadurch kann sich die Team- und Arbeitssituation verändern.

Die **„alten Neuen"** dürfen sich durchaus **ihres Potentials bewusst** sein, und ihre **KollegInnen** sollten dieses zu **schätzen** wissen. Der **Wiedereinstieg** erfordert einerseits **Zeit** und **Energie,** andererseits **Verständnis**.

„Andererseits ist die Mutterschaft eine exzellente Schule für die folgenden Fertigkeiten: Organisationstalent, rationelle Arbeitsplanung, die Abwägung zwischen widerstreitenden Ansprüchen, die Fähigkeit anderen etwas beizubringen, sie anzuleiten und zu beaufsichtigen sowie unvorhergesehene Zwischenfälle zu meistern und Informationen weiterzugeben" (Helgesen. 1996, S.46).

Den **Wiedereinstieg attraktiv** machen *beispielsweise theoretische Informationen über den neuesten Stand auf pflegerelevanten Gebieten zugänglich machen und Gelegenheit geben, auf den Stationen in die Praxis hinein zu„schnuppern".*

Bei einem **guten Teamgeist** sollten **gehäufte Krankenstände seltener** auftreten. Doch auch **stabile Teams** können sich innerhalb **kurzer Zeit** scheinbar fast **zur Gänze verändern**. So kann das Weggehen einer Kollegin der Auslöser sein. Zumeist gibt es keine einheitliche Erklärung, denn alle haben ihren persönlichen

Grund. Macht jemand den ersten Schritt, so nehmen das vielleicht andere zum Anlass zu tun, was auch sie schon lange vorhatten.
Ehemaligen KollegInnen den **Platz einräumen**, der ihnen **zusteht**. *Die Erinnerung an sie wahren, indem wir beispielsweise das weiterführen, was sie an guten und brauchbaren Vorschlägen eingebracht haben.*

- Bei **Konflikten Zusammenhänge** mit dem **Gesamtteam herstellen**, **Schwierigkeiten ansprechen** und **ausräumen**.

So kann sich beispielsweise die Überbelastung in einem Bereich negativ, ein reibungsloser Ablauf hingegen positiv auf die Versorgung der PatientInnen im ganzen Haus auswirken.

- **Unseren „Platz im Team" einnehmen.**

Uns bewusst machen „wo wir im Team stehen", **überprüfen**, **ob** wir **zufrieden** sind und wenn nicht, **erste Schritte zu einer Veränderung setzen**. *Das kann bedeuten, Fort- oder Weiterbildungen zu besuchen, um in eine höhere Position zu kommen, die Abteilung zu wechseln, um ein anderes Fachgebiet kennen zu lernen, an sich selbst zu arbeiten, um besser mit sich selbst und den anderen auszukommen.*

- **Unseren Beitrag** zu einem **„guten Arbeitsklima"** leisten.

Dabei geht es um einen **professionellen Umgang** mit unseren **persönlichen Beziehungen**. Gutes Verstehen kann der Beginn einer **Arbeitsfreundschaft** sein. *So können beispielsweise gemeinsame Unternehmungen arbeitsplatzbezogen stattfinden, wie nach dem Dienst noch gemeinsam etwas trinken gehen.* Keinesfalls jedoch rechtfertigt eine Freundschaft unter KollegInnen das geflissentliche Übersehen von Fehlern und Tolerieren von Nachlässigkeit. **Verlässlichkeit** wird nicht nur geschätzt, sondern ist eine **unverzichtbare Voraussetzung** für ein **gut funktionierendes Team**.
Unterscheiden zwischen **Offenheit** und **Offenherzigkeit** und beides **gezielt** einsetzen. **Offenheit** kann bedeuten, sich bei Kritik nicht gleich zu verschließen, sondern **nachzufragen**, was gemeint ist, um dann **Stellung zu nehmen. Abwägen, wie viel von einem selbst** ins Gespräch **einfließen** soll. Für das, was wir anderen **anvertrauen**, tragen wir **selbst die Verantwortung**.
Einzel- und **Teaminteressen** aufeinander **abstimmen**. Für die einen kann das heißen, **sich abgrenzen zu lernen,** um nicht immer **„zum Handkuss zu kommen"**. Für die anderen, **langfristig bekannte Termine rechtzeitig** zu **deponieren** oder lernen **sich freizuspielen.** Für das ganze Team alle **Möglichkeiten auszuschöpfen** *wie beispielsweise das Team zu teilen und jeweils einer Gruppe den Vortritt beim Eintragen in den Dienstplan zu geben.*

- **Alle Teammitglieder** in die **„Teamsprache" einweihen**.

Durch offene Gespräche lernen die Teammitglieder, wie im Team gedacht wird und welche Einstellungen vorhanden sind. Dies fördert die Verständigung." (Pruckner 1999, S 43)

Neuen KollegInnen nicht nur eine gute Einschulung in die Arbeit, sondern auch eine entsprechende Einführung in die Stationsgepflogenheiten geben. **Ungeschriebene Spielregeln offen legen** und **festhalten.** Um sicher zu gehen, dass neue MitarbeiterInnen diese auch erfahren, muss sich das Team selbst darüber im Klaren sein, überprüfen, ob sie sinnvoll sind und gegebenenfalls schriftlich festhalten. Neue KollegInnen sollten es nicht unterlassen, danach zu fragen. *(Vgl. Briles 1994, S 154 –170).*

Im Pflegealltag kann das beispielsweise so klingen: *„Frühstücken hier alle gemeinsam oder jede für sich, wenn sie mit ihrer Morgenarbeit fertig sind?"*

Den **bereichsinternen Jargon** am Anfang **sparsam einsetzen** und **seine Bedeutung,** in mündlicher und schriftlicher Form, **erklären.**

Im Pflegealltag kann sich das z.B. so anhören: *„Mit Tropf ist immer die Infusion gemeint und KI heißt Kurzinfusion. Mit Bleistift tragen wir die Essensmenge ein, die wir in das Zimmer getragen haben und wie viel davon tatsächlich gegessen wurde schreiben wir mit Kugelschreiber darüber oder daneben."*

- **Uns für** eine **„neue" Lebensanschauung entscheiden.**

„Die vierte Lebensanschauung, Ich bin o.k. – Du bist o.k., ist eine bewusste und begrifflich artikulierbare Entscheidung. Die ersten drei Lebensanschauungen beruhen auf Gefühlen. Die vierte beruht auf Denken, Glauben und Einsatzbereitschaft. Die ersten drei entspringen der Frage: Warum? Die vierte bildet sich aus der Fragestellung: Warum nicht? Unser o.k.- Verständnis ist nicht auf unsere eigenen persönlichen Erfahrungen beschränkt, weil wir diese in eine Abstraktion umsetzen können, die allen Menschen möglich ist.

In eine neue Lebensanschauung werden wir nicht hineingedrängt. Wir entscheiden uns dafür!" (Harris 1975, S 69)

Über Nacht werden wir nicht zu der Auffassung „Ich bin o.k. – du bist o.k." gelangen. Wir können **uns** aber **immer wieder fragen:** *„Wie sehe ich mich selbst, und wie sehe ich die anderen?"* **Betrachten wir uns selbst** und **die anderen** als grundsätzlich **„in Ordnung"** so können wir Person und Sache voneinander trennen und uns selbst sowie einander leichter gerecht werden. (Vgl. Kap. 1 Pkt. 4).

- **Im Umgang mit uns** selbst und den **anderen im Team** den **„Faktor Selbstachtung" einkalkulieren**.

An unserem Selbstvertrauen zu arbeiten ist ein lebenslanger Weg, auf dem wir Tag für Tag ein Stück zurücklegen sollten. *„Ein Weg bildet sich dadurch, dass er begangen wird." (Chuang-tzu).*

Mit der Zeit kann unsere Selbstachtung von der Wunschvorstellung zur persönlichen Haltung werden, die sich auch auf andere überträgt. *„Du kommst auf dem Weg nicht voran, bevor du nicht selbst zum Pfad geworden bist. (H.P. Blavatsky).*

- Die **anderen auf** ihre **Erwartungen an uns ansprechen** und **darauf reagieren**.

Es lohnt immer **nachzufragen**: Was erwartet sich eigentlich die oder der in dieser Situation von mir? *„Soll ich Dir etwas abnehmen oder Dich einfach in Ruhe arbeiten lassen? Soll ich es an die anderen weiterleiten, oder willst Du es selbst tun?"* und sich anschließend **an die Abmachung halten**.

- **Im eigenen Team bewusst mit Verständnis** und **Kritik umgehen.**

Sich beim **Aussprechen** und **Einstecken von Kritik** vor Augen halten, dass die **Teamzugehörigkeit** zu **härterem Vorgehen** als bei unseren PatientInnen **verleiten kann.** Das gilt sowohl für das Pflege- wie auch das Gesamtteam. Es ist besser, die **eigene Belastung anzusprechen**, statt die **KollegInnen** zu **beschuldigen**. Stellt sich die Kritik als unberechtigt heraus, so sollte die Sache unverzüglich richtiggestellt werden. Zu **respektieren** ist immer, **wer** Unwissenheit **zugibt** und auch **Bereitschaft zeigt**, sich das nötige Fachwissen so bald als möglich **anzueignen** bzw. Spielregeln **einzuhalten**. Gelingt es, **Person und Sache getrennt** zu **betrachten,** so ist es möglich, eine Verhaltensweise zu kritisieren, ohne die **Würde der Person** anzutasten. (Vgl.I.Kap. Pkt. 4).

2. SchülerInnen – die Nachkommenden

SchülerInnen sind für die Zeit ihrer Praktika **Teil des Teams**. Sie **versuchen sich**, mit mehr oder weniger Erfolg, **einzufügen** und die an sie gestellten Erwartungen zu erfüllen. Wie sie **aufgenommen** werden bzw. sich **integrieren** können oder wollen, hängt vom **Arbeitsklima, Arbeitsstil, Arbeitsauftrag** sowie der **personellen Besetzung** der jeweiligen Abteilung ab.

Von der *Begrenzung* zum ***Rahmen***

Herausfinden und Bedenken:

- **Gilt auch für SchülerInnen** *„Gleiche Rechte, gleiche Pflichten"* ?

Ungleiche Pflichten: Von SchülerInnen wird erwartet, dass sie je nach individuellem Können sowie Ausbildungsstand ihren Pflichten am Krankenbett zunehmend selbständiger nachkommen. Die Einschulenden tragen dabei eine große **Verantwortung.**

Pflichten und Verantwortung dürfen nicht miteinander verwechselt werden. Auch wenn SchülerInnen für ihre Pflegefehler nur begrenzt gerade stehen müssen, so können sie doch für die Ausübung ihrer Pflichten zur Verantwortung gezogen werden.

Auch Diplomierte haben Pflichten den Auszubildenden gegenüber. *So können sie nicht einfach Pausen antreten und die ihnen zugeteilten SchülerInnen mit einer Arbeit betrauen, die diese nicht alleine bewältigen können.*

Ungleiche Rechte: SchülerInnen sind zwar für eine begrenzte Zeit Teil des Teams, haben aber nicht die gleichen Rechte. *Was für die Diplomierten völlig legitim ist, beispielsweise individuelle Pausenregelungen zu treffen, ist für sie noch lange nicht selbstverständlich.* Das heißt, für **beide Seiten** gelten **Spielregeln,** aber **nicht die gleichen.**

- Durch das **Anbieten des Du-Wortes** können **Missverständnisse** entstehen.

„Hoffentlich werde ich heute wieder der lockeren Schwester zugeteilt und nicht der strengen, die immer „Sie" zu mir sagt." Das **Du-Wort** kann einen **unkomplizierteren** und **gleichwertigen Umgang** miteinander ähnlich einem **freundschaftlichen Verhältnis vortäuschen**, das weder zu diesem Zeitpunkt noch generell besteht. **Hierarchien** werden **scheinbar aufgehoben** und das Erteilen von Arbeitsaufträgen sowie das Aussprechen von **Kritik** wird **erschwert**. *„Wir sind per du und damit beide gleichwertig. Da kannst du mir doch nichts anschaffen oder mich kritisieren!"*

- Selbst unter Pflegepersonen, die **gleichwertig** in einem Team arbeiten, **bewährt sich** ein **voreiliges „Du" nicht.**

Neue Hierarchien entstehen. Das **Du-Wort im Berufsalltag** hilft **scheinbar, Hierarchien** zwischen denen, die per Du sind, **abzubauen.** Wer nicht mit Du angesprochen wird, bleibt demzufolge draußen. Der Wechsel von *einmal per Du, beispielsweise beim Feiern, aber vor den PatientInnen per Sie*, zeugt von **versteckter Hierarchie**.

- **Begrenzungen** können **einengend erlebt** werden, **Rahmenbedingungen** hingegen geben **Sicherheit**.

SchülerInnen müssen mit Bestimmtheit eingeführt und begleitet werden. *„Ich spreche SchülerInnen immer „per Sie" an. Das bedeutet nicht, dass ich Sie nicht schätze. Im Gegenteil, ich möchte Ihnen helfen in Ihre professionelle Rolle der Diplomierten hineinzuwachsen, in der Sie auch nicht automatisch mit allen „per Du" sein werden."*

Tun und Vermeiden:

- Die **eigenen Pflichten kennen** und **erfüllen**.

Je glaubwürdiger wir selbst sind, desto leichter fällt es, die Spielregeln bei anderen einzufordern. *So lassen wir beispielsweise die SchülerInnen immer wissen, wenn wir die Abteilung verlassen und wann wir wieder zurück sind.*

- **Spielregeln klarmachen** und **auf** deren **Einhaltung bestehen**.

„Sie bekommen Ihre gesetzlich vorgeschriebenen Pausen. Ich möchte aber darüber informiert werden und mit entscheiden, wann Sie diese nehmen."

- Im **Umgang mit SchülerInnen** das **Du- Wort vermeiden.**

Selbst bei gutem gegenseitigen Verstehen könnte *die Erwartung „hier sind wir*

alle gleich" geweckt werden, die keineswegs der Realität entspricht.
„Ein ‚lockerer' Umgangston, zumal wenn alle sich duzen, verführt häufig zu der Annahme, dass wirklich alle ‚gut-Freund' miteinander sind.
Gerade auf junge Auszubildende übt diese scheinbare Gleichstellung einen großen Reiz aus. Das Duzen mit Älteren und mit Vorgesetzten suggeriert nicht nur das Gefühl freundschaftlichen Umgangs, sondern auch dasjenige der relativen Gleichwertigkeit. Trotzdem bleibt eine klare Hierarchie bestehen. Verletzungen der Regeln und Normen, die diese mit sich bringt, werden registriert und sanktioniert.
Auszubildenden fehlt meist die Erfahrung, diese Zusammenhänge zu erkennen und sich adäquat zu verhalten." (Kulbatzki, Schulz-Debor 1993, S 169)

- **Immer bewusst** mit dem **Du-Wort umgehen**.

Wer sich **Zeit lässt mit dem Anbieten des Du-Worts**, wird andere nicht in die unangenehme Situation bringen, es ablehnen zu müssen. Das ist aus einer untergeordneten Position schwer. **Vertrauen** und **Akzeptanz** können durch viele andere kleine Gesten ausgedrückt werden, bis die Voraussetzungen für die nötige Vertrauensbasis geschaffen sind. *Dazu gehört es beispielsweise, Vorschläge ernst zu nehmen und Anregungen zu berücksichtigen.*

3. Auf verlorenem Posten – die Entglittenen

Pflegepersonen haben oft den Eindruck, sie **sollten** als Team **bestens funktionieren** und dabei selbst **möglichst wenige Ansprüche** stellen. Sich **mit** den **Zielsetzungen des Unternehmens** zu **identifizieren** und **loyales Verhalten** den **unmittelbaren Vorgesetzten** sowie der **kollegialen Führung** als Spitze des Krankenhausteams gegenüber, werden **als selbstverständlich angenommen**. In guten Zeiten wird wenig darüber nachgedacht. Bei **Stress** und **Überlastung** wird jedoch der **Druck,** den sie **empfinden** größer, und die Pflegenden fragen sich: Was wissen die „da oben" schon von uns? Steht dahinter aber nicht auch die Feststellung: „Wir **wissen** eigentlich **so wenig über sie**."

Vom *Standpunkt* zur ***Verbindungslinie***

Herausfinden und Bedenken:

- Wie gut ist der **Draht von** der **Pflegedienstleitung zur Basis** und **umgekehrt?**

In **hierarchisch** strukturierten Unternehmen fließt die **Information** hauptsächlich **von oben nach unten**, d.h. von der Führung zur Basis. Welche **Erwartungen** die **Leitung** an die Untergebenen **hat**, erfahren diese hauptsächlich über **Dienstanweisungen**.

„Dieses System wird als äußerst rigide empfunden, da viele Entscheidungen eben ganz oben in den kollegialen Führungen getroffen werden und sie für das ‚Basispersonal' nicht nachvollziehbar sind. Im Alltag, der von Überforderung, Organisationsschwierigkeiten, vielen Aufnahmen und Entlassungen belastet sein kann, werden diese Entscheidungen zur sofortigen Umsetzung den Betroffenen mitgeteilt." (Hellal 1999, S 22)

In beide Richtungen wird die **Information durch** verschiedene **Instanzen gefiltert**. Das behindert die Verständigung, weil die **direkte An- und Absprache fehlt.** *So werden beispielsweise die Erwartungen der Führung an die Vorgesetzten einzelner Bereiche im Rahmen von Leitungsbesprechun*gen *herangetragen.* Wie sieht es aber mit den Erwartungen der Basis an die Führung aus? Wie weit finden diese Berücksichtigung?

Es kann **Berührungsängste** auf **beiden Seiten** geben. Die **„unten"** fühlen das **Abhängigkeitsverhältnis**. Die **„oben"** fürchten, **mit unlösbaren Problemen konfrontiert** zu werden. Je **direkter** der **Informationsaustausch** stattfinden kann, desto **geringer** ist der Spielraum für **Spekulation** und daraus resultierende **Unsicherheit**.

„Während Mintzberg beobachtete, dass die Männer dazu neigten, Informationen zu horten, strukturierten die Frauen ihre Arbeitstage so, dass sie soviel Informationen wie möglich weitergeben konnten. Dieses Vorgehen war ganz bewusst und stellte eines der Hauptziele jeden Tages dar." (Helgesen 1996, S 42).

- **Was wissen Basiskräfte über** ihre **Führung**?

Stellenbeschreibungen definieren zwar den **Aufgabenbereich aller**, die Pflegenden haben aber von dem ihrer obersten Leitung nur ein ungefähres Bild. Mit ihren persönlichen Erwartungen an die jeweilige Person hat das wenig zu tun.

Das Bekleiden einer **Führungsposition** erfordert das Übernehmen **neuer Aufgaben**. Somit werden alte ab- und aufgegeben. Dabei kann die Hoffnung bestehen, sich nicht mit denselben Problemen wie bei der Basisarbeit herumschlagen zu müssen. Daraus kann eine gewisse Distanz resultieren.

- Unter **welchem Führungsstil** sind **Führungskräfte** selbst **„beruflich aufgewachsen"**?

Wir neigen dazu an andere weiterzugeben, was wir an uns selbst erfahren haben.

„Führungspersonen, die den **autoritären Stil** *bevorzugen, sind stark leistungsorientiert, lenken jede Gruppenaktivität, sind einerseits voll Engagement und entschlussfreudig, andererseits klar in ihren Instruktionen mit wenig Verständnis für die Bedürfnisse der Gruppe. Komplexe Entscheidungen werden alleine ohne gemeinsame Beratung mit den MitarbeiterInnen getroffen, die diese bloß auszuführen haben."*

„Führungspersonen mit einem **laissez-faire-Führungsstil** *stehen den MitarbeiterInnen desinteressiert, gleichgültig und zögernd gegenüber und zeichnen sich durch eine geringe Anteilnahme aus. Man führt nicht, sondern lässt die Führung laufen."*

„Führungspersonen, die nach dem **kooperativen** *oder* **partnerschaftlich-sozialintegrativen Führungsstil** *arbeiten legen auf das Mitwirken und die Zusammenarbeit von MitarbeiterInnen Wert. Zielorientierung und Belohnung jedes Beteiligten sind zwei charakteristische Merkmale. Die Orientierung der Führungsperson richtet sich nach der Gruppe, Vertrauen ist die Grundlage der Zusammenarbeit. Bedürfnisbefriedigung im Sinne der Selbstverwirklichung gilt für Führungsperson genauso wie für deren MitarbeiterInnenstab."(Vgl. Sureth 1998, S 86 – 88).*

- **Wie gut** fühlen sich **Pflegende von ihren Führungskräften vertreten**?

Wenn Pflegepersonen an der Basis befürchten, dass ihren Interessen nicht entsprechend Rechnung getragen wird, bleibt ihnen scheinbar nur die **Macht der Verweigerung,** die sich *beispielsweise in fehlendem Engagement, und Fernbleiben von der Arbeit, durch Krankenstände und dem häufig beklagten allgemeinen Pflegepersonalmangel niederschlagen kann.*

- **Wie** kann **sich** die Pflegedienstleitung innerhalb der **kollegialen Führung positionieren?**

Auch hier liegt eine **Dreiecksbeziehung** vor (Vgl.I.Kap.Pkt.7), bei der es zu einem zwei gegen eine/n kommen kann. Was die Führenden untereinander nicht klären bzw. lösen, wird ihnen von der Basis widergespiegelt werden, getreu dem Ausspruch **„Störungen haben Vorrang"**, den viele aus Kommunikationstrainings kennen.

„Dennoch sind die institutionellen Strukturen immer noch von hierarchischen Konzepten, dem speziellen Ausdruck der männlichen Psyche geprägt. Sie befriedigen das Bedürfnis der Männer nach Grenzen und Schranken in Beziehungen und kommen ihren Wertvorstellungen entgegen, denen zufolge der Zweck die Mittel heiligt. Aber in dem Maße, wie Frauen einflussreiche Positionen im öffentlichen Leben und in der Wirtschaft übernehmen, setzen sie den hierarchischen Werten ein Netz entgegen, das die menschlichen Beziehungen stärkt, die Kommunikation erleichtert und den Mitteln ebensoviel Wert beimisst wie dem Ziel selbst." (Helgesen 1996, S 63).

- Die **Führung gibt** in erster Linie **durch ihr persönliches Verhalten** die **Richtung für** das gesamte **Unternehmen vor**.

Welcher **Stellenwert der Pflege** in einer Gesundheitseinrichtung zukommt, wird von den **Zielen** und dem **Verhalten** der **Pflegedienstleitungen** und **ihrer beiden Partner(Innen), der ärztlichen und der Verwaltungsleitung** ihren Untergebenen gegenüber **festgelegt.** So ist die Pflegequalität immer ein Spiegelbild der gesamten Unternehmenskultur. **Wie die Leitung mit den Pflegenden umgeht, wirkt sich direkt darauf aus, wie diese mit ihren PatientInnen und deren Bezugspersonen umgehen.**

- **Was weiß** die **Führung über** die **Erwartungen der Pflegekräfte an sie**?

Teams schätzen eine **starke** und **gerechte Führung**, der sie sich **unterordnen** und **anvertrauen** können. **Entscheidungsfreudigkeit** ist durchaus gefragt. Teams wollen zwar einerseits einbezogen werden, doch andererseits, dass die Führung letztendlich zu einer nachvollziehbaren Entscheidung kommt.

- **Welche Einstellung** können **beide Seiten zueinander** haben?

Solange die „oben" und die „unten" auf dem **Standpunkt** stehen: **„Du bist mein Problem**?" kann es zu **keiner Annäherung** kommen.

- Die **Verantwortlichkeit beginnt** und **endet nicht** bei der **kollegialen Führung**.

Sie reicht einerseits weiter bis in die **Politik.** Andererseits heißt auch **auf einer unteren Hierarchiestufe** zu stehen, **Verantwortung für sich** und seine **Anliegen** zu **übernehmen**.

Tun und Vermeiden:

- Einen **Informationsfluss** zwischen **Führung** und **Basis in beide Richtungen ermöglichen**.

„Die Führungskraft im Zentrum bezieht ihre Stärke daraus, dass sie Verbindungen herstellt, nicht aus der Anwendung des Grundsatzes „teile und herrsche". Den Informationsfluss auf eine Richtung – von oben nach unten – zu beschränken, bringt keinerlei Vorteile." (Helgesen 1996, S 67)

- Die **Führung legt** ihre **Aufgabenbereiche offen** dar.
- **Pflegedienstleitungen** bemühen sich um „ihren **weiblichen" bzw.** einen **kooperativen Führungsstil**.

„Als ich die Terminkalenderstudie durchführte, wurde mir bewusst, dass die von mir interviewten Frauen sich selbst immer in der Mitte des Geschehens sahen, wenn sie ihre Rolle in der von ihnen geleiteten Organisation beschrieben. Nicht an der Spitze, sondern im Zentrum; für sie gab es kein Oben und Unten, sondern nur ein Miteinander." (Helgesen 1996, S 57).

Im Pflegealltag kann das heißen: *„Wir sind hier gemeinsam um eine gute Pflegequalität bemüht, Sie auf Ihre und ich auf meine Weise. Sie arbeiten an der Basis und ich sorge für die nötigen Strukturen. Damit ich aber dafür sorgen kann, benötige ich laufend Rückmeldungen über das, was Sie brauchen. Ich lasse Sie wissen, was mir möglich ist und wenn ich eine Entscheidung getroffen habe, werde ich sie Ihnen gegenüber begründen."*

- **Pflegedienstleitungen** machen sich ihr **eigenes Bild** von ihrer **Arbeit** und handeln danach.

„Wenn man sie aber unterstützt und ermutigt, dann leisten sie Enormes, sie blühen regelrecht auf!' Wenda verglich sich in ihrer Position als Führungskraft gerne mit einer Gärtnerin, „die die Blumen gießt, damit sie wachsen und gedeihen können.' (Helgesen 1996, S 9/10)

Pflegedienstleitungen, die laufend um die Geschehnisse auf den Abteilungen Bescheid wissen, können durch ihr Interesse Anerkennung für die geleistete Arbeit geben. Indem sie selbst die Pflegenden über ihre aktuellen Bemühungen zu deren Unterstützung informieren, wächst das Vertrauen. *„Ich habe .... für Sie ausgehandelt. Es war nicht leicht, weil....“* Wenn beide Seiten offen ihre Probleme ansprechen, kann ein Gefühl der Verbundenheit entstehen.

- Pflegedienstleitungen nehmen „ihre“ **Position** in der kollegialen Führung ein.
- **Pflegedienstleitungen verhalten sich** ihren **Untergebenen gegenüber, wie sie** es von diesen auch erwarten.

Pflegepersonen, die sich mit ihren Anliegen, und seien diese auch noch so „klein“, ernst genommen wissen, werden die ihnen anvertrauten **PatientInnen** dementsprechend **respektvoll** und **einfühlsam behandeln**. Sie werden das nicht tun, weil sie sich Dank erwarten, sondern, weil sie wie alle **lernen** und **weitergeben, was sie selbst erfahren haben.**

„Und Francis Hesselbein ermuntert jede Angestellte der Girl Scouts – ‚von der Postannahmestelle bis zur Managementebene' – ihr ihre Vorschläge zu schreiben. „Es ist ganz gleich, ob es sich dabei nur um ein Toastgerät für den siebenten Stock handelt. Sie sollen wissen, dass sich jemand dafür interessiert!“ (Helgesen 1996, S 36).

Außerdem werden **in Gesundheitseinrichtungen** viele **Anliegen im Interesse** verbesserter Bedingungen für die **PatientInnen** vorgebracht, und die sollten einer **Spitalsleitung ohnehin am Herzen liegen**.

Im **Spitalsalltag** kann das folgendermaßen aussehen: *Die kollegiale Führung zeigt Einigkeit, wo Einigkeit besteht. Gehen ihre Meinungen auseinander, so legen sie das offen dar. In jedem Fall beziehen sie die Basis so weit als möglich in die Lösungssuche mit ein.*

- **Nichts über's Knie brechen**, sondern sich **vorsichtig annähern.**

„Wenn eine wichtige Beziehung in die Sackgasse geraten ist, kann der größte Mut zur Veränderung darin bestehen, einen vorsichtigen, kleinen Schritt in eine neue Richtung zu machen, eine neue Haltung zu vertreten, unseren Standpunkt in einigen kurzen Sätzen darzustellen, statt einen langen Vortrag zu halten. Das allmähliche, schrittweise und ruhige Vorgehen erlaubt uns auch, unsere eigenen Ängste und Schuldgefühle im Zaum zu halten, so dass wir bei unserem Weg und bei der Konzentration auf das eigene Selbst bleiben können, wenn die Welle der „Tests“ und der Gegenreaktionen anrollt.“ (Vgl. Lerner 2001, S 222)

Die **Führung** kann sich die **Anliegen der Basis anhören,** d.h. **Anregungen und Beschwerden aufgreifen, wenn sie anfallen**. Besteht ehrliches Interesse, so wird das auch beim Personal positiv aufgenommen werden. Je größer das Vertrauen, desto weniger persönliche Vorsprache wird erforderlich sein, um Anliegen bei der Führung vorzubringen. In der Folge werden **zunehmend weniger Probleme** und immer **mehr konstruktive Vorschläge** an die Führung herangetragen werden. Oft genügt gehört und mit seinen Sorgen angenommen zu werden, um eigene Strategien zu entwickeln.

„In einer Netzkonstruktion stellt die Repräsentationsfigur eher das Herz als den Kopf des Ganzen dar und bedarf keiner untergeordneten Ebenen, um ihren Status zu betonen. Ihre Autorität erlangt sie vor allem durch den Kontakt zu den Menschen in ihrer Umgebung und weniger durch die zu ihren Untergebenen gewahrte Distanz. Das fördert den Teamgeist. Eine Führungskraft, die die Netzkonzeption vertritt, hat es nicht mehr nötig, sich auf ihren Rang, ihre Autorität und das Gefühl der eigenen Wichtigkeit zu stützen, um ihr Unternehmen oder ihre Organisation überzeugend zu vertreten." (Helgesen 1996, S 66)

Das **Abhängigkeitsverhältnis der Basis** als Einschränkung bei der erforderlichen Offenheit **einkalkulieren.**

Wer sich - speziell **in heiklen, umstrittenen Fragen**, - der **persönlichen Kontaktaufnahme nicht aussetzen** will, sollte die Möglichkeit erhalten, **Anfragen, Beschwerden**, **Anregungen anonym** – etwa durch Anheften auf eine dafür vorgesehene Pinnwand – zu **deponieren**. Auch ein Fragebogen kann dazu dienen, Meinungen einzuholen und bestimmte Punkte zu thematisieren.

- *„Allen Menschen Recht getan, ist eine Kunst, die keiner kann."*

Aber zu verstehen, warum etwas so ist wie es ist, macht es auch denjenigen leichter, die die Entscheidung nicht mittragen können oder wollen. *„Wenn jeder Mitarbeiter die Möglichkeiten und die Grenzen in seiner Organisation kennt, kennt er den Rahmen, in dem er sich frei bewegen und seiner Kreativität freien Lauf lassen kann. Und dies versetzt Berge." (Pruckner 1999, S 46)*

Führungskräfte können, statt sich um eine **„gerechte" Lösung** für alle zu bemühen, die **Kriterien**, nach denen die **Entscheidung** getroffen wurde, für alle **nachvollziehbar** machen.

- **Die Pflegenden übernehmen Verantwortung für sich selbst.**

Jede Gelegenheit zur Meinungsäußerung wahrnehmen und zu den eigenen Überzeugungen stehen.

„Wenn wir uns mehr auf unser eigenes Selbst konzentrieren, nehmen wir eine verantwortliche Position in einer Beziehung ein (und in Teams geht es um Beziehung – Anm. d. Aut.), die auf unseren eigenen Wertvorstellungen, Überzeugungen und Grundsätzen beruht, statt nur darauf zu reagieren, wie der andere die Beziehung definiert." (Lerner 2001, S 228)

- **Beide Seiten** gehen einen **neuen Weg**.

Statt: „**Du bist mein Problem**" zu sagen, „Wir haben ein **gemeinsames Anliegen**, nämlich uns mit der Pflege gut zu positionieren." **Gemeinsame Sache** zu machen **verbindet**. Dabei dürfen wir nicht vergessen:

„Ein langsames Vorgehen ist vermutlich für uns alle eine gute Idee....Behalten

Sie immer im Auge, dass entscheidende Veränderungsprozesse nur durch kleine, verkraftbare neue Schritte in Gang gesetzt werden können und dass Frustrationen und Rückfälle unvermeidlich sind. Wie klein die Schritte sein müssen (und wie groß die Frustrationen sind), hängt davon ab, welches Maß an Ängsten existiert und wie sehr sich die Verhaltensmuster verhärtet haben. Wenn wir versuchen, zuviel auf einmal zu tun, und enttäuscht werden, liefern wir uns die beste Rechtfertigung, dass ‚doch alles keinen Sinn hat.' (Lerner 2001, S 232)

4. Spektakuläre und weniger spektakuläre Teams – die Ungleich(wertig)en

An Pflegeteams werden, je nach Einsatzgebiet, **verschiedene Erwartungen** gestellt. Sie haben unterschiedliche Arbeitsaufträge und Arbeitsbedingungen. Da häufig **ungleiche Wertmaßstäbe** angelegt werden, fühlt sich **irgendjemand immer im Nachteil**. Die **Einteilung der Teams,** in spektakuläre und weniger spektakuläre, **hat** nicht nur **Auswirkungen** auf sie, sondern auch seine **Gründe**.

Vom *Elitedenken einzelner* zu ***Ansporn und Anerkennung für alle***

Herausfinden und Bedenken:

- Fühlt sich jemand **benachteiligt**? Kommt uns das nicht **bekannt** vor?

Schon **in der Familie** können wir das erste Mal erfahren haben, dass **nicht alle Kinder gleich** und **manche bevorzugt** behandelt werden. Auch Teams spüren genau, wer von ihnen mehr Anerkennung bekommt.

- **Wem schließen** wir uns lieber **an**?

Die einen gehören vielleicht **immer** zu den **Gewinnern,** während andere sich immer auf der **Verliererseite** sehen. Manche hingegen **definieren** ihren **eigenen** und den **Wert ihrer Arbeit selbst**. **Fehlende Anerkennung** wirkt jedoch immer demotivierend.

- Womit wird das **„größere Ansehen"** einzelner Teams **begründet?**

Ihre Arbeit kann **mit großer Belastung verbunden** sein *beispielsweise in einer Intensivstation* oder mit einem zumeist **medizinischen** und weniger oft pflegerischen **Forschungsauftrag.**

- **Womit** werden **„Eliteteams" angespornt**?

Lob kann **als Ansporn eingesetzt** werden, indem *beispielsweise ihre* **Leistungen** *deutlich* **hervorgehoben** *werden.* Das führt zu **Konflikten**, denn die **anderen** wollen **ebenso anerkannt** werden. Die **Spaltung** wiederum **schwächt** das **Gesamtteam** der **Pflegenden**.

- **Woran sind „erfolgreiche Teams" zu erkennen**?

Erfolgreiche Teams kümmern sich weniger um die Außenanerkennung, als um eine **erfolgreiche Bewältigung**. *„Menschen in Winnerteams fragen weniger danach, wer auf welcher Stufe der Hierarchie steht. Sie sorgen vielmehr dafür, dass etwas funktioniert." (Pruckner 1999, S 158).*

- **Jedes pflegerische Aufgabengebiet** hat seine **Schwerpunkte.**

Wer beispielsweise einen schwerkranken Patienten im Pflegeverhältnis 1:1 betreut, benötigt zweifellos spezielles Wissen und Können, wird aber meistens nicht gleichzeitig sechs oder mehr andere Patienten und eventuelle Neuaufnahmen zu versorgen haben und umgekehrt.

Tun und Vermeiden:

- **Uns mit unserer eigenen Stellung in der Familie auseinandersetzen**.

Private und **berufliche Probleme** können ähnliche Ursachen haben. Wenn wir **alte Familienmuster** aus unserer Kindheit **auf unsere berufliche Situation übertragen**, setzen wir diese fort. Sobald wir **sie erkennen** und bewusst aus dem Spiel **aussteigen, verlieren sie ihre Macht über uns**. Unsere **Vorgesetzten sind** eben **nicht unsere Eltern, wir nicht ihre Kinder** und **die KollegInnen nicht unsere Geschwister**!

- **„Eliteteams"** und **„Nichteliteteams"** können sich davon **unabhängig** machen, **wie sie gesehen werden** und sich **klar machen, für wen** sie ihre **Arbeitsleistung** erbringen.

Was wird mit dem Hervorheben der Leistung bezweckt? *Arbeite ich auf dieser Abteilung, weil ich dann automatisch eine „gute Schwester" bin? Für wen bin ich da, in erster Linie für die PatientInnen oder für andere Berufsgruppen?*

- **Teamqualitäten entwickeln** und **kultivieren**.

Es **liegt an den Teams selbst,** sich **gut zu organisieren** und festzulegen**, was sie als Team erreichen wollen**. **Gemeinsame Zielsetzungen verbinden,** ein **einheitliches Vorgehen stärkt Teams.** (Vgl. II. Kap. Pkt. 1) *„Erfolgreiche Teams zeichnen sich dadurch aus, dass sie ein klares Hauptziel verfolgen: passende und funktionierende Lösungen" (Pruckner 1999, S 43).*

- **Mögliche Fehler einkalkulieren und eigene Fehler zugeben**.

„Ein weiteres Merkmal für erfolgreiche Teams und Führungskräfte ist eine ausgeglichene Fehlerkultur....Fehler können nur dort verringert und bewältigt werden, wo kein Anspruch auf Vollkommenheit und Makellosigkeit besteht." (Pruckner S 44/45). (Vgl. II. Kap. Pkt.3)

- **Von** den **Erwartungen der PatientInnen ausgehen**.

Alle **PatientInnen beanspruchen** für sich die **bestmögliche Versorgung, unabhängig von** der Schwere der **Erkrankung** und ihrer medizinischen Behandlung. Diese steht ihnen auch zu.

- **Belastende** und **Anreiz bietende Anforderungen jeder Abteilung aufzeigen,** um deren **Einschätzung** zu **erleichtern**.

Was das Arbeiten belastend und was es angenehm macht, kann sehr unterschiedlich empfunden werden. Wir sollten uns nicht scheuen, auch die kleinsten Anstrengungen aufzuzeigen und festzuhalten. *Auf der Säuglingsabteilung gehen beispielsweise die meisten PatientInnen nach ein paar Tagen gesund nach Hause. Dafür ist der Geräuschpegel hier besonders hoch. Außerdem muss auf Grund der hohen Fluktuation ständig eine neue Vertrauensbasis zu den PatientInnen und Bezugspersonen aufgebaut werden. Die HNO-Abteilung ist besonders gefordert durch eventuell auftretende Nachblutungen frisch operierter PatientInnen. Die Betreuung auf einer onkologischen Abteilung zehrt nicht zuletzt besonders an der Substanz, weil der Erfolg der Behandlung ungewiss sein kann. Dafür kann die bei der Arbeit mit LangzeitpatientInnen entstandene Vertrauensbasis für so manche Belastung entschädigen.*
Den eigenen Wert anhand von **selbst gestellten Erfolgskriterien** zu **definieren** kann eine große Hilfe sein.
„Wenn in Krankenhäusern Extremsituationen auf konstruktive Weise bewältigt werden – und das kommt mehrmals täglich vor -, gibt es zwar selten den stürmischen Applaus des Publikums, aber es entsteht unter den beteiligten Menschen eine innere Verbundenheit, die ein ganzes Leben lang halten kann.“ (Pruckner 1999, S 46).

- Die **jeweiligen Anforderungen aufzeigen**.

Das kann es **BewerberInnen erleichtern,** sich ein Bild davon zu machen, **was sie auf** einer **Abteilung erwartet**.

- **Krankenhausleitungen** sollten verstärkt **direkten Kontakt zur Basis aufnehmen** und eventuelle **Belastungen erfragen.**

Anerkennung kann sich darin ausdrücken, allen Abteilungen, im Rahmen der Möglichkeiten, ausreichend Personal und die erforderlichen Mittel zur Verfügung zu stellen.

- **Teams können sich zusammenschließen.**

Indem sie sich **gemeinsame Ziele** setzen, *beispielsweise die Zusammenarbeit an dem gemeinsamen Projekt für einen „medizinisch und hygienisch optimalen sowie ökonomischen und umweltschonenden Materialverbrauch“,* **stärken** sie **sich selbst**, **einander** und das **Gesamtteam.**

5. An den Fronten – die Kämpfenden

Anlaufstellen wie *beispielsweise das Personalbüro, die Anstaltsapotheke oder das Labor* haben **bestimmte Öffnungs-** und **Ausgabe-** und **Annahmezeiten**. Diese sind klar festgelegt und auf deren Einhaltung wird penibel geachtet. Außerhalb dieser Zeiten sind sie nicht besetzt oder stehen für den Parteienverkehr nicht zur Verfügung. Das hat alles seine Berechtigung, ist aber für eine Berufsgruppe, die **rund um die Uhr präsent** ist, wie das **Pflegepersonal,** nicht selten Anlass für Ärger und Verdruss.

Vom *Ungleichgewicht* zur ***Balance***

Herausfinden und Bedenken:

- Können sich **Pflegepersonen** in **gleicher Weise abgrenzen** wie andere, in der Gesundheitseinrichtung tätige, Berufsgruppen?

Es muss **zumindest immer eine da** sein, um **Pflegetätigkeiten nachzukommen** und bereit sein, **auf Wünsche und Beschwerden einzugehen** sowie, **Anweisungen unverzüglich nachzukommen**. Das führt dazu, dass sie ihre persönlichen Angelegenheiten, *wie beispielsweise einen Krankenschein abholen oder einen Urlaubsschein unterschreiben* nicht erledigen kann, weil sie gerade zu den entsprechenden Öffnungszeiten an ihrer Abteilung beschäftigt ist. Manchmal ist kaum Zeit *die Abteilung zu verlassen, um essen zu gehen.*
„Die organisatorische Abgrenzung von Medizin, Pflege und Verwaltung dient nur theoretisch den Patienten. So notwendig die organisatorische Aufteilung von Expertenbereichen ist, so hemmend wirkt sie auf die Führung und Betreuung von Patienten und Mitarbeitern, wenn die Organisationsstruktur nicht sinnvoll die interdisziplinäre Zusammenarbeit berücksichtigt." (Pruckner 1999, S 151/152).

- **Material, Untersuchungen** und **Befunde** werden oft **kurzfristig** und **außerhalb von Öffnungszeiten benötigt**.
- Das Erforderliche bzw. Geforderte ist **selten für Pflegende**, **sondern für PatientInnen bestimmt**.
- Die **Zeit außerhalb der Öffnungszeiten** wird *beispielsweise im Personalbüro* **zum Aufarbeiten von Arbeitsaufträgen** oder *im Labor* **zum Warten von Geräten** genützt.

Damit **stehen** sie auch **zu diesen Zeiten** Pflegenden bzw. PatientInnen, wenn auch **indirekt, zur Verfügung**.

Tun und Vermeiden:

- Eine **„legitime Auszeit"** nehmen.

Es kann **gut tun,** einmal für eine **gewisse Zeit nicht auf Abruf** zu sein. *Im Speisesaal oder in einem dafür abgetrennten Bereich der Station zu essen,* stellt eine **Rückzugsmöglichkeit** dar. Das kann den Eindruck *„Nicht einmal in Ruhe essen kann ich!"* abschwächen. *Nebenarbeiten, wie das Wegräumen von Material,* können zwar an nicht diplomiertes Personal delegiert werden. Wer es jedoch als Diplomierte **selbst erledigt**, und damit den **Überblick hat**, wie viel vorhanden ist und wo es zu finden ist, wird in dieser Zeit nicht direkt am und doch für die PatientInnen tätig sein.

- **Unsere eigenen Bedürfnisse ernst nehmen und berücksichtigen.**

Nur **wer gut für sich selbst sorgt**, wird das **auch für andere** tun können. *Dazu gehört beispielsweise auch, sich Zeit zum Essen und Trinken zu nehmen.*

- **Prioritäten setzen.**

Nicht jedem Wunsch, jeder Anweisung **muss augenblicklich nachgekommen** werden. Manches, *beispielsweise eine Blutabnahme* ist, **bei guter Einschätzung der Situation, Planung und Organisation** durchaus **auf** einen etwas **späteren Zeitpunkt verschiebbar**.

- **Gegenseitige Erwartungen im Team an-** und **aussprechen** sowie **füreinander da sein**. (Vgl. II. Kap. Pkt. 10)

Nicht alles müssen wir **selbst tun**. Bei **Gegenseitigkeit** und nach **Absprache** fällt es nicht schwer, jemanden **für** akut anfallende Tätigkeiten eine **bestimmte Zeit** zu **ersetzen,** *beispielsweise um einen Urlaubsschein unterschreiben zu gehen.*

- **Erfahrungen sammeln, festhalten** und bei **Teambesprechungen** zum **Thema** machen.
- **VertreterInnen** aus den anderen Bereichen zu **Teamsitzungen einladen.**

Gegenseitige Erwartungen an- und **aussprechen. Eine gemeinsame Vorgehensweise festlegen**, *beispielsweise bis wann am Wochenende eine Entscheidung darüber fällt, welche PatientInnen entlassen werden, damit die Abteilungshelferin noch Betten waschen und Zimmer putzen kann,* **oder wie in Ausnahmefällen vorzugehen** ist. *Das kann beispielsweise bei der Verordnung und damit Beschaffung eines bestimmten, selten verabreichten und daher nicht auf der Abteilung lagernden Medikamentes der Fall sein.*

Je **genauer** wir uns an die **Öffnungs-** und **Ausgabe- bzw. Annahmezeiten** der anderen **halten, desto leichter** sollte es sein, **Ausnahmefälle glaubwürdig** zu argumentieren.

- **Unseren Teil der Verantwortung übernehmen. Was nicht in unseren Aufgabenbereich fällt, an die Zuständigen delegieren.**

Es gibt Situationen, in denen wir uns ruhigen Gewissens **abgrenzen** können. *Wird beispielsweise eine Untersuchung, ein Befund außerhalb der dafür vorgesehenen Zeiten verlangt, so liegt es an den dafür zuständigen Stellen, zuweisende bzw. einfordernde und ausführende, die Sache untereinander zu klären.*

6. Eingezwängt – die Dazwischengestellten

Gruppenbild mit Schwester - Als **Pflegende** erleben wir uns häufig **zwischen** zwei oder mehreren **Interessensgruppen**. Dabei sehen wir uns auf der einen Seite den PatientInnen und auf der anderen den ÄrztInnen, aber auch anderen medizinischen Berufsgruppen wie beispielsweise LaborassistentInnen gegenüber. Unser Bemühen, es allen Seiten recht zu machen, führt uns immer wieder vor Augen, dass wir damit leben müssen, **nicht immer nur die „liebe Schwester" sein zu können**.

Vom *Druck* zur ***Entlastung***

Herausfinden und Bedenken:

- **Pflegende** haben eine **„Vermittlerrolle" zwischen PatientInnen** und **ÄrztInnen**.

Langjährige Zusammenarbeit, *die Erfahrung, miteinander schon so manche heikle Situation gemeistert zu haben,* **kann VertreterInnen der beiden Berufsgruppen zusammenschweißen**. Ungleichgewichtig bleibt die Zusammenarbeit trotzdem. **Pflegende führen Tätigkeiten aus**, die ihnen **ÄrztInnen** im mitverantwortlichen Tätigkeitsbereich **anordnen**. Aber auch wenn sich **ÄrztInnen** in bestimmten Situationen **auf den Rat von erfahrenen Pflegepersonen verlassen**, können ihnen **diese** zwar **etwas vorschlagen**, aber **nichts „anschaffen"**, auch wenn es im dringenden Interesse von PatientInnen ist.
„Im Organigramm der Krankenhäuser steht, dass die Pflegenden die Befehle der Ärzte ausführen. Auch die Gesellschaft nimmt das an. Betrachtet man den tatsächlichen Arbeitsprozess, dann sind es Schwestern und Pfleger, die den Ärzten „befehlen". Sie sind es, die den Arzt zum Kranken rufen, sie sind es, die den Kranken beobachten und ihre Berichte an den Arzt weitergeben." (Pruckner 1999, S 61).

- **Uneinigkeit zwischen VertreterInnen anderer Berufsgruppen** hat Auswirkungen auf die Pfleg(enden).

Dazu kann beispielsweise eine unterschiedliche Auffassung darüber gehören, wie eine Therapie fortzuführen ist. Das gilt auch für **Meinungsverschiedenheiten im Pflegeteam**. *Wir können beispielsweise unterschiedliche Pflegediagnosen stellen.*

- Es kann **belastend sein,** den **Unmut anderer einstecken** zu müssen, vor allem wenn wir **nicht** die **direkten Verursacher dafür** sind.

Wir müssen im **Auftrag einer** Person **machen**, was die **andere nicht will** und was wir selbst nicht gerne tun. *Das kann beispielsweise der Fall sein, wenn PatientInnen oder Bezugspersonen eine von ärztlicher Seite angeordnete Blutabnahme verweigern.*

- **Ein Unglück kommt selten allein**.

Es gibt immer wieder **für alle Beteiligten unbefriedigende Situationen**, an denen **keiner daran wirklich schuld** ist. *Gestaltet sich beispielsweise eine Blutabnahme aus liegendem venösen Zugang oder per Fingerstich von vornherein*

schwierig, so ist die Wahrscheinlichkeit hoch, dass zu guter Letzt die Blutmenge nicht reicht oder das Blut gerinnt, bis es im Labor eintrifft.
Der **Gedanke**: *„Wenn die sich nur ein bisschen bemüht hätten, wäre es schon gegangen. Die haben ja keine Ahnung, wie viel Mühe ich mir dabei gegeben habe. Was wird die Patientin sagen, wenn ich jetzt noch einmal komme?"*, **kann sich** da schon hin und wieder **aufdrängen**.

Tun und Vermeiden:

- **Unsere Aufgabe mit** dem entsprechenden **Selbstverständnis ausführen**.

Es ist **unsere Pflicht,** ÄrztInnen auch in der Nacht zu wecken, *beispielsweise wenn sich der Gesundheitszustand von PatientInnen verändert oder verschlechtert.*

- **Erfahrungen** mit „unbefriedigenden Situationen" **sammeln**.

Sich **mit den Betroffenen zusammensetzen** und **gemeinsam auf eine Vorgangsweise einigen**. *Wir legen bei der Abendvisite mit dem Arzt den Spielraum für die Blutdruckwerte von Herrn M. fest* oder *einigen uns auf bestimmte Pflegediagnosen und erstellen gemeinsam einen Pflegeplan.*

- **Direkten Kontakt zwischen** den **Betreffenden herstellen**.

Wenn beispielsweise PatientInnen oder Bezugspersonen eine Blutabnahme verweigern, dann sollen sie das direkt mit den ÄrztInnen aushandeln und nicht im Nachhinein mit den Pflegepersonen.
Die **Verantwortung** übernehmen, die **uns trifft**. *„Bitte erklären Sie der Patientin selbst, warum noch diese oder jene Untersuchung durchgeführt werden muss, um eine Diagnose stellen zu können."*

- Unsere **Energie** statt in Selbst- oder Fremdvorwürfe **in** einen **neuerlichen Anlauf investieren**.

Technische Geräte beklagen sich nicht. Sie spucken lediglich keine Werte aus. *Das heißt jedoch nicht, dass Laborassistentinnen nicht ebenfalls unter Druck geraten, wenn sie beispielsweise keine Ergebnisse bekommen oder es sich schon im Vorfeld abzeichnet, dass die vorhandene Blutmenge nicht ausreichen wird.* Nicht sie erwarten eine bestimmte Blutmenge und Abnahmetechnik, sondern die Geräte benötigen diese, um eine entsprechende Analyse durchführen zu können.
Andere Menschen tun häufig nicht, was wir von ihnen erwarten. Wir müssen es ihnen immer wieder sagen. *„Ich rufe Sie nur dann in der Nacht, wenn ich eine wichtige Frage habe."*
Je gelassener wir an die Sache herangehen, **desto mehr wird sich unsere Ruhe** *bei einer zu wiederholenden Blutabnahme auf unsere PatientInnen* oder *im Nachtdienst auf diensthabende ÄrztInnen* **übertragen**.

7. In bester Absicht – die Entthronten

PatientInnen wird zunehmend mehr **Mitspracherecht bei der Pflege** eingeräumt. **Bezugspersonen** werden, nach einer langen Zeit teilweise restriktiver Besuchszeitregelungen, jetzt **vermehrt in die stationäre Pflege eingebunden**. Das **ermöglicht Nähe und Selbstbestimmung** auf der einen Seite, **nährt Ängste** auf der anderen und wirft **Fragen der Verantwortlichkeit** auf.

Von der *Anpassung* zur ***Verpflichtung***

Herausfinden und Bedenken:

- **Welche Erfahrungen** haben wir gemacht?

Pflegehandlungen erfahrener und **kompetenter Pflegepersonen** werden teilweise von PatientInnen und Bezugspersonen **hinterfragt** und **verweigert.** Es wird viel von **„mündigen" PatientInnen** gesprochen, im Pflegealltag sehen wir uns häufig **verunsicherten** PatientInnen gegenüber, die kein Vertrauen in pflegerisches Vorgehen haben.
Manchmal entsteht der Eindruck, dass **Pflegehandlungen** als **„lästig" „unnötig"** und **„unangenehm"** empfunden werden. *„Warum muss das gerade jetzt sein und warum überhaupt?" Ein regelmäßiges Umlagern zur Dekubitusprophylaxe beispielsweise kann aber sehr wohl notwendig und durchaus im Interesse von PatientInnen sein.* Auch **Pflegende**, die das **Gespräch** mit ihren PatientInnen und deren Bezugspersonen **suchen** und sich **bemühen**, deren **Vorstellungen gerecht** zu **werden**, können diese Erfahrung machen.

- Es kann **zusätzliches Konfliktpotential** entstehen.

Beispielsweise hat ein zehn Monate altes Kind in der Nacht um zwei Uhr im Rahmen einer Harnwegsinfektion auf fast 40°C gefiebert und ein Fieber senkendes Zäpfchen erhalten. In der Gesundheitseinrichtung hat man sich auf die folgende Vorgehensweise geeinigt und diese auch schriftlich festgelegt: Eine Stunde nach der Verabreichung eines Fieber senkenden Medikamentes soll eine weitere Temperaturkontrolle erfolgen, um feststellen zu können, ob das Medikament gewirkt hat. Der mit aufgenommene Vater möchte jedoch zunächst seinem Kind die Temperaturkontrolle ersparen mit dem Argument, das sei für sein Kind unangenehm und der Schlaf wichtiger.

- **Was befürchten** und **erhoffen** wir uns von der **„Mitarbeit"** unserer PatientInnen und deren Bezugspersonen?

PatientInnen und **Bezugspersonen** in die **Pflege mit einzubeziehen** kann als **Kompetenzverlust für professionell Pflegende erlebt** werden. Wir sind es gewohnt, im mitverantwortlichen Tätigkeitsbereich auf ärztliche Anordnung hin zu arbeiten. Im **eigenverantwortlichen Tätigkeitsbereich haben** wir jedoch

das Sagen. So manche von uns werden möglicherweise **befürchten**, auf einem weiteren Gebiet **Terrain abtreten** zu müssen. Andere werden sich **zufriedenere PatientInnen** und Bezugspersonen **erhoffen. Selbstbestimmung** und die **Nähe von Bezugspersonen** können helfen, **Angst abzubauen,** was dem Gesundungsprozess zweifellos förderlich ist.
Die selbständige Verrichtung von Pflegehandlungen durch PatientInnen zu ermöglichen sowie zu fördern kann zu Ungunsten der Pflegepersonen ausgehen. **PatientInnen** können bei nicht fachgerecht durchgeführter **Pflege durch Bezugspersonen Schaden nehmen**. **Wer** hat die **Verantwortung** zu **übernehmen?** Das wirft einerseits **Fragen der gesetzlichen Deckung** auf. Andererseits vertreten wir eine ethische Auffassung, die darauf abzielt, optimale Voraussetzungen für die Pflege zu schaffen. Nachträgliche Gerichtsprozesse können entstandene Fehler nicht wieder gutmachen und Leid nicht lindern. Selbst ein Freispruch hinterlässt einen schalen Nachgeschmack bei Pflegepersonal, Betroffenen und Angehörigen, nicht selten gefolgt von Vertrauensverlust und negativen Schlagzeilen. Dabei kann es Pflegepersonen schwer fallen, sich mit ihren Argumenten durchzusetzen, denn sie werden dazu kaum angehalten und ermutigt.

- **Was können wir verantworten**?

Sicherheit geht **vor Zufriedenheit durch Annehmlichkeit**. *„Heil- und Pflegeberufe verfolgen im Krankenhaus vier Hauptziele und haben dabei folgende Priorität: 1. Sicherheit, 2. das frühzeitige Erkennen von Gefahren, 3. Zufriedenheit, 4. Geborgenheit." (Vgl. Pruckner 1999, S 81/82)*
Wir wollen **„optimale Pflege",** sowohl aus unserer wie auch aus Sicht unserer PatientInnen durchführen. Nicht immer kann das, was PatientInnen und deren Bezugspersonen zufrieden stellen würde auch für uns oberste Priorität haben. *So werden wir beispielsweise Besucher bitten, einzeln in das Krankenzimmer zu kommen, wenn im Nebenbett eine frisch operierte Patientin Ruhe benötigt. Oder es gibt Kinder, die mit und solche, die ohne eine Bezugsperson aufgenommen sind. Alle weinen und wollen gefüttert werden. Wer bekommt zuerst das Fläschchen?*

- **Können wir** unsere **PatientInnen** und deren **Bezugspersonen in die Verantwortung einbeziehen**?

Wünschen wir uns wirklich **„angepasste"** PatientInnen und Bezugspersonen im Sinne von „compliance"? Sind uns nicht solche lieber, die sich **mit uns gemeinsam** auf eine pflegerische Vorgangsweise **einigen** und infolgedessen die **Verpflichtung eingehen**, sich daran zu halten?
„In Ihrem Englischlexikon werden Sie entdecken, dass „Compliance" u.a. bedeutet: „Unterwürfigkeit, Willfährigkeit". Ist es das, was Sie wirklich von Ihren Patienten erwarten? Wie wär's stattdessen mit „commitment", mit einem Gespräch zwischen Ihnen und Ihrem Patienten, mit dem Ergebnis, dass er sich verpflichtet, Ihren Therapievorschlag einzuhalten, weil Sie ihn überzeugt haben? Einvernehmen zwischen Ihnen und Ihren Patienten trägt weit zuverlässiger, als Anordnung und Gehorsam." (Kürten 1995, S 41).

- Der Begriff **„Behandlungsvertrag"** ist uns geläufig, aber denken wir auch an den **„Pflegevertrag"** zwischen uns auf der einen, PatientInnen und deren Bezugspersonen auf der anderen Seite?

Es muss **klare Regelungen für die Pflege geben** und für **Situationen**, **in denen Abmachungen nicht eingehalten werden**. Wenn wir gemeinsam mit unseren PatientInnen einen Pflegeplan erstellen und uns auch daran halten, dann sind wir als VertragspartnerInnen glaubwürdig. *Dafür, dass PatientInnen neben ihrer Diät essen, was ihnen schmeckt, kann aber nicht die Pflegeperson verantwortlich gemacht werden. Ebenso nicht dafür, dass Bezugspersonen von Säuglingen die Gitterbetten zu schließen vergessen.*

- **Wo können wir den Wünschen unserer PatientInnen entsprechen?**

Situationsgerechte Vorgangsweisen gehen vor eingefahrene Routineabläufe. *„Der Pflegealltag ist geprägt von Routine, Ritualen, Pflegehandlungen und vielen Tätigkeitsabläufen, die oftmals unreflektiert aneinander gereiht werden." (Hellal 1999, S 69).*

Wir können **unsere Arbeitsorganisation überdenken** und **an den Zustand unserer PatientInnen anpassen**. *Beispielsweise „Ist es unbedingt notwendig Frau M. jetzt zu mobilisieren? Nein, denn ihr Schlaf ist wichtiger."* oder von den **Arbeitsabläufen** her. *Es ist beispielsweise verwirrend, wenn in der Früh mehrere verschiedene Personen, Diplomierte oder PflegehelferInnen mit dem Frühstück, den Medikamenten, einem frischen Nachthemd zu den PatientInnen kommen. Noch unbefriedigender wird es, wenn dann wieder jemand anderer das Bett macht und nach Wünschen fragt, um dann auf Nimmerwiedersehen zu verschwinden.*

Tun und Vermeiden:

- **Gefühle**, die eigenen und die der anderen Seite, **herausfinden** und **darauf eingehen**.

„Die Abklärung von Bedürfnissen, Gefühlen – besonders von Angst – und von unbewussten Abwehrmechanismen stehen im Mittelpunkt der Beziehung zwischen Pflegekraft und Patient." (Hellal 1999, S 55)

- Das **Einbinden** von **PatientInnen** und **Bezugspersonen** als eine **zusätzliche Kompetenz** erachten.

„Zum Aufgabenbereich der Gesundheits- und Krankenpflege gehört es, mit Patienten und deren Angehörigen Informations- und Beratungsgespräche zu führen, sie in Pflegetätigkeiten einzuweisen bzw. zu schulen ..." (Hellal 1999, S 31)

- Den **Standpunkt** der **anderen Seite erfragen, anerkennen** und den **eigenen** klar **vertreten**.

Es gibt Situationen, in denen **Pflegepersonen** aufgrund ihrer **Fachkenntnis** und **Berufserfahrung eine andere Einschätzung** haben **als PatientInnen** und **Bezugspersonen**.

Die Pflegeperson beispielsweise erklärte dem Vater, der die Temperaturkontrolle bei seinem Kind verweigerte, ihren Standpunkt folgendermaßen: „Wir beide haben eine unterschiedliche Auffassung davon, wie wir gut für Ihr Kind sorgen können. Sie wollen ihm die Temperaturmessung ersparen, weil Sie annehmen, dass sie ihm, jetzt mitten in der Nacht, unangenehm ist und ich möchte ihm die Folgen einer möglichen Kreislaufbelastung ersparen und überlegen, welche pflegerischen Maßnahmen ich noch einsetzen kann." Dem Vater fiel es nach dieser Erklärung leichter, in die Temperaturkontrolle einzuwilligen, weil er sich verstanden fühlte und begriff, dass die Pflegeperson im Interesse seines Kindes handelte.

- In der **Pflegesituation PatientInnen** und **Bezugspersonen** die **informierte Wahl** geben und **Unterstützung anbieten**, wo immer es möglich ist.

„Das Ziel in der Gesundheits- und Krankenpflege muss sein, dem Patienten/Klienten seine Mündigkeit auch in der Regression der Erkrankung zu belassen, ihn in seiner Eigenverantwortung zu unterstützen und zu begleiten." (Vgl. Hellal 1999, S 79)

Im Pflegealltag kann das folgendermaßen klingen:
„Ich verstehe, dass Sie nach mehreren schlaflosen Nächten erschöpft sind, weniger Muttermilch haben und ihr Kind lieber mit der Flasche füttern wollen. Stillen ist gut für Ihr Kind und die Erkrankung Ihres Kindes kein Grund abzustillen. Wie immer Sie sich entscheiden, ob auf Flaschennahrung umzusteigen oder weiterzustillen, ich werde Ihnen gerne beim Füttern wie auch beim Anlegen an die Brust behilflich sein."
Den **Bedürfnissen** unserer PatientInnen und deren Bezugspersonen nach den **Prioritäten**: **Sicherheit - das frühzeitige Erkennen von Gefahren - Zufriedenheit - Geborgenheit** nachkommen. *(Vgl.Pruckner 1999, S 81/82)*

- Die Durchführung der **Pflegehandlungen** auf ihre **Wirksamkeit hinterfragen.**

„Wäre es nicht besser im Sinne von Zimmerpflege zu zweit, diplomierte und Pflegehelferin, für alle Belange einer bestimmten Anzahl von PatientInnen zuständig zu sein?"

- Die **Grenzen** unserer Möglichkeiten **aufzeigen**.

Dazu gehören beispielsweise auch Verständnisschwierigkeiten durch Sprachbarrieren, die eine gegenseitige Verständigung be/verhindern. In solchen Fällen ist das **Hinzuziehen von Dolmetschern** unerlässlich.

8. Getreu der Pflicht - die Verkennenden

PatientInnen, vor allem wenn sie **schon lange** oder **immer wiederkehrend** in einer Ambulanz oder auf einer Abteilung **betreut** werden, gelten häufig schon **fast** als **Teammitglieder**. So kann es vorkommen, dass bei ihnen ein **bestimmtes Verhalten vorausgesetzt** wird. Sie sollen *beispielsweise den Hausbrauch kennen, mitbringen, was notwendig ist, selbständig tun, was ihnen gezeigt wurde.* Auch ihr Verständnis *beispielsweise für akut aufgetretene Personal- oder Materialengpässe* wird nur allzu leicht vorausgesetzt. **Gleichzeitig** wird von ihnen jedoch die **Distanz erwartet**, die einer **professionellen Beziehung** zwischen **PatientInnen und Pflegepersonen** entspricht.

Vom *Verständnis* zum ***Verstehen***

Herausfinden und Bedenken:

- **Langzeit- und altbekannte PatientInnen** zu betreuen kann heißen, **nicht immer wieder** eine **neue Vertrauensbasis schaffen** zu müssen.

Sie **kennen** den **Hausbrauch**, *die Dienstübergabe findet immer von...bis...statt, sie wissen beispielsweise was sie selbst mitbringen können, nämlich Getränke, z.B. Säfte, und was von der Gesundheitseinrichtung zur Verfügung gestellt wird, nämlich eine Flasche Mineralwasser pro Tag.*

- Diese PatientInnen können sich **ganz anders verhalten** als von uns erwartet.

Sie sind immer noch dieselben Menschen mit derselben Grunderkrankung wie beim letzten Aufenthalt. Sie können aber in unterschiedlicher Verfassung sein, den Hausbrauch teilweise vergessen haben und ganz andere Ansprüche stellen.

- **Verhalten wir** uns **altbekannten** oder **LangzeitpatientInnen** gegenüber **anders** als solchen, die wir **nicht so lange oder so gut kennen?**

Neigen wir dazu, bei ihnen mehr Verständnis vorauszusetzen, als bei anderen, **PatientInnen** und deren **Bezugspersonen? Sie** können **uns** bei unerwarteten Schwierigkeiten **mit ihrem Verständnis unterstützen**. Es ist aber **ihr Recht**, dass ihren **Wünschen genauso entsprochen** wird, **wie** denen **aller anderen PatientInnen,** und **unsere Pflicht**, ihnen die **bestmögliche Pflege** zukommen zu lassen.

- **Für PatientInnen** gelten **andere Spielregeln** als für das Pflegeteam.

So wird einer Patientin, um das Personal zu entlasten, beispielsweise gestattet, selbständig Pflegeartikel aus dem Kasten zu entnehmen, der nur für das Personal zugänglich sein sollte. Aus einer **Ausnahmeregelung** wird ein **Gewohnheitsrecht**, das nur unter großem Aufwand abgestellt werden kann.

Tun und Vermeiden:

- Unsere Erwartungen an lang und gut bekannte PatientInnen überprüfen.
- Anerkennen, dass alle unsere **PatientInnen** ein **Recht auf** die **bestmögliche Versorgung** haben und ihnen dieses **einräumen.**

Wir können sie um Verständnis für beispielsweise Engpässe bei der Bereitstellung frischer Bett- oder Leibwäsche ersuchen, dieses jedoch nicht voraussetzen.

- Uns die **Stellung unserer (Langzeit)PatientInnen bewusst machen**.

Auch wenn wir sie noch so gut kennen, so bleiben sie doch unsere PatientInnen und sind **nicht Teil unseres Arbeitsteams.**

- Ein herzlicher, dabei stets korrekter **Umgang erlaubt** jederzeit **Grenzen zu setzen,** ohne dass dabei Erwartungen enttäuscht werden.

Je klarer ist, „**was erwartet das Pflegepersonal von mir hier und was nicht**", desto leichter kann unseren PatientInnen und deren Bezugspersonen die Orientierung fallen.

9. Ausnahmezustand Feiertage – die Fehlenden

Wenn **für die Pflege benötigte Artikel knapp** sind, wird uns bewusst, wie abhängig wir bei unserer Arbeit von versorgenden Stellen, wie der Materialausgabestelle oder der Apotheke sind. **Neuralgische Momente** sind das **Wochenende** und **Feiertage**. Es stellt sich jedoch die Frage, **geht es wirklich** nur **um** die **Knappheit von Material,** oder **fehlt uns sonst noch etwas oder jemand**?

Vom *Ersatz* zum ***Einsatz***

Herausfinden und Bedenken:

- Häufig beklagte **„Hamsterbestellungen"** *beispielsweise vor den Weihnachtsfeiertagen* können ihre Ursache darin haben, dass wir für einige Tage **von der Versorgung abgeschnitten** sind.

Die **Materialausgabestelle,** die **Wäscherei,** die **Apotheke** sind **nicht besetzt,** es ist daher **schwieriger, an fehlende Artikel heranzukommen**.
Die Erfahrung hat aber gezeigt, dass eine Mehrbestellung häufig nicht zu größerem Vorrat, sondern nur zu Mehrverbrauch führt.

- Als am meisten und längsten **direkt an** den **PatientInnen Arbeitende sind** wir von einer guten Versorgung mit Material **abhängig**.

Wir bekommen es als erste zu spüren, wenn die Erwartungen unserer PatientInnen nicht erfüllt werden können.

- **Feiertag** bedeutet in einer Gesundheitseinrichtung **nicht zwangsläufig „ruhiger Dienst".**

Es fällt weniger organisatorische Arbeit an, aber es stehen auch weniger Arbeitskräfte, wie *beispielsweise die Stationsleitung oder deren Vertretung* zur Verfügung, die notfalls am Krankenbett mithelfen können.

- **Wer kann** uns **noch fehlen**?

Das können außer den eigenen KollegInnen auch Angehörige anderer Berufsgruppen sein, wie *beispielsweise ÄrztInnen, die unsere PatientInnen kennen.* Das kann sehr wohl ins Gewicht fallen v.a. wenn dabei unterschiedliche Auffassungen, wie *beispielsweise eine Therapie weitergeführt werden soll,* die pflegerische Arbeit im mitverantwortlichen Tätigkeitsbereich beeinträchtigen.

Tun und Vermeiden:

- **Erfahrungen sammeln, woran** es **an Feiertagen** tatsächlich am häufigsten **fehlt**.
- Aufgrund dieser **Erfahrungswerte konkrete Schritte** setzen.

Die **Materialbestellung** in **Menge** und **Beschaffenheit** auf die Feiertage **abstimmen.** Sicherstellen, wo es Reserven gibt, falls etwas Unerwartetes benötigt wird und wie man an diese herankommt.

Für eine möglichst **optimale Besetzung** aus den Reihen der **Pflegenden** Vorsorge treffen.

Die Bedeutung **ärztlicher Absprache** bezüglich der **Fortführung** von **Therapieschemata** ansprechen und sich **dafür einsetzen.**

10. Schnittstelle Technik – die Angewiesenen

Pflege heißt auch **Einsatz von technischen Geräten**, *angefangen von Monitoren über Infusomaten bis zu Bettenwaagen.* Wir können uns ihrer Unterstützung sicher sein, so lange sie funktionieren. Das tun sie auch meistens, bei **fachgerechter Bedienung** und **Instandhaltung**. Wie **angewiesen** wir wirklich auf sie sind merken wir erst, wenn sie uns einmal nicht zur Verfügung stehen.

Vom *Sorgenkind* zum ***Hilfsmittel***

Herausfinden und Bedenken:

- **Wie gut kenne** ich mich **mit den Geräten aus**?

Geräte, die **zu Testzwecken** im Einsatz sind, ebenso wie **von anderen Abteilungen entliehene**, erhöhen das Risiko, dass wir **mit ihrer Handhabung nicht vertraut** sind. Je **hochtechnisierter** die Apparate, desto **anfälliger** sind sie **für Störungen** und umso weniger verzeihen sie uns Bedienungsfehler.

- Geräte, die schon vor dem ersten Einsatz **Alarm schlagen**, **stressen** nicht nur das **Personal,** sondern **verunsichern** auch **PatientInnen** und **Bezugspersonen**.
- Es fällt **nicht immer leicht,** die **eigenen Schwierigkeiten** bei der Handhabung bestimmter Geräte **zuzugeben**.
- **Nicht alle Probleme** können wir **im Alleingang lösen**.
- **Unvollständige** und **defekte Geräte** vorzufinden macht **Stress** und **untergräbt** das **Vertrauen** in andere **Teammitglieder** und **Teams.**

Die meisten Geräte werden kurz vor Inbetriebnahme bei den PatientInnen installiert. Da gibt es kaum Spielraum für Reparatur oder Besorgung fehlender Teile. Ihre Zahl ist begrenzt und ein Austausch nur schwer möglich.

- Werden alle **Vorkehrungen** für ein **sicheres Funktionieren** der Geräte **eingehalten**?

Kann es sein, dass beispielsweise Monitoren durch nicht abgeschaltete Handys verfälschte Werte aufzeichnen ?

Tun und Vermeiden:

- Sind Geräte **für längere Zeit nicht in Verwendung**, so ist es **unbedingt notwendig,** sie **in regelmäßigen Abständen** zu **testen**, ähnlich dem *täglichen Check der Sauerstoff- und Vakuumanschlüsse.*
- Je **einheitlicher** die **Ausstattung**, beispielsweise mit Monitoren, desto leichter wird der Umgang mit ihnen.

Dazu gehört, sich auf **fix eingestellte Alarmgrenzen** und **Information** bei **verstellten** verlassen zu können.

- Beim Testen neuer Geräte sind Augenmerk auf das **Leistungsspektrum** und eine **einfache Bedienung** zu legen.
- Es bewährt sich, **Geräte nicht neben den PatientInnen** zu **testen,** um sie gegebenenfalls unbemerkt austauschen zu können.
- **Sich Probleme** bei der **Handhabung** bestimmter **Geräte eingestehen**.

Nicht selten haben andere ebenfalls Schwierigkeiten damit, *beispielsweise mit Infusomaten, die häufig Luftalarm anzeigen, ohne dass Luftbläschen makroskopisch sichtbar sind.*

- **Zuständige FirmenvertreterInnen** zu einer **Nachschulung hinzuziehen**.

Die **theoretische** und **praktische Einschulung** ist der erste Schritt. Das **Aufbewahren von Bedienungsanleitungen** an für alle bekannter und erreichbarer Stelle der zweite. **Aufzeichnungen über spezielle Schwierigkeiten** und **Lösungsmöglichkeiten** der dritte.

- **Komplette, funktionstüchtige Geräte lagern,** und ebenso entliehene Geräte **in ordnungsgemäßem Zustand zurückerstatten.**

So ist garantiert, dass die nächste Kollegin/der nächste Kollege aus der eigenen oder einer anderen Abteilung, und das können wir selber sein, problemlos damit arbeiten kann. Ein solches Vorgehen sollte im Sinne von **Kollegialität** und **Teamgeist** selbstverständlich sein.

- **PatientInnen** und **Bezugspersonen** durch **klare Regelungen** und deren **Durchsetzung** in die **Verantwortung mit einbeziehen**.

„Schalten Sie bitte nicht selbständig den Alarm aus. Er erfüllt seinen Sinn und Zweck. Ich muss immer wissen, wann ein Gerät alarmiert. Es geht dabei um Ihre Sicherheit/ die Sicherheit Ihres/r Angehörigen....“

- Sich **auf** eine **einheitliche Vorgangsweise einigen**.

Auf einer breiten Basis, eventuell im **Zusammenschluss der Gesundheitseinrichtungen**, **auf Gefahren** von *beispielsweise nicht abgeschalteten Handys* **hinweisen**. **Alternativen erarbeiten,** wie *beispielsweise Festnetzapparate zur Verfügung stellen* und **auf deren ausschließliche Benützung dringen**.

Auf die **gesunde Einstellung** kommt es an!

So können **erfüllte** bzw. **realistische Erwartungen** in Bezug auf die **Teamarbeit im Pflegealltag** klingen:

1. „Ich weiß, dass es uns allen im Team nicht immer leicht fällt, einander dasselbe Verständnis und Einfühlungsvermögen entgegenzubringen, wie beispielweise unseren PatientInnen. Jetzt wo ich mich selbst besser kenne und die anderen so akzeptiere wie sie sind, fällt mir das wesentlich leichter. Seitdem ich nicht mehr voraussetze, dass alle ohnehin wissen, was ich von ihnen erwarte, sondern unsere Erwartungen klar ausgesprochen werden, bleibt mir und den anderen viel Ärger erspart.“

2. „Seitdem alle im Team den SchülerInnen mit professioneller Haltung begegnen, gibt es viel weniger Missverständnisse in Bezug auf das, was sie dürfen und was nicht.“

3. „Seit ich mich selbst innerhalb der kollegialen Führung gut positionieren kann, fällt es mir leichter, für die Anliegen der Basis ein offenes Ohr zu haben. Dabei stelle ich fest, dass sie eigentlich nicht nur jammern, sondern durchaus auch konstruktive Vorschläge haben.“ Oder: „Seit es möglich geworden ist, direkter mit unserer Führung über das zu sprechen, was mir wichtig ist, merke ich, dass wesentlich mehr Verständnis für meine Anliegen und Lösungsvorschläge da ist, als ich mir je erwartet hätte.“

4. „Seit wir uns der Aufgabenstellung, Belastungen und der Leistung unserer Abteilung bewusster sind, fühlen wir uns nicht mehr so abhängig von der Anerkennung durch andere. Und die Zusammenarbeit mit den anderen Abteilungen an einem gemeinsamen Projekt schweißt uns jetzt alle zusammen."

5. „Es gibt erstaunlich viele Wege, sich besser zu organisieren und auch abzugrenzen."

6. „Seitdem ich bewusst die Arbeiten übernehme, für die ich zuständig bin und delegiere, was nicht in meinen Aufgabenbereich fällt, fühle ich mich richtig befreit."

7. „Ich bin sehr erleichtert, dass wir jetzt unsere PatientInnen und ihre Bezugspersonen nicht nur in die Pflege mit einbeziehen, sondern auch in die Verantwortung einbinden. Ihre Unzufriedenheit war aber teilweise ein guter Denkanstoß, um einerseits aus dem eingefahrenen Gleis heraus zu kommen und andererseits zu lernen, uns klar zu positionieren."

8. „Seit ich bei unseren LangzeitpatientInnen besonders darauf achte, dass sie nicht zu kurz kommen, weil ich von ihnen nicht mehr Verständnis voraussetze als von anderen, ist das Arbeiten zufriedenstellender."

9. „Jetzt, wo wir besser besetzt und organisiert sind, gehe ich mit einem viel besseren Gefühl in die Feiertagsdienste."

10. „Seit ich nur mehr funktionstüchtige Geräte vorfinde und diese auch bedienen kann, ist das Arbeiten mit ihnen weitaus angenehmer."

III. Im selben Takt – nach Noten oder Gehör

Von denen, welche sich rühmen, dass sie die Wahrheit suchen,
bloß um der Wahrheit willen,
suchen die mehresten nur ein System;
und wenn sie nur irgendeins gefunden haben,
so sind sie zufrieden.
(Friedrich Heinrich Jacobi)

Pflege nach Modell – Von der *Theorie* zur ***Praxis***

Wie Pflegekonzepte den Erwartungen der Pflegenden und Gepflegten gerecht werden können.

Wie im Kleinen so im Großen.
Modelle sind verkleinert dargestellte Visionen. Sie beruhen auf Entwürfen, sogenannten Konzepten.
Man kann sie anschauen, angreifen, nachmachen, aber auch ignorieren, kritisieren und ablehnen.
Die dazu gehörige Theorie beschreibt die zu Grunde liegende Idee.
Ihre Anwendbarkeit wird in der täglichen Praxis auf die Probe gestellt.
Im besten Fall stellen sie eine Verbesserung für alle dar.

Die Vernetzung von Konzepten ergibt ein Modell.
Sie bauen auf Erfahrungswerte und ermöglichen einheitliches Vorgehen.
Der gemeinsame Begriff gibt dem Kind einen Namen.
Nicht selten klaffen dabei Theorie und Praxis auseinander.
Kundenorientiert, benutzerfreundlich sind gängige Schlagworte in diesem Zusammenhang. Doch wer dient dabei wem?

Konzepte stellen Althergebrachtes in Frage und geben eine neue Richtung vor.
Nicht selten rufen sie statt der erwarteten Zustimmung bloß Widerstand hervor.
Nicht alle Beteiligten wurden um ihre Zustimmung gefragt. So manche fühlen sich in ihren bisherigen Bemühungen nicht entsprechend gewürdigt.

Konzepte zeigen Schwachstellen auf und nicht selten wird dabei auf die Betonung vorhandener Stärken vergessen.
Manchmal halten sich Vorliebe und Abneigung die Waage.
Sorgen sie auch zunächst für Aufregung, so pendeln sie sich früher oder später ein.

Fällt der Abschied von Althergebrachtem auch schwer, so wird die Vorreiterrolle schnell zum angestammten Platz.
Man muss sie nicht mögen um sie praktisch zu finden, ein bisschen Zuneigung tut aber gut. Schließlich kommt ja keiner um sie herum!
Wer sie für ein Hirngespinst ohne Realitätsbezug hält, wird allerdings immer skeptisch bleiben.

Wem das Nachahmen von Vorbildern nicht liegt, wird sie nie wirklich mögen.
Wer bei aller Konformität eine gesunde Portion Individualismus braucht, wird sie nur teilweise praktisch finden.
Kaum haben sie sich etabliert, wird auch schon wieder an einem neuen Konzept gearbeitet.
Wer klug ist nimmt sich davon, was für ihn passt.

Pflegekonzepte haben zu tun mit theoretischen Überlegungen und deren praktischer Anwendung und letztlich auch enttäuschten oder erfüllten Erwartungen.

Wie können **enttäuschte Erwartungen** in Bezug auf **den Pflegeprozess, Pflegemodelle und Pflegeforschung** klingen?

1. „Pflegeprozess hin oder her, im Endeffekt machen wir es ja doch so wie vorher."
2. „Irgendwie kann ich mich nach all' diesen vielen Fortbildungen immer noch nicht mit diesem Pflegemodell identifizieren."
3. „Was nützt es mir, im Erstgespräch nach so vielem zu fragen, wenn es bei uns gar nicht möglich ist, all' diese Wünsche zu erfüllen?"
4. „Eine Pflegeanamnese sollen wir jetzt auch noch machen bei so vielen geplanten Aufnahmen an einem Vormittag?"
5. „Die richtige Pflegediagnose zu stellen, fällt mir eindeutig am schwersten bei der ganzen Sache!"
6. „Ich kann doch nicht planen, bis wann der Patient abfiebern soll!"
7. „Wozu das Ganze? So hab' ich 's gelernt, so mach' ich 's schon seit vielen Jahren und die Patienten sind auch gesund geworden."
8. „Ich weiß nicht, wie ich das im Bericht am besten ausdrücken soll. Wenn die Patientin das liest bekomm' ich Probleme!"
9. „Was bringt uns die ganze Schreiberei, wenn es dann ohnehin keine Konsequenz hat?"
10. „Was die immer haben mit ihrer Pflegewissenschaft!"
11. „Die heutige Pflegevisite liegt mir schon jetzt im Magen!"

Für die **Praxis**: Woran *krankt's?* – Das ***hilft!***

1. Der Pflegeprozess – Alter Hut mit neuen Federn?

Wer **jahrelang erfolgreich gepflegt** hat, **ohne** es **Pflegeprozess** zu nennen und selbst wer **während der Ausbildung** bereits damit **vertraut** geworden und hineingewachsen ist, kann immer wieder **Schwierigkeiten** haben, **einen Zugang zu finden**. Daran ändert auch eine gesetzliche Verankerung nichts.

Vom *Korsett* zur ***Stütze***

Herausfinden und Bedenken:

- Was sind unsere **Hoffnungen** und **Befürchtungen**?

Räumen wir unseren **Zweifeln** und **Widerständen** keinen gebührenden Platz ein, so werden sie **im Unterbewussten gegen uns** arbeiten.

- Geht es um einen **Revierkampf** zwischen **Theorie** und **Praxis**?

Fällt jetzt etwas **weg**, wie etwa **Zeit** für die **Ausführung** der **Pflegehandlungen** und **kommt** stattdessen etwas **hinzu**, beispielsweise Schreibtischarbeit? Hören wir nicht auch von **anderen Berufsgruppen** im Pflegeumfeld die **Besorgnis** über die **„viele Schreibarbeit“**?

- Was ist das **Neue**, das **Andere** am **Pflegeprozess**?

Bedeutet danach zu arbeiten nicht, das zu tun, **was wir immer schon gemacht haben**? Eine mögliche Reaktion darauf kann sein: Waren wir **bisher nicht gut genug**?

- **Wie** wurde der **Pflegeprozess** an uns **herangetragen**?

Als etwas, das uns **fehlt (defizitorientiert)** und unsere Arbeit in Hinkunft **„aufwerten“** soll, oder als etwas das die, bisher schon professionelle, **Ausübung der Pflege unterstützen** und **erleichtern** kann **(ressourcenorientiert)**?

- Was **verbinden** wir mit **Prozess** und **Pflegeprozess**?

Prozess *bedeutet einerseits* **Verlauf, Ablauf, Hergang** *und* **Entwicklung**, *andererseits* **Gerichtsverhandlung, systematische gerichtliche Durchführung von Rechtsstreitigkeiten** *nach den Grundsätzen des Verfahrensrechtes (Vgl. Der große Duden 1973, Band 5, Fremdwörterbuch).*

Ein Prozess im Sinne von Hergang und Entwicklung ist ein **dynamisches, kreatives** Geschehen. Sein **Ablauf** ist nur **teilweise vorhersehbar**, die **Zielsetzung** kann sich im Laufe der Zeit **verändern** und das **Ergebnis** entspricht **nicht immer** den **ursprünglichen Erwartungen**.

Auch wenn wir das für unser Privatleben gelten lassen, wie viel davon darf auf den Pflegeprozess zutreffen? Haben wir **Angst**, die **erwarteten Ergebnisse** nicht zu erreichen? Fühlen wir uns **in die Enge getrieben**, weil wir uns **ver-**

mehrt schriftlich festlegen müssen? Bringt er uns um die **Freude über** eine **gelungene Improvisation**?

Das Wort Prozess kann bei uns Erinnerungen an Vorkommnisse in der Gesundheits- und Krankenpflege wecken, die Schlagzeilen gemacht haben. Auch wenn uns bei Unterlaufen eines Pflegefehlers ein Gerichtsprozess drohen kann, so geht es im Pflegeprozess um die **flexible Abwicklung der Pflegehandlungen**, entsprechend **geplant** und an die sich laufend **ändernden Bedürfnisse unserer PatientInnen angepasst**.

Tun und Vermeiden:

- **Zweifel** und **Widerstände zulassen.**

Es ist berechtigt und lohnenswert zu fragen: „**Wer** hat **was** vom Pflegeprozess zu erwarten?" und „Was **erhoffen** bzw. **befürchten** wir **konkret**?" So besteht die Möglichkeit aus **vagen Vorstellungen**, *das ist doch alles graue Theorie,* **konkrete Hoffnungen**, *an das kann ich mich in der Praxis halten,* zu machen. Langsam werden die Vorteile zu Tage treten, nämlich **individuelles** und gleichzeitig **einheitliches Vorgehen** sowie **Nachvollziehbarkeit** zu **ermöglichen**.

- **Akzeptieren** wir, dass es diesmal vielleicht **umgekehrt** ist.

Wir sind gewohnt, theoretische Kenntnisse in die Praxis umzusetzen. Nach dem Pflegeprozess zu arbeiten kann bedeuten, die **Pflegepraxis mit theoretischen Überlegungen**, die wir vielfach **immer schon angestellt** haben, zu **untermauern**. Dabei greifen Vergangenheit und Gegenwart ständig ineinander. Sinnvoll eingesetzt, werden wir unsere Zeit vermehrt für Gespräche mit unseren PatientInnen über pflegerelevante Fragestellungen nutzen können.

- Das **Neue, Andere** kann darin bestehen, dass bei der Pflege **Erwartungen** nicht nur berücksichtigt, sondern zum **Ausgangspunkt** für die **Planung** und **Durchführung der Pflege** gemacht werden.

So erhalten unsere PatientInnen individuelle Betreuung. Wir selbst können unsere **pflegerischen Maßnahmen realistisch einschätzen** und **gezielt einsetzen**.

- **Neueinführungen nicht** als **Kritik auffassen.**

Wenn wir **uns selbst** und unsere **bisher geleistete Arbeit schätzen,** wird es uns leichter fallen unser Vorgehen, wo erforderlich, an den Pflegeprozess anzupassen.

- Nicht auf das **Lob** anderer **warten.**

Sobald sich **Arbeitsschwerpunkte einer Berufsgruppe verlagern,** ist das **im gesamten System Krankenhaus spürbar**. VertreterInnen anderer Berufsgruppen können befürchten, dass Pflegende sich auf Grund der „zunehmenden Schreibarbeit" vermehrt **auf ihren eigenverantwortlichen Tätigkeitsbereich konzentrieren** und **nicht mehr so bereitwillig** wie bisher **andere Arbeiten** mit übernehmen.

- **Abstrakte Begriffe** wie **Prozess** und **Pflegeprozess entziehen sich** leicht unserer **Vorstellungskraft.** Versuchen wir, unsere **eigenen Bilder** dafür zu **finden**.

PatientInnen in einer Gesundheitseinrichtung sind beispielsweise vergleichbar mit einer Reisegruppe, die bei einem Reisebüro eine Busfahrt gebucht hat. Was erwarten sich die Reisenden?

Das Unternehmen stellt einen fahrtüchtigen Bus zur Verfügung, der dem neuesten Stand der Technik entspricht und die Unterbringung erfolgt in Hotels mit dem bestmöglichen Komfort. Die Spitalsabteilung ist mit den für die Behandlung und Pflege notwendigen Gerätschaften und einer ansprechenden und funktionellen Einrichtung ausgestattet sowie mit kompetentem Fachpersonal besetzt.

Der Chauffeur der Reisegruppe ist mit seinem Fahrzeug und der/die Reiseleiter/in mit der Strecke gut vertraut. Sie wissen beide beispielsweise, dass der Bus zu hoch ist, um auf kleinen Nebenstraßen unter niedrigen Brücken durchzufahren und dann eventuell umkehren muss. Beide arbeiten eng zusammen.

Eine Spitalsverwaltung lenkt das Vehikel Krankenhaus und das Pflegepersonal begleitet die PatientInnen auf ihrem Weg zur Genesung. Die Spitalsleitung sorgt durch das nötige räumliche, zeitliche und personelle Umfeld dafür, dass PatientInnen ihren Wünschen entsprechend versorgt werden können. Pflegepersonen wissen, welche Pflegemaßnahmen, beispielsweise Prophylaxen, zielführend sind. *Eine Reiseleiterin kann sich nicht um alle Sorgen ihrer Fahrgäste kümmern, so schmeckt z.B. nicht allen das Essen in den Hotels. Aber sie versucht die Wünsche zu berücksichtigen, die mit der Reise in Zusammenhang stehen. So sorgt sie dafür, dass bei der Besichtigungstour bei einem malerischen Ausblick für eine kurze Fotopause angehalten wird. Größere Umwege können jedoch nicht gemacht werden. Gruppeninteressen gehen vor Einzelinteressen. Die Reiseleiterin berücksichtigt bei ihrem Besichtigungstempo die Gehtüchtigkeit ihrer Fahrgäste. Sie beantwortet alle die Reise betreffenden Fragen.*

Das Pflegepersonal steht den PatientInnen für alle Fragen die Pflege sowie die Organisation und Infrastruktur des Krankenhauses betreffend zur Verfügung. Es geht auf alle Wünsche der PatientInnen ein, soweit das aus pflegerischer Sicht und Erfahrung vertretbar ist. Spitalsküchen können nicht auf alle individuellen Essenswünsche eingehen, müssen aber krankheitsbedingte Diäten berücksichtigen. Beim Mobilisieren passt sich das Pflegepersonal dem Zustand und Tempo der PatientInnen an.

Laufende gegenseitige Absprache zwischen Chauffeur und ReiseleiterIn ermöglichen eine reibungslose Fahrt und einen schönen Aufenthalt. Die gute Koordination zwischen Führung und Basis im Spital trägt zu einem erfolgreichen Gesundungsverlauf und einer baldigen Genesung bei.

Es gibt eine schriftliche Möglichkeit, nach der Reise Wünsche und Beschwerden bekannt zu geben.

Auch in Krankenhäusern ist es teilweise üblich, Fragebögen auszuteilen.

- Wir sprechen schon lange von *„***Arbeitsprozess***"*, warum also nicht auch von *„***Pflegeprozess***"*?

Dabei fragen wir üblicherweise: **wer erwartet was** von wem, **worauf** wollen wir **hinaus** und **wie wollen** und **können** wir das **erreichen**? **Wer macht** dabei **was, warum, mit wem, wo, wann, wie** und **wie lange**? **Was tun** wir, **wenn** wir eine **Kurskorrektur** vornehmen müssen? **Woran erkennen** wir das? **Welche Schlüsse** ziehen wir aus den **erzielten Ergebnissen**? **Wie viel Zeit, Material, Personal** werden wir dazu **brauchen**? **In welcher Form** legen wir unser Vorgehen **schriftlich** fest?

Im **Pflegeprozess** soll zunächst **festgestellt werden,** was sich **PatientInnen** und **Pflegepersonen** sowie andere Berufsgruppen von den **Pflegehandlungen** während des Krankenhausaufenthaltes **erwarten können.** Anschließend ist **festzulegen, wieweit auf spezielle Wünsche eingegangen werden kann.** *Frau B. bekommt zwei Äpfel am Vormittag, weil sie das so gewohnt ist, der kleine Lukas seine hypoallergene Nahrung und* **zu erwarten haben**, *Frau M. erhält alle acht Stunden eine Subkutanspritze zur Thromboseprophylaxe, der kleine Lukas wird, solange er einen Venflon hat, gewaschen statt gebadet. Die* **Erwartungen** *können sich* **ändern**. *So stehen bei Frau B. zunächst Prophylaxen auf Grund ihrer Bettlägerigkeit im Vordergrund, dann die schrittweise Mobilisation. Es gilt* **einerseits flexibel** *zu sein,* **andererseits** *müssen bestimmte Zielsetzungen* **konsequent** *verfolgt werden. Frau B. ist seit kurzem Diabetikerin und benötigt Hilfe und Anleitung bei der Verabreichung von Insulin. Die kleine Susanne wird wegen ihrer Hüftluxation breit gewickelt.*

2. Das passende Pflegemodell - Die Qual der Wahl!

Pflegemodelle gelten als **Garantie für Pflegequalität**. Trotzdem erfordert das Arbeiten nach diesen Vorgaben einen **persönlichen Zugang** und ihre **individuelle Anpassung,** damit die Praxis halten kann was die Theorie verspricht.

Vom *Markenzeichen* zum ***Qualitätssiegel***

Herausfinden und Bedenken:

- **Wie** ist das **Pflegemodell zustande gekommen**?

Wo (in welchem Land mit welchem Sozialsystem), **wann** (unter welchen zeitlichen Umständen), **warum** (welches Motiv steht dahinter) und **von wem** (wer ist die Person)? Modelle lassen sich nicht so leicht 1:1 übertragen. Die **individuellen Umstände** seiner **Entstehung spielen** ebenso **eine** große **Rolle**, wie die, **unter denen es** jetzt **angewendet** werden soll.

- **Wen** bzw. **was bringe** ich mit dem Pflegemodell **in Verbindung**?

Von wem haben wir unter welchen Umständen davon erfahren? Wurden wir vor vollendete Tatsachen gestellt oder konnte uns ein/e sympathische Vortragende/r während einer interessanten Fortbildung dafür begeistern? Fehlte uns anfangs lediglich der Zugang oder war es das, worauf wir schon immer gewartet hatten?

- **Welches** Pflegemodell ist **für unsere Arbeit geeignet**?

Jedes Modell hat einen individuellen Ansatz und seine spezielle Eignung. Keines wird den Anforderungen jeder Gesundheitseinrichtung gerecht werden können.

- Was ist die **Aussage** für die **Praxis**?

Vor lauter Fachausdrücken kann uns leicht einmal der Zugang zur praktischen Arbeit verloren gehen.

- **Wie** wollen wir **selbst gepflegt** werden?

Die **eigenen Vorlieben** zu **kennen** kann **nützlich** und/oder **hinderlich** sein.
Was ist uns selbst im täglichen Leben wichtig? Worauf würden wir im Krankenhaus nicht verzichten wollen? Was dürfte auf keinen Fall passieren? Wie viel Eigenständigkeit bei der Durchführung unserer Pflege würden wir uns wünschen? Wie viel Unterstützung durch nahestehende Personen würden wir brauchen? Was sollte bei der Durchführung der Pflegehandlungen berücksichtigt werden?
Einerseits können wir dadurch mehr **Verständnis für die Erwartungen anderer** aufbringen. Andererseits kann **von sich selbst auf andere zu schließen** uns daran **hindern**, **andersgelagerte Bedürfnisse** wahrzunehmen und anzuerkennen.
Wir können uns beispielsweise nicht vorstellen, ein Zimmer mit fremden Menschen zu teilen, v.a. wenn diese nachts schnarchen. Wir essen aber so gut wie alles und verstehen nicht, warum unsere PatientInnen so „heikel" sind.

- Wo stoßen **„Laien"** auf **„Experten"** und **Außenwelt** auf **Spitalsroutine**?

Was **für uns selbstverständlich** ist, *unsere PatientInnen beispielsweise nach ihren Ausscheidungen zu befragen,* muss für diese noch lange **nicht selbstverständlich** und schon gar **nicht angenehm** sein.

Tun und Vermeiden:

- **Zum Ursprung** des Modells **zurückgehen**.

Herausfinden **wo, wann, warum** und **von wem** es **geschaffen** und **wie** es **eingeführt** wurde. *„Um die Früchte zu erkennen, achte auf die Wurzel. Studiere die Vergangenheit, um die Zukunft zu erkennen." (Liezi).* Bedenken: **wo befinden wir uns** und **in welcher Zeit mit welchen sozialen Gegebenheiten**? **Warum wollen** wir ein (dieses) **Pflegemodell** und **was** sind **unsere persönlichen Erfahrungen in der Pflege**.

*„***Florence Nightingale** *kann heute als die* **Begründerin der neuzeitlichen Krankenpflege** *gelten." (Drerup 1997, S 10). „Das Wort Pflege, wie ich es verstanden wissen will, hat eine weit tiefere Bedeutung als ihm im gewöhnlichen Leben zugeschrieben wird, wo man sich nicht viel mehr dabei denkt als die Darreichung von Arzneimitteln oder von Umschlägen und andere bloße Handleistungen. Von Rechts wegen aber begreift diese Tätigkeit die richtige Verwendung und Regelung der frischen Luft, des Lichts, der Wärme in sich, die Sorge für Reinlichkeit, Ruhe, richtige Auswahl und rechtzeitige Darreichung von Speise und Trank, und zwar das alles unter größtmöglicher Schonung der Lebenskraft des Kranken." (Florence Nightingale 1860:2 in Drerup S 10/11).*

*„***Virginia Henderson***, geb. 1898 war 24 Jahre als* **Unterrichtsschwester an einer amerikanischen Krankenpflegeschule** *und insgesamt 30 Jahre als* **Forscherin** *tätig." (Drerup 1997, S 26). „Wichtig ist zu bedenken, dass alle Menschen gemeinsame Bedürfnisse haben, doch ebenso wichtig ist die Erkenntnis, dass alle diese Bedürfnisse auf unendlich verschiedene Art befriedigt werden können. Das bedeutet: eine Schwester - wie klug sie auch immer sein mag und wie viel Mühe sie sich geben mag – kann niemals alles erfüllen und deuten, was eine andere Person zu ihrem Wohlbefinden benötigt. Sie kann nur unterstützend wirken bei den Bemühungen des Patienten um Erlangung der Gesundheit, Genesung von Krankheit und um das, was für den Kranken ein friedlicher Tod bedeutet." (Henderson 1977:13 in Drerup S 28).*

*„***Nancy Roper** *geb.1918,* **Winifried W. Logan** *und* **Alison J. Tierney** *führten ihre* **Studien der Krankenpflege an der Universität in Edinburgh** *durch." (Drerup 1997, S 32). „Die Bezeichnung Lebensaktivität wird als eine umfassende benutzt. Jede Aktivität hat viele Dimensionen; tatsächlich könnte man sie sich als eine übergreifende Aktivität vorstellen, die aus einer Anzahl einzelner Aktivitäten besteht, wie ein Bündel, das aus einer Vielzahl von Elementen zusammengesetzt ist." (Roper 1987:22 in Drerup 1997, S 32).*

*„***Dorothea Orem** *begann ihre* **berufliche Tätigkeit als Krankenschwester in Washington***. Im Laufe ihrer beruflichen Laufbahn war sie* **als Beraterin an verschiedenen Universitäten der USA und Kanada** *tätig." (Vgl. Drerup S 40). „Krankenpflege wird von Krankenschwestern durchgeführt. Sie ist ein Dienst, eine Art, Menschen zu helfen, und nicht eine greifbare Sache. Die Form oder Struktur der Krankenpflege wird aus Handlungen abgeleitet, die von Krankenschwestern bewusst ausgewählt und durchgeführt werden, um einzelnen oder Gruppen zu helfen, durch die Pflege Bedingungen in sich selbst oder in der Umwelt aufrechtzuerhalten oder zu verändern. Dies können die Betreffenden selbst unter Anleitung einer Krankenschwester tun. Wenn die Menschen jedoch gesundheitsbezogene Einschränkungen haben, die nicht umgehend behoben werden können, handelt die Krankenschwester." (Orem 1980:5 in Drerup 1997, S 43).*

*"***Imogene M. King** *war* **Dekan der Schule für Krankenpflege** *an der Universität* **Ohio** *und* **Professor für Krankenpflege** *an der* **Loyola Universität in Chicago**.*" (Vgl. Drerup 1997, S 48). „...denken, in Beziehung setzen, entscheiden und handeln im Hinblick auf das Verhalten von Menschen, die in die Pflegesituation eintreten. Eine Pflegesituation ist das unmittelbare Umfeld, sowohl räumlich als auch zeitlich, in dem Krankenschwester und Patient eine Beziehung aufnehmen, um Gesundheitszustände zu meistern und sich Veränderungen in den Aktivitäten des täglichen Lebens anzupassen." (King 1981:2 in Drerup 1997, S 49).*
*"***Martha E. Rogers**, *geb. 1914 legte ihr* **Krankenpflegeexamen** *1936 im Bundesstaat* **Tennessee** *ab.1954* **promovierte** *sie an der John Hopkins Universität* **in Baltimore**, *Maryland." (Drerup 1997, S 65)."Berufliche Pflege ist kreativ und einfallsreich. Sie hat ihre Wurzeln in abstraktem Wissen, intellektueller Entscheidung und menschlichem Mitgefühl. Es gibt weder Rezepte, durch die das Handeln bestimmt wird, noch gibt es Regeln, die auswendig gelernt und ungeprüft angewandt werden können...." (Rogers 1985:122 in Drerup 1997, S 70).*
*"***Callista Roy**, *geb. 1939* **studierte an der Universität von Californien in Los Angeles** *mit dem Schwerpunkt* **Kinderkrankenpflege**, *später in San Francisco* **neurologische Krankenpflege** *und* **promovierte** *1977 im Fach* **Soziologie**.*" (Vgl. Drerup S 56). "Humanistische Krankenschwestern glauben an die eigenen kreativen Kräfte des Menschen. Sie beobachten, dass Lebensprozesse sich zielgerichtet entwickeln und nicht nur eine Kette von Ursache und Wirkung sind." (Roy 1984:36 in Drerup 1997, S 62).*

- **Was** wir **mit** einem **Pflegemodell verbinden** bewusst von **bestimmten uns bekannten Personen** und **Situationen abkoppeln**.

So können wir feststellen, was es uns tatsächlich bringt. *Die Vortragende war sympathisch, aber das Modell ist, auf Grund der Gegebenheiten, nur teilweise in dieser Gesundheitseinrichtung anwendbar.*

- **Die „Hausmischung" schmeckt am besten!**

Jeder Bereich einer Gesundheitseinrichtung hat seine eigenen Prioritäten, die sich aus den unterschiedlichen Anforderungen ergeben. *Kurz- und LangzeitpatientInnen können beispielsweise anders gelagerte Erwartungen haben und wir werden die Pflege in sinnvoller Weise darauf abstimmen.*
Wir können **Pflegemodelle als Denkanstoß** nehmen und bei der Pflege darauf zurückgreifen, indem wir **geeignete Elemente** in unser **hauseigenes Pflegekonzept integrieren**.
Das hieße beispielsweise nach dem **Interaktionsmodell** von **Hildegard Peplau** die **Beziehung** zwischen **Pflegenden** und **Gepflegten** sowie deren Bezugspersonen in den Vordergrund zu stellen: *„Die Handlungen, die im Pflegeprozess gesetzt werden, sind zum einen zwischenmenschlicher Art und zum anderen in-*

strumentalisierte Techniken. Der Prozess der Pflege ist jedoch ein zutiefst zwischenmenschliches Geschehen." (Hellal 1999, S 54).
Beispielsweise unser Augenmerk nach den **Bedürfnismodellen** von **Nancy Roper** und **Dorothea Orem** sowohl auf die **zwölf Aktivitäten des täglichen Lebens** (Roper) zu richten als auch auf **Selbstpflegekompetenz** und **Selbstpflegedefizite** (Orem).
„Pflegemodelle, die die menschlichen Bedürfnisse (z.B. nach Roper, Henderson) oder die Defizite (Orem) in den Mittelpunkt ihres Modells stellen, kann ich nicht parallel zu einem Interaktionsmodell sehen, sondern höchstens untergeordnet, da ich die Meinung vertrete, dass ich nur in der Beziehung zum Menschen seine Sicht eines Bedürfnisses oder eines Defizits an Lebensqualität oder Gesundheit erkennen/anerkennen kann. Das heißt: die Grundlage dafür, dass ich die Bedürfnisse eines Menschen erkenne und verstehe, ist, dass ich mit ihm in Beziehung trete." (Hellal 1999, S 49).
Erst durch die **sinnvolle Verknüpfung** von **geeigneten Elementen** verschiedener Modelle werden wir unseren **PatientInnen** und deren **Bezugspersonen gerecht werden** können.

- Die **Aussage für** die **Praxis** könnte lauten:

Durch ihren **Aufenthalt in** einer **Gesundheitseinrichtung** werden unsere PatientInnen aus dem Alltag herausgerissen. Für ihre Gesundung und ihr Wohlbefinden brauchen sie so viel **Eigenständigkeit** einerseits und **Vertrautes** andererseits wie nur möglich. Auf jeden Fall wollen sie und ihre Bezugspersonen wissen, was sie erwartet. Es geht darum, möglichst viel **über ihr Leben** zu **erfahren**, um **verstehen zu können**, was sich für sie durch einen Krankenhausaufenthalt verändert, das zu **berücksichtigen** und **PatientInnen** sowie deren **Bezugspersonen** so weit als möglich **in die Pflege einzubeziehen.**
Das Wichtigste ist dabei die Menschen, die wir pflegen mit ihrer **Unsicherheit** und **Angst** anzunehmen. Das können wir am besten, wenn wir uns darüber im klaren sind, **in welcher Beziehung sie zu uns**, **wir zu ihnen** und **wir alle zu unserer Umwelt** stehen.
Dabei ist auch ein **Pflegekonzept kein Ersatz für ehrliches Interesse und Empathie** ebenso wie **„Leitbilder"** nicht an die **Lebendigkeit** einer **spürbaren Haltung** herankommen!

- Uns die **Welt**, aus der wir alle, **Pflegende und Gepflegte**, kommen genauer ansehen.

Was uns **geprägt hat** und **wie** wir **damit umgehen beeinflusst** unsere **Lebenseinstellung.** *Sich beispielsweise mit den* **eigenen Gewohnheiten** *zu beschäftigen kann helfen* **heimliche Widerstände aufzudecken** *aber auch* **Brücken zu bauen.**

- Uns den **Unterschied zwischen „Laienrolle"** und **„Expertenrolle"** immer wieder vor Augen halten.

Für ihr eigenes Leben sind und bleiben unsere **PatientInnen die ExpertInnen**! Wir sollten alle Gelegenheiten wahrnehmen, in denen wir unseren **PatientInnen ihre Selbständigkeit belassen** können, **Bezugspersonen einbinden, wo** es sich **verantworten lässt** und die **„Expertentätigkeit" mit Feingefühl** durchführen.

Wenn wir **spielerisch** an die **„zwölf Aktivitäten des täglichen Lebens"** (nach Nancy Roper) **herangehen**, wird uns spontan vieles dazu einfallen *Sprichwörter, Redewendungen, Information.* So können wir herausfinden, was wir mit diesen Aktivitäten des täglichen Lebens verbinden und was sich durch einen Krankenhausaufenthalt ändern kann. Auch wenn unsere Vorstellungen auf die PatientInnen nur teilweise übertragbar sind, können sie uns helfen, uns in sie hineinzuversetzen. *„Wie kommen die Helfer zu ihren Ansichten? Ganz einfach: aufgrund der gesellschaftlichen Prägungen, aufgrund dessen, was eine Gesellschaft denkt, fühlt und will, für gut und schlecht, für richtig und falsch erklärt. Krankenhäuser sind das Spiegelbild ihrer Umwelt." (Pruckner 1999, S 146)*

1. Für eine sichere Umgebung sorgen

Sicher ist sicher, denken wir uns und schauen lieber zweimal nach, denn wir wollen **auf Nummer sicher gehen**, schließlich ist **Vertrauen gut, aber Kontrolle besser**. Die meisten Menschen haben ein großes Sicherheitsbedürfnis und dennoch: **Das Leben ist lebensgefährlich.**
Sicherheit wird auch mit Gesundheit und Krankheit in Verbindung gebracht, denn **krank sein verunsichert**. Daher ist **Vorbeugen besser als Heilen**. **Hauptsache wir sind gesund**, sagen wir, wenn wieder einmal etwas schief gegangen ist.
Versicherungen arbeiten mit der Angst und dem **Sicherheitsbedürfnis der Menschen**. Das klingt beispielweise so: **Besser reich und gesund, als arm und krank.**
Für ihre persönliche Sicherheit sorgen viele Menschen mit Hilfe von beispielsweise Sicherheitstüren und Alarmanlagen, einem scharfen Hund, einer dicken Brieftasche, aber auch durch gesunde Ernährung, regelmäßige Arztbesuche, dem Anlegen eines Sicherheitsgurtes im Auto.
Sie **nehmen die Sache selbst in die Hand**, denn Versicherungen verpflichten sich lediglich zur Zahlung einer bestimmten Geldsumme bei Schäden wie durch Wasser oder Dachlawinen.
Frauen und Kinder sind **weniger sicher** als Männer und häufiger Opfer von Gewalt.
Da es nicht immer in der Hand des einzelnen Staatsbürgers liegt, für seine Sicherheit alleine zu sorgen, enthält die **Gesetzgebung Regelungen für die Sicherheit der Bevölkerung**.

Der **Verlust von Wohlbefinden** und ein eventuell damit verbundener **Krankenhausaufenthalt** sind extrem **verunsichernd**. Auslösend sind die beispielsweise damit verbundene **Abhängigkeit** von Pflegepersonen, die **Orientierung in einer fremden Spitalsumgebung**, der teilweise **Verlust von Selbständigkeit** und die **Unvorhersehbarkeit von Krankheitsverlauf** und Genesung. Das alles erfordert neben **Verständnis** und **Einfühlungsvermögen gezielte Maßnahmen**, um das **Sicherheitsgefühl wiederherzustellen**.

Was verbinde ich mit „einer sicheren Umgebung“?
Was gibt mir Sicherheit – privat und beruflich?
Wie geht es mir, wenn ich mich nicht sicher fühle?
Wie reagiere ich auf Unsicherheit und wie drücke ich das aus?
Was kann ich für meine Sicherheit tun?
Brauche ich dabei Unterstützung und wenn ja, dann welche und von wem?

Was verbinden unsere PatientInnen mit „einer sicheren Umgebung“?
Was gibt ihnen in ihrem Alltagsleben Sicherheit?
Was kann ihnen im Krankenhaus Sicherheit geben?
Wie geht es ihnen, wenn sie sich nicht sicher fühlen?
Wie können sie auf Unsicherheit reagieren und das ausdrücken?
Was können sie im Krankenhaus für ihre Sicherheit tun?
Brauchen sie dabei Unterstützung und wenn ja, welche und durch wen?

2. Kommunizieren

Reden ist Silber, Schweigen ist Gold. Hättest du geschwiegen, wärest du ein Weiser geblieben. Nimm' den Mund nicht so voll! Diese Redewendungen sind nicht unbedingt eine Aufforderung, sich verbal mitzuteilen. *Wenn einer eine Reise tut, dann kann er was erzählen.* Das klingt auch eher wie eine Aufforderung, wenigstens etwas Interessantes zu berichten.
In manchen Situationen **verschlägt es uns die Rede** und in anderen **reden wir wie ein Wasserfall**. Doch manchmal **fehlen uns einfach die Worte,** um uns entsprechend auszudrücken.

Wir **reden aber immer, auch wenn wir schweigen**, denn mit Hilfe unserer **Körpersprache senden** wir teils **unbewusst Signale** aus, die genauso unbewusst **empfangen** werden. Dabei ist es egal, ob wir nun **die Ohren spitzen, auf ihnen sitzen** oder **den Kopf in den Sand stecken**.
Wir werden **ständig angesprochen**, im Radio, Fernsehen, aus der Zeitung heraus, von Plakatwänden herunter oder am Telefon.

Unser Gegenüber **teilt** uns einen **Sachverhalt mit,** sagt damit etwas **über sich und unsere Beziehung** aus und möchte uns eventuell **zu etwas veranlassen**. Wir entscheiden dann, **mit welchem Ohr** wir diese Informationen **hören wollen** und reagieren dementsprechend.
Durch unsere **tägliche Kommunikation** können wir **Kontakte** knüpfen, halten, uns austauschen, **Konflikte** austragen, **Spaß** haben, **Aggressionen** auf – und abbauen, **auf dem Laufenden** sein, **uns am Leben erhalten** u. v. m.

Durch einen **Krankenhausaufenthalt** wird diese **Kommunikationskette** teilweise **unterbrochen**. PatientInnen werden mit **medizinischen Fachausdrücken konfrontiert**, die sie noch nie in ihrem Leben gehört haben. Die „Götter in weiß" versuchen Kompetenz und Sicherheit auszustrahlen, ihre Sprache löst bei ihren Schützlingen jedoch eher Angst und Unsicherheit aus. Ist die Sprache des Arztes, der Schwester, **nicht die Muttersprache** der/des PatientIn, wird die Verständigung zusätzlich erschwert. Scheinbar harmlose Missverständnisse können sich zu lebensbedrohlichen Komplikationen auswachsen.
Kontakte zu vertrauten Personen können **nicht** wie gewohnt **aufrecht erhalten** werden und ein Gefühl von **Einsamkeit** und **Abgeschnittensein** entsteht schnell.

Was verbinde ich mit „Kommunizieren"?
Wie verständige ich mich, privat und beruflich?
Wie geht es mir, wenn ich mich nicht verständigen kann?
Wie reagiere ich darauf und wie drücke ich das aus?
Was kann ich zu einer guten Verständigung beitragen?
Was brauche ich dabei von den anderen?

Was verbinden unsere PatientInnen mit „Kommunizieren"?
Wie verständigen sie sich in ihrem Alltagsleben?
Wie können sie sich im Krankenhaus verständigen?
Wie geht es ihnen, wenn sie sich nicht wie gewohnt verständigen können?
Wie können sie darauf reagieren und das ausdrücken?
Was können sie zu einer gelungenen Verständigung beitragen?
Brauchen sie dabei Unterstützung und wenn ja, welche und von wem?

3. Atmen

Uns allen ist schon einmal **vor Staunen oder Schreck die Luft weggeblieben**. Manchmal ist es gut abzuwarten, **bis die Luft rein** ist. In sehr unangenehmen Situationen würden wir uns gerne **in Luft auflösen**, besonders dann, wenn wir jemanden nicht riechen können oder wenn **dicke Luft** im Zimmer herrscht.

Dann tut es vielleicht gut, einmal kurz **Luft schnappen** zu gehen.
Die **Luft** kann aber auch **zum Schneiden sein**, weil schon lange **nicht gelüftet** wurde und **Sauerstoffmangel** herrscht.
Wird die **Sauerstoffzufuhr zum Gehirn** für mehr als drei Minuten **unterbrochen**, sind **bleibende Schäden** die Folge, trotz rasanter Fortschritte, welche die Intensivmedizin in den letzten Jahren gerade auf diesem Gebiet gemacht hat.
Manche Menschen sind **lufthungriger** als andere. Sie reißen jedes Fenster auf. Andere leiden eventuell unter **Klimaanlagen.**
Wenn wir in die Tiefe **tauchen,** brauchen wir eine **Druckluft-,** auf hohen Bergen, wo die **Luft dünner** wird, eine **Sauerstoffflasche**.
Normalerweise sind wir aber von der **Luft**, die wir **zum Atmen** brauchen in **ausreichendem Maße** umgeben, wenngleich ihre **Qualität** mit **zunehmender Umweltverschmutzung schlechter** wird. Fluchtartig verlassen wir die Stadt, um die gute Landluft zu genießen. Ein Häuschen im Grünen gaukelt uns die Idylle vollkommener Entspannung vor, im morgendlichen Verkehrsstau bleibt die mühsam gewonnene Wochenenderholung buchstäblich auf der Strecke.
In **verrauchten Räumen** haben wir manchmal das Gefühl zu **ersticken**.

Ein **banaler Schnupfen,** eine **verstopfte Nase** sind uns zunächst **nur lästig, eine Atemwegserkrankung,** die uns ärztliche Hilfe in Anspruch zu nehmen zwingt, führt uns drastisch vor Augen, **wie schmerzhaft Atmen sein kann.**

Was verbinde ich mit „Atmen“?
Wie funktioniert meine Atmung privat und beruflich?
Wie geht es mir, wenn ich schlecht Luft bekomme?
Wie reagiere ich auf Atemnot und wie drückt sich das bei mir aus?
Was kann ich tun, damit ich gut Luft bekomme?
Habe ich dabei schon einmal Unterstützung gebraucht und wenn, dann welche und von wem?

Was verbinden unsere PatientInnen mit „Atmen“?
Wie funktioniert ihre Atmung und wieviel Beachtung schenken sie ihr in ihrem Alltagsleben?
Was können sie tun, um gut Luft zu bekommen?
Wie geht es ihnen, wenn sie schlecht Luft bekommen?
Wie können sie dabei reagieren und es ausdrücken?
Was benötigen sie im Krankenhaus, um gut Luft zu bekommen?
Brauchen sie dabei Unterstützung und wenn ja, welche und von wem?

4. Essen und Trinken.

Ich hab' dich zum Fressen gern. Fressen oder gefressen werden. Ein voller Bauch studiert nicht gern. Nach dem Essen sollst du ruh'n oder tausend Schritte tun.

Ob wir am Freitag Fisch essen, am Weihnachtsabend Karpfen oder am Gründonnerstag Spinat, all das sind Überreste alten **Brauchtums.**

Wenn wir den Biskuitfisch zu Neujahr vom Schwanz her essen, jemandem zum Geburtstag im nachhinein nicht gratulieren, weil die Person bereits Sauerkraut gegessen hat – so wird das langläufig als **Aberglauben** bezeichnet.

Wir **essen** mit den **Augen**, mit der **Nase**, mit der **Zunge** Hausmanns- wie Vollwertkost.

Ein leidiges Thema beim Essen sind die **Kalorien**. Sie bieten Gesprächsstoff und sind Inhalt vieler **Diäten** mit unterschiedlichem Ansatz.

Trotzdem biegen sich die Regale unter der Fülle von **Kochbüchern.** Viele Themen sind bereits erschöpft. Im Kommen sind Spezialbücher, wie das Unkrautkochbuch, Gerichte mit Geschichte, Prominente al dente.

Bei den Jägern und Sammlern diente das Essen und Trinken vorwiegend dem **Stillen von Hunger und Durst** und hatte eine rein lebenserhaltende Funktion.

In unserem Leben spielt es außerdem eine **gesellschaftliche Rolle**. Bei fast jeder Besprechung wird einem Kaffee angeboten, Ein lähmend langweiliger Kongress wird erträglich durch die Aussicht auf ein gutes Buffet. Kommt Besuch wollen wir unseren Gästen etwas besonders Gutes vorsetzen. Ein mehrgängiges Menü wird geplant, eröffnet mit einem Aperitiv; begleitet durch gute Weine und beschlossen mit einem „Schnapserl" zur Verdauung.

Das „Mc-Donalds-Kind", das mit zehn Jahren achtzig Kilo auf die Waage bringt, demonstriert augenfällig die Pervertierung ursprünglicher Lebensbedürfnisse, die **Wahl der richtigen Diät** wird zur **Glaubensfrage**, **Fastenkuren** - noch vor wenigen Jahren als kurzlebige Modeerscheinungen belächelt – sind heute **gesellschaftliches „Muss".**

Durch **Krankheit verlieren** wir oft vorübergehend unseren **Appetit**, dürfen und können verschiedenes überhaupt nicht essen und unsere **Lieblingsspeisen** gibt es im Krankenhaus meistens nicht.

Was verbinde ich mit „Essen und Trinken"?
Was esse ich privat und wenn ich im Dienst bin?
Was kann ich für meine (gesunde) Ernährung tun?
Wie geht es mir, wenn ich nicht essen und trinken kann, was mir schmeckt?
Wie reagiere ich darauf und wie drücke ich das aus?
Habe ich seit meiner Kindheit beim Essen und Trinken schon einmal Unterstützung gebraucht und wenn ja, welche und von wem?

Was verbinden unsere PatientInnen mit „Essen und Trinken“?
Was/wie essen sie in ihrem Alltagsleben?
Was können sie für ihre (gesunde) Ernährung tun?
Was würden sie im Krankenhaus gerne essen und trinken?
Wie geht es ihnen, wenn sie nicht essen und trinken können, was sie gewohnt sind?
Wie können sie darauf reagieren und das ausdrücken?
Brauchen sie beim Essen und Trinken Unterstützung, und wenn ja, welche und von wem?

5. Ausscheiden

Die Ausscheidungen des menschlichen Körpers wie **Harn, Stuhl, Schweiß, Erbrochenes**, **Menstruationsblut, Tränen**- und **Samenflüssigkeit** sind mit einem starken **Tabu** belegt, über diese spricht man nicht.
Ganz kommen wir in der täglichen Konversation nicht darum herum, sie anzusprechen, dann umschreiben wir sie oder flüchten uns in die **Vulgärsprache**. Phrasen wie beispielsweise *„Ich muss mal verschwinden*“, *„ein Geschäft verrichten“, „austreten gehen“,* sind durchaus gesellschaftsfähig.
„Das ist doch wirklich zum Kotzen“, hat sich sicherlich jede/r von uns schon einmal gedacht.
Wir **Frauen** haben **scheinbar keine Menstruation**. *„Wir haben unsere Tage“, „sind unwohl“, „die Tante ist auf Besuch gekommen“.*
In einer Welt, in welcher der Schein, die Fassade mehr zählen als Inhalte, hat die Kosmetikindustrie ihren großen Auftritt. Binden oder Tampons sorgen für scheinbare Sicherheit, Deosprays verdecken unangenehmen Schweißgeruch. Doch – haben wir Verständnis für das „Unwohlsein der Frau“ während ihrer Tage? Welcher Deospray wirkt gegen Angstgefühle, baut Stress ab, löst Anspannung?
In der **Werbung** wurde die Saugfähigkeit von Tampons eine Zeit lang mit Hilfe einer blauen Flüssigkeit demonstriert. Menstruationsblut ist jedoch niemals blau, weder bei den sogenannten Blaublütigen noch bei alkoholisierten Frauen.
Tabu einerseits – andererseits geben wir auch etwas von uns her.
So entdecken Kleinkinder plötzlich ihre **Macht**, wenn sie das Stuhlabsetzen verweigern.
Für die meisten Menschen **funktioniert** ihre **Ausscheidung** so **ganz nebenbei**. Erst **Durchfall** oder **Verstopfung** lenken unsere Aufmerksamkeit auf eventuelle **Ernährungsfehler**.

Im Alltag haben wir normalerweise alleine die **Kontrolle** über unsere Ausscheidungen. Wenn wir aber ins **Krankenhaus** müssen, sind plötzlich Menschen da, die allen Ernstes **wissen wollen, wann und wie oft wir es tun und wie diese beschaffen sind.**

Was verbinde ich mit „Ausscheiden"?
Wie funktioniert meine Ausscheidung – privat und im Dienst?
Wie kann ich auf meine Ausscheidungen Einfluss nehmen?
Wie geht es mir, wenn meine Ausscheidung nicht funktioniert?
Wie reagiere ich darauf und wie drückt sich das aus?
Habe ich dabei schon einmal Unterstützung gebraucht und wenn ja, welche und von wem?

Was verbinden unsere PatientInnen mit „ausscheiden"?
Wie funktioniert ihre Ausscheidung im Alltagsleben?
Wie geht es ihnen, wenn ihre Ausscheidung nicht funktioniert?
Wie beschreiben oder „umschreiben" sie ihren Zustand?
Wie funktioniert ihre Ausscheidung im Krankenhaus?
Wie können sie im Krankenhaus auf ihre Ausscheidung Einfluss nehmen?
Brauchen sie dabei Unterstützung und wenn ja, welche und von wem?

6. Sich sauber halten und kleiden.

Kleider machen Leute. Wir alle wollen gefallen. Daran verdienen **Modemacher, Friseure, Kosmetikfirmen**, denn eine schicke Frisur, die neueste Mode und entsprechende Accessoires gehören einfach dazu.
Der strenge **Businesslook** verströmt Seriosität und steht für Angepasstheit, ein schrilles, **schräges Outfit** erregt Aufmerksamkeit, provoziert sogar Widerstände. Durch unsere Kleidung oder Tracht definieren wir, welcher gesellschaftlichen oder kulturellen Gruppe wir uns **zugehörig** fühlen. Uniformen weisen den Träger als Angehörigen eines bestimmten Berufsstandes aus und verleihen Autorität. Schulterklappen und Ordensabzeichen von Polizei und Militär schüchtern nicht minder ein, als es früher die weiße Schürze und das strenge Häubchen der Pflegeschwester getan haben.
Für manche Menschen steht aber der Ausdruck ihrer **Individualität** an oberster Stelle und sie kleiden sich dementsprechend.
Wer Reizwäsche trägt, nicht selten aus Kunststoff, verspricht sich davon Verführungskraft.
Immer mehr Menschen beschäftigen sich nicht nur mit der **Wirkung** ihrer Kleidung auf andere, sondern auch damit, aus welchem **Material** sie hergestellt ist. Schadstoffe und Umweltverträglichkeit sind mittlerweile ein Thema. Der **Biolook** ist in, auch wenn das noch nicht zu den großen Designern durchgedrungen zu sein scheint.
Unser **Wohlbefinden** hängt stark von unserer **Körperpflege** ab, auch wenn Untersuchungen in Österreich einen erstaunlich niedrigen Pro-Kopf-Verbrauch an Seife ergeben haben.

Ob wir nun duschen, baden oder *„Katzenwäsche betreiben"*, uns mit Schweißgeruch, fettigen Haaren und Schuppen oder dritten Zähnen herumschlagen, Zahnpasta verwenden oder lieber einen Apfel essen, wir alle haben unsere **individuellen Gepflogenheiten**.

Es kann uns schwer fallen, unsere gewohnte Umgebung zu verlassen und bei der Durchführung unserer **Reinigungs- und Bekleidungsgewohnheiten** womöglich **auf fremde Hilfe angewiesen** zu sein, so wie das durch Krankheit und im Krankenhaus der Fall sein kann.

Was verbinde ich mit Körperpflege und Kleidung?
Was brauche ich diesbezüglich, um mich wohl zu fühlen?
Wie geht es mir, wenn ich mich nicht wie gewohnt pflegen und kleiden kann?
Wie reagiere ich darauf und wie drücke ich das aus?
Wie kann ich auf meine Körperpflege und Kleidung Einfluss nehmen?
Habe ich dabei schon einmal Unterstützung gebraucht und wenn ja, welche und von wem?

Was verbinden unsere PatientInnen mit „sich pflegen und sich kleiden"?
Wie pflegen und kleiden sie sich in ihrem Alltagsleben?
Wie können sie sich im Krankenhaus pflegen und kleiden?
Wie geht es ihnen, wenn sie das nicht können?
Wie reagieren sie darauf und wie drücken sie das aus?
Wie können sie im Krankenhaus auf ihre Körperpflege und Kleidung Einfluss nehmen?
Brauchen sie dabei Unterstützung und wenn ja, welche und von wem?

7. Die Körpertemperatur regulieren

Was wir als heiß empfinden oder kalt ist sehr relativ.
Ob wir eine heiße Nacht hinter uns haben, uns jemand kalt vorkommt, wie ein Fisch oder wir vor einem lauwarmen Essen sitzen und es nicht herunterbringen, so verbinden wir mit diesem **Temperaturempfinden Gefühle**.
Rottöne wirken warm, Blautöne kalt. Ebenso fühlen wir uns, wenn wir sie tragen. Wüstenbewohner bevorzugen weiße Kleidung, weil diese das Sonnenlicht reflektiert.
In unseren Breitengraden sind wir an die vier **Jahreszeiten** mit zum Teil erheblichen Temperaturunterschieden gewöhnt. In anderen Teilen der Erde herrschen das ganze Jahr über annähernd gleiche Wetterverhältnisse.

Manchmal ist uns so heiß, das wir uns am liebsten *„das G'wand vom Leib reißen"* würden, dann wieder zittern wir vor Kälte und wissen nicht, was wir noch alles anziehen sollen.
Je nach **Bedarf, technischen Möglichkeiten** und **ausgeprägtem Umweltbewusstsein**, greifen wir auf Kleidung oder Heizung und Klimaanlage zurück, um die Temperatur unserem Wohlbefinden entsprechend anzupassen. Auch der altbewährte Thermophor leistet uns hie und da noch gute Dienste.
Das Tragen von Pulswärmern bewirkt einen Anstieg unseres Wärmeempfindens um 3°C.
Im Zuge einer **hitzigen Debatte** kann uns schon einmal ganz schön **heiß werden.** Zwischen Streitparteien, die sich endgültig entzweit haben, herrscht **Eiszeit.** Vermittler hoffen auf **Tauwetter**!

Wenn in uns etwas zu kochen beginnt und wir infolgedessen vielleicht eine **Krankheit** ausbrüten und **Fieber** bekommen, helfen uns die üblichen Mittel eventuell nicht mehr, um unsere Körpertemperatur zu regulieren und wir müssen der **ärztlichen** und **pflegerischen Kunst vertrauen**. Da wird dann von einem Krankheitserreger, seiner Eintrittsstelle und verminderter Resistenz gesprochen!

Was verbinde ich mit „die Körpertemperatur regulieren"?
Bei welcher (Körper)temperatur fühle ich mich wohl?
Wie geht es mir, wenn ich fiebere/ mir zu heiß oder kalt ist?
Wie reagiere ich darauf und wie drückt sich das aus?
Was kann ich dabei für mich tun?
Habe ich dabei schon einmal Unterstützung gebraucht und wenn ja, welche und von wem?

Was verbinden unsere PatientInnen mit „die Körpertemperatur regulieren?"
Bei welcher (Körper)temperatur fühlen sie sich wohl?
Wie geht es ihnen, wenn sie fiebern/ihnen zu heiß oder kalt ist?
Wie können sie bei Fieber reagieren und wie drücken sie das aus?
Wie können sie sich selbst helfen?
Brauchen sie dabei Unterstützung und wenn ja, welche und von wem?

8. Sich bewegen

Da bewegt sich was bedeutet so viel wie *da tut sich was, da ist was im Gange, da verändert sich was.*
Wer sich bewegt, wird **beweglich.** Wer beweglich ist, wird **flexibel.** Wer flexibel ist, wird bereit zur **Veränderung**.
Bewegung ist also gleich Veränderung und Veränderung kann **Fortschritt** bedeuten.

Bewegung ist **Veränderung** und Veränderung ist **Leben.**
Sobald wir uns nicht mehr bewegen, kommt etwas zum **Stillstand.**
Bewegungslosigkeit kann **Schutzfunktion** haben wie beim **Totstellreflex.**
Manche Menschen haben ein **zu bewegtes Leben**, sie müssen **krank werden**, um sich die **dringend erforderliche Ruhepause** zu nehmen.
Wenn wir im Verlauf einer Erkrankung das erste mal den Wunsch verspüren aufzustehen und das Bett zu verlassen, so ist das ein deutliches Anzeichen von Besserung und unsere Genesung ist in Sicht.
Körperliche Bewegung führt zu **geistiger Beweglichkeit.** Wer sich körperliche Bewegung gönnt, die ihm gut tut, hat plötzlich Ideen, wird **kreativ.**
Der **Bewegungsdrang** einzelner Menschen ist sehr **unterschiedlich.** Ob wir zu Fuß gehen, Auto fahren, Fallschirmspringen, nach einer freien Diensteinteilung arbeiten oder im Internet surfen, wir sind **heute** viel **beweglicher** als früher, die Transportmittel schneller, die Distanzen geringer, die Erde kleiner.
Wenn wir bewegt sind, sind auch unsere **Gefühle in Bewegung**, wir sind berührt, gerührt, fühlen mit.

Durch **Krankheit** können wir in unserer **Beweglichkeit** ebenso **eingeschränkt** werden, wie durch einen **Krankenhausaufenthalt** in unserem **Bewegungsdrang** und **-radius**.

Was verbinde ich mit „Sich bewegen"?
Wie viel und welche Art von Bewegung brauche ich?
Wie kann ich mir Bewegung verschaffen?
Wie geht es mir, wenn ich mich nicht bewegen kann?
Wie reagiere ich darauf und wie drücke ich das aus?
Habe ich schon einmal Unterstützung dabei gebraucht und wenn ja, welche und von wem?

Was verbinden unsere PatientInnen mit „Sich bewegen"?
Wie viel und wie bewegen sie sich in ihrem Alltagsleben?
Wie können sie sich Bewegung verschaffen?
Wie kann es ihnen ergehen, wenn sie sich nicht bewegen können?
Wie reagieren sie darauf und wie drücken sie das aus?
Brauchen sie Unterstützung beim Bewegen und wenn ja, welche und von wem?

9. Arbeiten und spielen

Zuerst die Arbeit, dann das Spiel. Wenn wir an Arbeit denken, dann zumeist an **Stress.** Wir sprechen von Arbeitswut, Überstunden, Müdigkeit, Überforderung.
Hier geht es um den Ernst des Lebens, auch wenn die Aufgaben vielleicht ein Kinderspiel sind.

Die meisten Erwachsenen verdienen mit **Arbeit** ihr **Geld**, auch wenn manche ihr Glück im Spiel versuchen, um damit das zu erhalten, was sie mit Arbeit nicht erreichen können.
Mit **Spielen** verbinden wir angenehmes, **Freizeitbeschäftigung**, etwas das uns **Spaß** macht, wofür wir aber in der Regel viel **zu wenig Zeit** haben.
Vergessen wir aber nicht, dass **Spielen** für **Kinder** deren **Hauptbeschäftigung** ist. Es nimmt einen großen Teil ihrer Zeit in Anspruch, gibt ihnen Gelegenheit zu lernen, - zu gewinnen, aber auch zu verlieren.
Doch nicht nur Kinder spielen. Männer toben sich beim Fußballspielen aus, Millionen von Zuschauern fiebern mit im Stadion oder vor dem Fernsehapparat.
Beim **Theaterspielen** können Menschen kurzfristig in andere Rollen schlüpfen.
Wer spielt letzten Endes am meisten mit der Eisenbahn, welche die Kinder zu Weihnachten bekommen haben? Wir spielen also alle gern.

Wenn wir **krank** sind, können wir entweder **nicht arbeiten** und auch **nicht spielen**, oder die Krankheit verhilft uns zu einer **Pause**, die wir **spielerisch nützen** können.
In Zeiten wie diesen, wo rundum **Arbeitsplätze abgebaut** werden und Menschen sich nicht getrauen in **Krankenstand** zu gehen, können Krankheit und Krankenhausaufenthalt noch zusätzlich **Angst um den Arbeitsplatz** hervorrufen.

Was verbinde ich mit „Arbeiten und Spielen"?
Was arbeite und was spiele ich gern?
Wie kann ich für mein Arbeits- bzw. Spielpensum sorgen?
Wie geht es mir, wenn ich nicht arbeiten und nicht spielen kann?
Wie reagiere ich darauf und wie drücke ich das aus?
Wen und was brauche ich dazu?

Was verbinden unsere PatientInnen mit „Arbeiten und Spielen"?
Wie sieht es diesbezüglich in ihrem Alltagsleben aus?
Welchen Einfluss haben sie selbst darauf?
Welche Art und wie viel davon können sie im Krankenhaus beibehalten?
Wie geht es ihnen, wenn sie nicht arbeiten bzw. spielen können?
Wie reagieren sie darauf und wie drücken sie das aus?
Brauchen sie dabei Unterstützung und wenn ja, welche und von wem?

10. Sich als Frau, Mann oder Kind fühlen

Schon vor der Geburt eines Kindes stellen sich Eltern und Verwandte die Frage: wird es ein **Bub oder Mädchen**?

Warum wohl? Mit dem **Geschlecht** eines Menschen werden bestimmte **Vorstellungen** verbunden. So soll der Sohn einmal den elterlichen Betrieb übernehmen, die Tochter einen ansehnlichen Schwiegersohn ins Haus bringen und Enkelkinder gebären, oder die Karriere machen, die der Mutter nicht möglich war.
Für Kinder beiderlei Geschlechts gilt jedoch – sie sollen es einmal besser haben als wir.
Ob wir Kind sein dürfen, und wie wir uns später als Frau bzw. Mann fühlen und verhalten, wird zunächst in der Familie festgelegt, später wird dieses **Rollenbild** in Kinofilmen, in der Werbung, in Illustrierten, durch die Gesellschaft bestätigt oder widerlegt.
Auch stellen wir mit der Zeit fest, dass das Frauen- bzw. Männerbild einer Veränderung unterworfen ist.
So hat die **emanzipierte Frau** an Freiheit gewonnen. Sie darf Hosen tragen, studieren, zur Wahl gehen. Sie darf sich aber auch im Restaurant das Essen selbst bezahlen, vielleicht sogar den Mann einladen, wenn der kein Geld hat. Die Zahl der AlleinerzieherInnen steigt rasant, die klassische Mann-Frau-Kind Familie wird ersetzt durch Patchworkfamilien, langfristige Beziehungen durch „Lebensabschnittspartnerlnnen".
Manche Frauen versuchen sich als Weibchen, denn wer will schon eine alte Jungfer bleiben, während sich der unverheiratete Mann in seinem Junggesellendasein sonnt?
Was ist eigentlich ein **richtiger Mann**? Der Macho ist out, der Softie eigentlich auch schon wieder. Über eines sind sich jedoch viele Frauen heute einig – ein Kind im Manne mitzubetreuen ist uninteressant und strapaziert langfristig die Geduld selbst der langmütigsten Ehefrau.
Auch wenn Goethe seinem Faust das berühmte Zitat *„Das ewig Weibliche zieht uns hinan"* in den Mund legt –viele Frauen investieren ihre Energien lieber in die Gestaltung ihres eigenen Lebens.

So hat jeder von uns eine **bestimmte Vorstellung** von seinem eigenen **Kind-, Frau-** oder **Mann-sein** und möchte dieses auch durch **Krankheit** und im **Krankenhaus nicht aufgeben**.

Was verbinde ich mit „sich als Frau, Mann, Kind fühlen"?
Was brauche ich, um mich als Frau/Mann zu fühlen – privat und beruflich?
Wie geht es mir, wenn ich meine Geschlechterrolle nicht leben kann?
Wie reagiere ich darauf und wie drücke ich das aus?
Was kann ich selbst zu meiner Geschlechtsidentifikation beitragen?
Brauche ich etwas oder andere, um mich als Frau/Mann zu fühlen und wenn ja, was und wen?

Was verbinden unsere PatientInnen mit „sich als Frau, Mann, Kind" fühlen?
Wie geht es ihnen als Frau, Mann, Kind im Alltagsleben?
Was brauchen sie im Krankenhaus, um ihre Geschlechterrolle leben zu können?
Was können sie selbst dazu beitragen?
Wie fühlen sie sich, wenn sie das nicht tun können?
Wie können sie darauf reagieren und wie drücken sie das aus?
Brauchen sie andere oder etwas dazu und wenn ja, wen und was?

11. Schlafen

Ob wir sommers oder winters bei offenem Fenster schlafen, im Pyjama oder nackt, ohne Polster oder mit Nackenrolle, auf dem Futon oder in der Hängematte – „*Wer schläft der sündigt nicht.*"
Die wenigsten von uns können so schlafen, wie es ihrem **Biorhythmus** entspricht, selbst dann nicht, wenn sie keine Nachtdienste machen und am Tag schlafen müssen.
Denn es gibt nun einmal **Nachtmenschen** und **Morgenmuffel.** Auch ein **Winterschlaf** ist in unserer zivilisierten Welt nicht einkalkuliert. Das elektrische Licht macht es uns möglich 365 Tage im Jahr 24 Stunden zu arbeiten.
Ob wir nun **miteinander schlafen** oder **alleine**, einen süßen **Traum** hatten oder von **Albträumen** geplagt mitten in der Nacht aufwachen oder durch das **Schnarchen** des Partners gar nicht erst einschlafen können, ob wir einfach überall und jederzeit schlafen können oder nur **im eigenen Bett** und dazu vielleicht auch noch ein **Schlafmittel** brauchen, ob wir uns dicke Vorhänge zuziehen oder morgens die Sonnenstrahlen hereinlassen, ob wir uns auf unsere **innere Uhr** verlassen können oder einen Wecker brauchen, das alles bestimmt, wie wir am nächsten Morgen **aufwachen** – **frisch und munter** und voller Tatendrang oder womöglich noch **völlig verschlafen**.

Ob wir **viel oder wenig Schlaf brauchen** und unserem **eigenen Einschlafritual folgen** oder nicht – wenn uns **Krankheit** den **Schlaf raubt**, sodass wir uns **nicht** richtig **regenerieren** können und im **Krankenhaus** ständig jemand **über unseren Schlaf wacht**, uns dabei stört und einfach alles anders ist, **fühlen** wir **uns schlecht** und **reagieren gereizt**.

Was verbinde ich mit „Schlafen"?
Welche Schlafgewohnheiten/Schlafprobleme habe ich?
Wie geht es mir, wenn ich nicht schlafen kann?
Wie reagiere ich darauf und wie drücke ich das aus?
Was kann ich zu meinem (gesunden) Schlaf beitragen?
Brauche ich dabei Unterstützung und wenn ja, welche und von wem?

Was verbinden unsere PatientInnen mit „Schlafen"?
Welche Schlafgewohnheiten/Schlafprobleme haben sie in ihrem Alltagsleben?
Welche Schlafprobleme können sie im Krankenhaus haben?
Wie kann es ihnen gehen, wenn sie nicht schlafen können?
Wie können sie darauf reagieren und wie drücken sie das aus?
Was können sie im Krankenhaus für ihren (gesunden) Schlaf tun?
Brauchen sie dabei Unterstützung und wenn ja, welche und von wem?

12. Sterben

„Partir est un peu mourir." – Jeder Abschied ist ein kleiner Tod.
Ich muss nur eines, nämlich einmal sterben – haben wir uns vielleicht schon einmal gedacht, wenn uns jemand zu etwas zwingen wollte.
Der **Gedanke an den Tod** ist unterschwellig immer **präsent**.
Und dass wir alle einmal sterben müssen, scheint manches mal die einzige **Gerechtigkeit** auf Erden zu sein.
Sterben ist ein **Teil des Lebens**, kein Leben ohne Tod.
Für den einen bedeutet der Tod das Ende, für den anderen erst der Anfang von etwas Neuem, Besserem.
Ob wir uns nun vor der **Hölle** fürchten, auf einen **Himmel** hoffen, ob wir alles Unglück in unserem Leben unserem **Karma** zuschreiben, unsere **Wiedergeburt** erwarten oder **einfach leben** – viele von uns beschäftigt die Frage: Was kommt danach?
Es gibt **viele Theorien**, aber zurückgekommen ist noch keiner.
Manchen ist es vielleicht **wichtig wie** sie **sterben**, vorbereitet auf den Tod, nach Abschluss ihres **Testaments**, **Abschied** nehmend und nicht unerwartet durch einen plötzlichen Unfall.
Die einen würden am liebsten **ewig leben**, andere akzeptieren ihr Ende als Schlusspunkt eines erfüllten Lebens. Verzweiflung in einer scheinbar ausweglosen Lage treibt den einen in den **Selbstmord**, andere lähmt die Aussicht auf ein langes Siechtum, auf das schrittweise Verlieren der geistigen und physischen Kräfte.
Gerade letzteres hat die Debatte um Euthanasie, um **passive** und **aktive Sterbehilfe** neu angefacht, Tabuthemen, an die nach dem Grauen der nationalsozialistischen Herrschaft niemand zu rühren wagte.
Nicht nur das Wie, Wo, Wann des Sterbens beschäftigt uns. Schon zu Lebzeiten haben wir bestimmte Vorstellungen davon, was mit unseren **sterblichen Überresten** passieren soll.
Ob wir in der Familiengruft begraben werden wollen oder auf einem Waldfriedhof mit vielen Blumen und ohne Marmordeckel, eine Verbrennung vorziehen

und unsere Urne in das Weltall schießen lassen wollen – der Umgang mit unseren eigenen sterblichen Überresten bestimmt mit, in welcher Erinnerung uns unsere **Hinterbliebenen** behalten werden.
Wenn **Krankheit** uns und unsere Angehörigen der Begegnung mit dem **Tod** näher bringt, kann auch einmal das **Krankenhaus** unerwartet der **Ort des letzten Abschied-Nehmens** werden.

Was verbinde ich mit „Sterben"?
Wie gehe ich mit dem Sterben um – privat und beruflich?
Wie geht es mir, wenn ich mit dem Sterben konfrontiert bin?
Wie reagiere ich darauf und wie drücke ich das aus?
Was kann ich tun, um einen versöhnlichen Umgang mit dem Tod zu finden?
Brauche ich Unterstützung dabei und wenn ja, welche und von wem?

Was verbinden unsere PatientInnen mit „Sterben"?
Wie gehen sie in ihrem Alltagsleben mit dem Sterben um?
Was kann ihnen im Krankenhaus Angst machen sterben zu müssen?
Wie reagieren sie darauf und wie drücken sie das aus?
Was kann ihnen im Krankenhaus die Angst vor dem Sterben nehmen?
Brauchen sie dabei Unterstützung und wenn ja, welche und von wem?

3. Das Aufnahmegespräch – der erste Eindruck entscheidet, der letzte auch – das Entlassungsgespräch

Nachfragen, informieren und vor allem zuhören.
In der Aufnahmesituation **wollen** PatientInnen und Pflegepersonen **viel wissen** und **einander wissen lassen**. Trotzdem oder gerade deshalb kann es sein, dass das sogenannte **„Erstgespräch" vieles offen** lässt. Bei der **Entlassung** dann ist vielleicht **für uns** schon **„alles gelaufen"**, während das **für unsere PatientInnen nicht** unbedingt so sein muss.

Vom *Redeschwall* zum ***Informationsfluss***

Herausfinden und Bedenken:

- **Was können sich** unsere **PatientInnen** und **wir** uns von einem **Aufnahme-/Erstgespräch erwarten**?

Reden heißt **nicht unbedingt informieren**. **Fragen** wird **nicht in jedem Fall** als **Interesse bekunden** aufgefasst. **Antworten** heißt nicht **automatisch verstanden** und **berücksichtigt** werden. *„Nur der Mensch, der sich verstanden fühlt, ist bereit, sich verstehen und führen zu lassen." (Emil Oesch).*

- **Wir müssen wissen, worauf wir hinaus wollen.**

„Wir müssen wissen, wozu wir etwas brauchen, was wir damit anfangen wollen...und ich begriff nicht, dass jemand, der sich etwas wünscht, genau wissen muss, wozu er sich dieses wünscht.“ (Coelho 1999, S 250).

- **Was** wollen **wir** von unseren PatientInnen **erfahren**?

Das sind: ihre **Beschwerden** und **wovon sie sich Abhilfe erwarten, ihre Lebensgewohnheiten** und inwieweit sie darin **durch den Krankenhausaufenthalt beeinträchtigt** werden, **was sie alleine können** und **wo sie Hilfe brauchen** bis zu dem **was ihnen Angst macht**.

- **Was** wollen **wir** unseren PatientInnen **mitteilen**?

Es gibt jede Menge **Informationen** vom **Hausbrauch** – *für stillende Mütter steht in der Küche Stilltee bereit*, über die **Tagesstruktur** – *von ... bis ...und von ...bis findet die Dienstübergabe statt* bis zur **Hausordnung** – *die Besuchszeit ist von ...bis ...* . Wir wollen unsere **pflegerische Zuständigkeit klarstellen**. *„Wenn Sie gewohnt sind Abführmittel zu nehmen, sagen Sie das bitte auch den ÄrztInnen, weil die es Ihnen vorschreiben. Über Ihre Pflasterallergie sollten wir alle Bescheid wissen. Ich werde das an meine KollegInnen weiterleiten.“*

- **Was wollen uns unsere PatientInnen sagen?**

Sie wollen uns vielleicht zunächst etwas ganz **anderes sagen**, als wir von ihnen wissen wollen. *„Darf meine dreijährige Tochter zu Besuch kommen?“*

Sie haben **andere** oder **größere Probleme** als wir erwarten. *Kaum sind sie zur Türe herein gekommen, wollen sie schon wissen, wann sie wieder nach Hause gehen können.* Auch die **Schwere und Art des Eingriffs**, die zu erwartende **Länge des Spitalsaufenthaltes** oder das **Alter unserer PatientInnen** geben **keinen verlässlichen Aufschluss über** ihre **Ängste** und ihre **Reaktion auf** die **Umstellung ihrer Lebensgewohnheiten**.

PatientInnen berichten uns von **Erlebnissen,** die sie **in anderen Gesundheitseinrichtungen** oder **im Zusammenhang mit ihrer Erkrankung** schon gehabt haben. Gute und schlechte Erfahrungen prägen die Menschen. Je mehr wir darüber wissen, desto besser können wir die Erwartungshaltung der PatientInnen verstehen und ihnen gerecht werden.

- **Was wollen unsere PatietInnen von uns erfahren?**

PatientInnen versuchen **herauszufinden, was auf sie zukommt**. Meistens **wissen** sie jedoch **nicht genau, wonach sie fragen sollen,** weil sie sich **nicht vorstellen können, was sie erwartet.** Sie wollen **über ärztliche Handlungen** und **Pflegemaßnahmen informiert werden,** darauf **Einfluss nehmen** und **sicher sein können**, dass immer in ihrem Interesse gehandelt wird.

- **Was** und **wie viel** können unsere PatientInnen beim Erstgespräch **aufnehmen**?

In einer Stresssituation, wie sie die Aufnahme in eine Gesundheitseinrichtung darstellt, können sich Menschen **nur einen geringen Teil** der erhaltenen **Informationen** merken.

- Auch bei einem **Entlassungsgespräch** lässt sich auch noch manches **klären.**

Dabei können wir mit unseren PatientInnen und deren Bezugspersonen Unsicherheit **ausräumen** im Umgang mit Pflegehandlungen, die zu Hause alleine durchgeführt werden müssen und die **Versorgung mit** benötigten **Pflegeartikeln sicherstellen.** Das ist aber auch eine Gelegenheit zu **erfragen, ob ihre Erwartungen in Bezug auf unsere Pflege erfüllt wurden**, um **daraus** für die Zukunft zu **lernen**.

„Ende und Ziel. – Nicht jedes Ende ist das Ziel. Das Ende der Melodie ist nicht deren Ziel; aber trotzdem: hat die Melodie ihr Ende nicht erreicht, so hat sie auch ihr Ziel nicht erreicht. Ein Gleichnis.“ (Friedrich Nietzsche).

- **Nachfragen heißt auch darauf reagieren.**

Pflegekonzepte, die sich an den Erwartungen der PatientInnen und deren Bezugspersonen orientieren, können die begrenzten Möglichkeiten einer Gesundheitseinrichtung aufzeigen. Im einen oder anderen Fall können Veränderungen in der Krankenhausorganisation notwendig werden *beispielsweise eine Ausweitung der Besuchszeiten*, die mit Investitionen verbunden sind *z.B. Mitaufnahmemöglichkeiten für Bezugspersonen*.

- Wir sind nicht vor **unausgesprochenen Erwartungen** gefeit.

Unausgesprochene Erwartungen sind **spür-** aber **nicht greifbar**, weder für uns noch für die PatientInnen und deren Bezugspersonen. Trotzdem sind wir **bei unserer Tätigkeit** mit ihnen laufend **konfrontiert**. Da sie mit dem Spitalsaufenthalt und den Pflegehandlungen nicht in direktem Zusammenhang stehen können sie von uns oft auch gar nicht angesprochen werden. Ein längerer Spitalsaufenthalt, eine unaufschiebbare Operation lässt in PatientInnen die Sorge wachsen: *„Kann ich mir das leisten? Wird meine Versicherung für diese Kosten aufkommen?“* In unserer Gesellschaft ist es verpönt, offen über Geldprobleme oder über familiäre Konflikte zu sprechen. Hinter mancher Ungeduld oder unfreundlichem Verhalten dem Spitalspersonal gegenüber steht ein ungelöstes Privatproblem, das häufig nur in ursächlichem Zusammenhang mit dem Krankenhaus steht.

- **Der Zeitaufwand lohnt sich**.

Wir können manche Unklarheiten sofort ausräumen, sind in der Anbieterrolle, viele spätere Fragen können wir kompetent beantworten oder sie bleiben uns und unseren PatientInnen überhaupt erspart.

Tun und Vermeiden:

- Dort **einhaken, wo** unsere **PatientInnen** zu **reden** oder **fragen** beginnen. Das **Aufnahme-/Erstgespräch kann helfen**, das **Eis zu brechen**.
- Selbst **nachfragen** und **zum Nachfragen ermuntern**.

Es ist **wichtig**, PatientInnen und ihren Bezugspersonen **so viel Information** zu **geben, dass sie gezielt nachfragen können**. Wir selbst sollten **uns immer vergewissern**, dass wir **sie richtig verstanden haben**. Wir können auch ihre Kinder, Freunde **nach Menschen, Gegenständen und Gewohnheiten fragen**, die im Krankenhaus **nicht anwesend, verfügbar oder nicht möglich** sind, um zu wissen, **wen oder was unsere PatientInnen vermissen werden** *z.B. EhepartnerInnen, den Hund, das Tennisspielen und eventuell auf besondere Umstände bei Kindern eingehen.*

- **Prioritäten setzen.**

Es gilt zu **selektieren**, was fällt davon in unseren Bereich und was nicht, **wofür sind wir zuständig** und wofür andere Berufsgruppen? Was muss ich jetzt gleich wissen *z.B. was beim Essen zu berücksichtigen ist, denn das muss in der Küche bestellt werden.* und was hat Zeit? *„Wie Sie die Kopflehne bei Ihrem Bett verstellen können, erkläre ich Ihnen gerne etwas später."*

- **Auf** die **Pflegeplanung hinweisen,** die wir im Anschluss an das Gespräch **mit ihnen gemeinsam durchführen** werden.

Fehlendes Wissen lässt PatientInnen ihre Situation nicht richtig **einschätzen.** Dementsprechend können sie **nicht entscheiden** und **handeln,** wie es für sie in der momentanen Situation gut wäre. Hier gilt es, sie in ihren **Erwartungen** zu **bestärken** oder zu **korrigieren**.

- **Unsere PatientInnen** und deren **Bezugspersonen wissen lassen, was wir schriftlich festgehalten haben**.

„Ich habe jetzt aufgeschrieben, was Sie mir gesagt haben, nämlich dass Ihr Kind seit drei Tagen stark hustet und schlecht Luft bekommt. Ich schreibe auch auf was mir auffällt, nämlich, dass ich es jetzt nicht husten höre, ich aber die erschwerte Atmung beobachten kann, einerseits an den Einziehungen im Bereich des Brustkorbs und andererseits an den Nasenflügeln."

„Das Formular bleibt in ihrer Mappe und meine KollegInnen werden darin nachlesen. Die Information über Ihre Pflasterallergie werde ich gleich weitergeben."

„Sie können sich jederzeit selbst Tee holen. Sie können mich jederzeit rufen, bitte während der Dienstübergabe nur in dringenden Fällen. Sprechen Sie bitte über individuelle Besuchszeitregelungen mit der Pflegeperson, die Sie betreut."

- **Was geschieht mit der erhaltenen Information?**

PatientInnen und deren Bezugspersonen **sollen wissen**, **wofür** dieses **Gespräch dient** und **was sie sich davon erwarten können**. Die Informationen werden nur an jene Personen weitergegeben, die sie für ihre unmittelbare Arbeit benötigen. Diese Personen können auf Grund der Aufzeichnungen Einzelheiten berücksichtigen. In manchen Fällen kann es sich bewähren, **Schlüsselfragen in ein lockeres Gespräch einfließen zu lassen** und **später festzuhalten**, in anderen wiederum kann es Sicherheit geben zu **erklären, wozu das Nachfragen dient,** und **vorzulesen was niedergeschrieben wurde**.

- Das **„Merkdefizit" bei Stress** einkalkulieren.

Informationen, die wir selbst erhalten gleich niederschreiben. Für unsere PatientInnen werden wir manches zu einem **späteren Zeitpunkt wiederholen** müssen. *„Ich habe Ihnen jetzt einmal das Wichtigste gesagt. Haben Sie noch Fragen an mich? Ich weiß, dass es nicht möglich ist, sich alles auf einmal zu merken. Wenden Sie sich an mich oder eine meiner KollegInnen, wenn Ihnen noch etwas einfällt."* Die Hausordnung, **schriftlich** - zum späteren Nachlesen- **aushändigen**.

- **„Unerfüllbare" Erwartungen sammeln** und **auswerten**.

Dadurch sollte es möglich werden, Diskrepanzen zwischen Patientenerwartungen und dem Angebot der Institution schrittweise aufzuzeigen und langfristig zu berücksichtigen. (Vgl. VII. Kap. Pkt.10)

- **In manchen Fällen hilft es nachzufragen, in anderen nicht**.

Was **in jedem Fall** hilft ist **Klarheit, wofür bin ich hier zuständig** und wofür habe ich **zwar Verständnis**, kann aber **nichts zur Lösung beitragen**.

4. Die Pflegeanamnese – dem Kind einen Namen geben

Hinschauen, einschätzen, Schlüsse ziehen. Die Pflegeanamnese ist für viele schon lange in der Praxis Tätige nichts Neues, auch wenn sie diesen Teil unserer pflegerischen Tätigkeit **früher nicht eigens benannt** haben. Für die jüngeren auch nicht, weil sie sich das Wissen darüber und den Umgang damit **bereits in der Ausbildung angeeignet** haben. Trotzdem stellt sich manchmal die Frage, **wie sie sich richtig einbauen lässt**.

Vom *Anblick* und *Einblick* zum ***Ausblick***

Herausfinden und Bedenken:

- **Was verbinden** wir **mit** dem Wort **Anamnese**?

Mit „Anamnese" ist das Erheben der Vorgeschichte, d.h. der Beschwerden, die zur Aufnahme in die Gesundheitseinrichtung geführt haben, durch ÄrztInnen gemeint. Doch auch Pflegepersonen haben schon immer eine Pflegeanamnese durchgeführt, wenn auch nicht so benannt.

- Ist das **Erheben einer Pflegeanamnese** ein **eigener Schritt**?

Die Pflegeanamnese wird häufig im Zuge des Erstgespräches durchgeführt.

- **Worin besteht** das Erheben einer **Pflegeanamnese**?

Die nachträgliche Bezeichnung einer teilweise längst üblichen Tätigkeit kann uns zum Hinterfragen und/oder Überdenken unserer Arbeit veranlassen. Was tun wir dabei konkret?

„Die Pflegeanamnese zeichnet sich durch ihre ganzheitliche Betrachtungsweise der Reaktion des Menschen auf Krankheit aus. Während die medizinische Krankengeschichte dazu dient, die Diagnose und die Behandlung der Krankheit festzulegen, zielt die Erhebung der Pflegeanamnese auf die Planung der Gesundheitsfürsorge und Pflege, auf die Einschätzung der Auswirkungen der Krankheit auf den Patienten und seine Familie, auf die Beurteilung der notwendigen Gesundheitserziehung und Aufklärung und auf die Vorbereitung der Entlassung." (Brobst et al. 1997, S 26).

- **Wo** können sich **Widerstände** verbergen?

Viele von uns haben ihren PatientInnen immer schon **„freiwillig"** Interesse entgegengebracht und dabei fast **„nebenbei"** eine Pflegeanamnese erhoben. Mit der **Freiwilligkeit** ist es nun **vorbei** und damit vielleicht auch mit einem **Teil des kreativen Spielraumes** der Pflege. **Welchen Anreiz** gibt es **stattdessen**?

Tun und Vermeiden:

- Konkrete **Werte** wie beispielsweise Blutdruck, Puls und Atemfrequenz sowie Sauerstoffsättigung **erheben (objektive Daten).**
- **Erklären, wozu** diese Messungen **dienen.**

„Aus dem Gewicht und der Körperlänge wird die Körperoberfläche berechnet. Diese dient u.a. zur Berechnung des Flüsigkeitsbedarfs."

- Den **Zustand** unserer PatientInnen unter **Einbeziehen der medizinischen Diagnose feststellen (subjektive Einschätzung)** und gezielt **nachfragen.**

Die kleine Marianne wird mit obstruktiver Bronchitis aufgenommen. Es ist die dritte Episode. Wir beobachten intercostale Einziehungen und eine leichte periorale Zyanose. Wir können erfragen, ob das bei den vorigen Episoden auch so war, wie sie das Inhalieren mit dem Inhalationsgerät toleriert und wie die Mutter damit zurecht kommt.

- Feststellen, **welcher Pflegeaufwand** zu erwarten ist.

Herausfinden, wie unsere PatientInnen *mit* einer bestehenden **Krankheit** bzw. **Beeinträchtigung umgehen.** *Herr F. kann die Pflege seines Stomas nach einer Darmresektion vor vier Jahren auch im Krankenhaus selbständig durchführen.*

- **Erfragen,** was sich **PatientInnen** und **Bezugspersonen** von der **Pflege** während des geplanten Krankenhausaufenthaltes **erwarten**?

Frau M. ist stark sehbehindert. In ihrer eigenen Wohnung findet sie sich gut zurecht. Im Krankenhaus ist sie jedoch verstärkt auf fremde Hilfe angewiesen. Ihre Tochter legt uns das ganz besonders ans Herz.

- **Einschätzen,** wie viel **Kooperation** auf Grund der privaten Situation zu **erwarten** ist.

Eine Mutter, die mit ihrem ersten Kind aufgenommen wird, kann zwar auf Grund der Situation verunsichert sein, hat aber möglicherweise mehr Zeit um bei ihrem Kind zu bleiben, als eine mit viel Erfahrung, wenn deren drei weitere Kinder zu Hause nicht versorgt werden können.

- Unsere **Zuständigkeit** in pflegerischen Belangen **festlegen.**

Diese Gesundheitseinrichtung ist beispielsweise nicht die erste Anlaufstelle für unsere PatientInnen. Hier soll jetzt aber endlich das geschehen, was bisher nicht möglich war, nämlich eine exakte Diagnose gestellt und eine entsprechende Therapie durchgeführt werden. **An die Pflege wird** häufig **nicht sofort gedacht**. Sie ist für viele nicht so greifbar, von ihr erwartet man sich nicht so viel oder sie wird als selbstverständliches Beiwerk vorausgesetzt. Hier legen wir Pflegepersonen das erste Mal unsere Position fest. *„Ich bin dafür zuständig, dass Ihre Krücke bereitsteht und Sie Hilfe bekommen, wenn Sie aus dem Bett aufstehen wollen."*

- Bedenken, dass **Erwartungen** auch aus der **Erfahrung** stammen können.

Erfahrung wiederum führt zu **Interpretation**. Schätzen wir unsere PatientInnen auf Grund dessen falsch ein, so können sie Schaden erleiden. *„Machen Sie sich die Stimmung bewusst, in der Sie beobachten, denn Ihre Wahrnehmungen werden davon stark beeinflusst." (Pruckner 1999, S 171).* Es ist daher unbedingt nötig, zwischen **objektiven Daten** wie **Vorbefunden** und **subjektiven Einschätzungen** wie **Beobachtungen** zu **unterscheiden**. Erstere sind verlässlich und letztere müssen wir als solche deklarieren, um das Risiko einer Fehleinschätzung zu vermeiden. *„Wahrnehmung hängt von einer bestimmten Erwartungshaltung ab. Wir nehmen wahr, was wir glauben." (Pruckner 1999, S 175).*
Die Erfahrung ist es allerdings auch, die uns immer wieder veranlasst, **Zusammenhänge herzustellen**, die zu diesem Zeitpunkt scheinbar noch nicht bestehen. *Beispielsweise wird ein Kind mit Erbrechen aufgenommen. Man sieht keine äußere Verletzung, aber könnte es vielleicht eine Gehirnerschütterung haben? Die Schwellung tritt vielleicht erst ein paar Stunden später auf. Da war doch erst unlängst so ein Fall.* Das **Gesetz der Serie**, mehrere ähnliche Fälle hintereinander, existiert auch in Gesundheitseinrichtungen. Das Gespür für zu erwartende Komplikationen, die die Pflegepersonen im Laufe ihrer Arbeitsjahre am Krankenbett entwickeln, erweist sich nicht selten als **nützlich** bis **lebensrettend**. Allerdings muss es dazu rechtzeitig **hinterfragt** und auf sein Zutreffen hin **überprüft** werden.
Beobachtungen an und von den PatientInnen selbst sind jedoch oft **aufschlussreicher** als unsere Fragen und ihre Antworten. Je **mehr Zeit** wir **mit unseren PatientInnen verbringen** und **je mehr Gehör** wir ihnen **schenken**, **desto größer** die **Chance auf** ein **umfassendes Bild.**

- Die **Pflegeanamnese** als **„Wertsicherung“** erachten.

Durch unser Engagement beim Erstgespräch haben wir die **speziellen Bedürfnisse** unserer PatientInnen erkannt, die **nachweislich Berücksichtigung finden** können. Dadurch besteht eine Garantie, dass das **durch uns begonnene Werk** von anderen **weitergeführt** wird.

5. Die Pflegediagnose – Imitation oder Eigenkreation

Das Stellen von **Pflegediagnosen** erfolgt **zusätzlich zur medizinischen Diagnose** und fast immer **im Anschluss** daran. Außerdem fällt es **nicht immer leicht,** unter den Pflegediagnosen **die geeignete zu finden**. Bleibt sie aus diesem Grund **an zweiter Stelle?**

Von der *Kopie* zum ***Unikat***

Herausfinden und Bedenken:

- **Pflegende stellen jetzt Pflegediagnosen.**

Damit ist es **unsere Aufgabe**, **uns nicht mehr ausschließlich an der medizinischen Diagnose zu orientieren.** Wie und wo unterscheiden sich die beiden voneinander?

„Medizinische Diagnose contra Pflegediagnose.
Um Pflegediagnosen besser zu verstehen, ist es gut, sich klarzumachen, was sie von medizinischen Diagnosen unterscheidet:
Medizinische Diagnosen sind Bezeichnungen für Krankheiten oder Organstörungen. Pflegediagnosen sind, im Gegensatz dazu, Bezeichnungen für menschliche Reaktionen auf aktuelle oder potentielle Gesundheitsprobleme oder Lebensprozesse.
Medizinische Diagnosen beschreiben gewöhnlich die Krankheit des Patienten ohne Berücksichtigung seiner Beziehungen zur Familie oder Gemeinschaft. Eine spezifische Pflegediagnose, wie z.B. gestörte Familienbeziehung, beschreibt die Familie als Funktionseinheit.
Medizinische Diagnosen bleiben gleich, bis die Krankheit oder Störung geheilt ist. Pflegediagnosen können sich stündlich, täglich, monatlich ändern - wann immer sich das Reaktionsmuster des Patienten ändert.
Medizinische Diagnosen beziehen sich auf pathophysiologische Veränderungen im Körper. Pflegediagnosen beziehen sich auf das Verhalten des Patienten und die physiologischen Reaktionen auf Gesundheitsprobleme oder Lebensprozesse.“ (Brobst et al. 1997, S 72).

- **Was verbinden wir mit dem Begriff „Diagnose“?**

Befürchten wir, dass sie zum **Etikett** wird, das **PatientInnen aufgedrückt** werden kann, um sie **in eine bestimmte Schublade zu stecken**, *wie beispielsweise „der Appendix von Zimmer 3"?* Manche Pflegediagnosen *wie „Körpertemperatur erhöht"* sind das Pendant zur medizinische Diagnose, *in diesem Fall „Fieber"*. Andere *wie „Atemvorgang ungenügend"* klingen allgemeiner und damit umfassender als *„Bronchitis"* oder *„Pneumonie"*.

- **Wie würde ich den Zustand meiner Patientin/meines Patienten bezeichnen?**

„Hinsichtlich Pflegediagnostik kristallisierte sich sehr rasch heraus, dass wir nicht auf ideale Lösungen von außen, in Form von Pflegediagnosen für Kinder und Jugendliche warten können. Wir entschieden uns, neben frei formulierten Pflegediagnosen, mit den für uns zugänglichen Pflegediagnosen nach NANDA vorsichtig und mit allen Vorbehalten zu beginnen. Nach drei Jahren kann ich behaupten, dass diese Entscheidung richtig war. Können Pflegediagnosen nach NANDA nicht übernommen werden, dienen sie uns als Hilfe bei der Erstellung von frei formulierten Pflegediagnosen." (Vgl. Weissenbacher 2001, S 27).

- **Frauen** - und in der Pflege arbeiten großteils Frauen - sind es **gewohnt, Probleme umfassend zu sehen** und **prompt darauf zu reagieren**.

Auch ohne dem Ganzen einen Namen zu geben, tun sie vieles einfach richtig. Von klein auf nie angehalten, ihr Tun groß hervorzuheben, spielen sie häufig die aufgebrachte Mühe und den gebührenden Erfolg herunter. Und jetzt sollen sie auf einmal Pflegediagnosen stellen, d.h. sich von der Medizin insoweit distanzieren, als sie ihrem eigenverantwortlichen Tun einen eigenen, gleichwertigen Namen geben!

Tun und Vermeiden:

- **Pflegediagnosen als Schlüssel zu den Menschen** mit ihren **Bedürfnissen** und **zu erwartenden Pflegeerfordernissen** sehen und anwenden.

Frei zu formulieren kann eine Möglichkeit sein, zu den bereits festgesetzten „Pflegediagnosen" einen persönlichen Zugang zu finden.

- Das **Stellen von Pflegediagnosen** als **Zeichen der beruflichen Gleichwertigkeit** von **Pflege** und **medizinischer Behandlung erachten**.
- Uns bewusst machen, **wie viele Tätigkeiten wir nicht** unbedingt als Folge **einer Pflegediagnose ausführen.**

Das kann beispielsweise den Boden aufwischen sein, wenn die Bedienerin bereits nach Hause gegangen ist.

6. Die Planung – Dein Ziel, Mein Ziel, Unser Ziel

Wir **haben unser Handwerk gelernt**. Wir wissen genau, wie wir vorgehen müssen oder zumindest in den meisten Fällen. Jetzt geht es darum, einen **Pflegeplan zu erstellen** und dabei die **PatientInnen einzubeziehen**. Was verbirgt sich also hinter unseren **Problemen mit** der **Formulierung von Zielen und Zeitgrenzen**?

Vom *Festnageln* zum ***Festlegen***

Herausfinden und Bedenken:

- **Was erwartet mich in diesem Dienst?**

Bei der Dienstübergabe können wir den **möglichen Arbeitsaufwand** ungefähr **einschätzen**. Nach der *Anzahl der PatientInnen*, für die wir zuständig sein werden, *ihrem Gesundheitszustand und ihrer psychischen Verfassung* sowie der *personellen Besetzung* richtet sich **unser persönlicher Plan für den Dienst**.

- **Kein Plan ohne Ziel!**

„Wir müssen wissen, wozu wir etwas wollen, was wir damit anfangen wollen."
„... und ich begriff nicht, dass jemand, der sich etwas wünscht, genau wissen muss, wozu er sich dieses wünscht. Dies ist der einzige Grund, auf die Suche nach einer Belohnung zu gehen,...(Coelho 1999, S 250).

- **Welches Ziel habe ich für diesen Dienst?**

Auf die **eigene Zielsetzung** haben wir die **größte Einflussmöglichkeit**.
„Das eigne Ziel gib niemals auf, sei's auch für großes Wohl von andern. Hat man das eigne Ziel erkannt, sei ständig man ihm zugewandt." (Dhammapada).

- **Welche Ziele haben** unsere **PatientInnen** bzw. deren **Bezugspersonen?**

Nur wenn **wir die Ziele unserer PatientInnen kennen,** können wir sie **ihren Erwartungen entsprechend pflegen**. *„Das Drama der ‚Übertragungen'. Der Helfende geht bei der Entscheidung, welche Maßnahme angebracht ist, nicht von den Bedürfnissen des Patienten (oder von professionellen Überlegungen) aus, sondern von seinen eigenen." (Pruckner 1999, S 186).*
„Ich möchte, dass mein Kind heute einmal nicht fiebert." „Ich möchte, dass endlich dieser schreckliche Husten besser wird."

- **Was lässt sich planen und was nicht?**

Wir können nicht planen, ab wann unsere PatientInnen ihre Körpertemperatur im physiologischen Bereich halten werden. Das hängt vom Krankheitsverlauf ab und wie schnell sie auf eine Therapie (von ärztlicher Seite angesetzt) ansprechen. **Unsere Aufgabe** ist es, die **pflegerischen Maßnahmen** *beim Anfiebern, im Fiebern und Abfiebern zu* **planen** *und* **auf ihre Wirksamkeit** *zu* **überprüfen.** Die physiologische Körpertemperatur als Endziel müssen wir dabei natürlich im Auge behalten.

- **Wer plant** die durchzuführenden **Pflegehandlungen**?

Über Pflegehandlungen, wie *beispielsweise das Anlegen von Wadenwickeln zum Abfiebern,* **entscheiden Pflegepersonen selbständig**. Andere werden **auf ärztliche Anordnung hin** durchgeführt, wie *die Verabreichung von Fieber senkenden Medikamenten.* **Unsere PatientInnen** können bei der Planung **vorbringen, was sie, normalerweise bei** bzw. **gegen Fieber tun,** *im Bett bleiben und viel trinken* und **was ihnen dabei gut tut,** *einfach an nichts denken müssen und Unterstützung im Haushalt haben.*

- **PatientInnen** und deren Bezugspersonen in die **Planung der Pflege einzubeziehen** heißt nicht, alle Kompetenz und Autorität abgeben zu müssen.

PatientInnen als KooperationspartnerInnen zu gewinnen, wird sich bei der Arbeit **fürs Erste nicht** immer **erleichternd** auswirken, **auf lange Sicht** aber **befriedigender für beide Seiten** sein.

- **Was brauchen Pflegepersonen um planen zu können**?

Wir können Pflegemaßnahmen planen, bei denen es **Erfahrungswerte** gibt. Diese sollten **aus der Pflegepraxis** stammen, regelmäßig **auf ihre Wirksamkeit überprüft** werden und **schriftlich festgehalten** sein.

- **Was brauchen PatientInnen und deren Bezugspersonen um (mit)planen zu können?**

PatientInnen **Mitsprache** zu **gewähren** heißt nicht, sie Entscheidungen treffen zu lassen, ohne die Situation entsprechend einschätzen zu können.

Die informierte Wahl: Erst nach **eingehender** und **vollständiger Information** über die Auswirkungen ihrer Entscheidungen, wenn sie *beispielsweise die Stützstrümpfe anziehen oder nicht anzuziehen*, werden viele PatientInnen imstande sein, **sinnvolle Entscheidungen** zu treffen, die auch von den Pflegepersonen verantwortet werden können.

- **Unsere PatientInnen bleiben die große Unbekannte.**

Wir können nach dem neuesten Stand der Wissenschaft planen, flexibel sein bei der Durchführung und das Ganze schriftlich festhalten, aber **wie PatientInnen auf** unsere Pflegehandlungen reagieren, **hängt** auch **von anderen Faktoren** *wie beispielsweise ihrer Einstellung zur gesundheitlichen Situation,* **ab**.

- **Weniger kann mehr sein**.

Manche PatientInnen wollen **einfach nur in Ruhe gelassen** werden. Die Frage ist: **Wie weit können Pflegende das verantworten?** Unterlassen sie dabei etwas, wodurch PatientInnen Schaden erleiden können?

Tun und Vermeiden:

- **Zu Dienstbeginn einen Plan** machen und **eigene Ziele formulieren**.

Ich möchte heute besonders bei Frau H. darauf achten, dass sie ihre Körperpflege so selbständig wie möglich durchführen kann. Sie soll in drei Tagen ent-

lassen werden. Zu Hause hat sie zwar auch Hilfe, aber sie möchte bei der Körperpflege darauf nicht angewiesen sein.
Ich werde heute entweder eine SchülerIn oder die neue KollegIn zum Einschulen mitnehmen, weil eine mehr davon hat, wenn ich meine Arbeit besser organisieren kann als mit zweien.

- Unsere **PatientInnen** bzw. deren **Bezugspersonen nach ihren Erwartungen fragen**?

„Frau H., was haben Sie sich denn für heute vorgenommen?" „Ich möchte heute mit Ihnen den langen Gang bis zum Ende gehen. Glauben Sie, dass ich das schon schaffe?" „Warum nicht, gestern waren wir ja immerhin schon bis vorne an der Ecke. Probieren können Sie es auf jeden Fall. Warten wir einmal ab, wie Sie sich nach der Physiotherapie fühlen."

- Unsere **PatientInnen** bzw. deren **Bezugspersonen nach ihren Erfahrungen fragen.**

„Was tut Ihnen gut, wenn Sie fiebern? Was hilft Ihnen beim Abfiebern?"

- **Zwischen den Zielen** unserer **PatientInnen** und unseren **eigenen Zielen unterscheiden.**

Falscher Ehrgeiz führt nicht zum Ziel! Wir können uns über die Fortschritte unserer PatientInnen freuen. Unser Erfolg besteht jedoch darin, sie dabei unterstützt zu haben. Und das dürfen wir nur so weit, als es unseren PatientInnen nützt. *Unsere Patientin ist heute nur halb so weit gegangen wie gestern.* Das ist nicht unser Misserfolg. Im Gegenteil, **wir haben ihren Zustand richtig eingeschätzt** und **gewusst, wie viel wir ihr zumuten können** bzw. erkannt und berücksichtigt, was sie sich zumuten konnte oder wollte. *„Bei der Zielbestimmung muss klar zwischen den Vorstellungen von Patienten und jenen ihrer Helfer unterschieden werden." (Vgl. Pruckner 1999, S 135).*

- Uns die **Vorteile der Pflegeplanung** vor Augen halten.

Das ist ein **einheitliches Vorgehen in der Pflege,** bei gleichzeitiger **Anpassung** an **individuelle Bedürfnisse, Vorstellungen** und **Gewohnheiten** unserer PatientInnen. Indem wir diese berücksichtigen wissen alle, was sie zu erwarten haben.

- **Realistische und sinnvolle Zeitgrenzen setzen**.

Beispielsweise bei der Anwendung von Pflegesalben kann die Zeitgrenze garantieren, dass ihre Wirkung abgewartet wird, anstatt täglich etwas Neues auszuprobieren und letzten Endes nicht zu wissen, was jetzt geholfen hat.

- **Nicht alle geplanten Pflegeinterventionen führen zum erwarteten Ergebnis**.

„Der dritte Schritt im Pflegeprozess ist die Erstellung eines Aktionsplanes, der die Pflege des Patienten auf das gewünschte Ziel hin ausrichtet. Der Pflegeplan, der mit Hilfe des Patienten und des ärztlichen und pflegerischen Teams erstellt wird, dient als schriftliche Dokumentation der Pflegediagnose des Patienten, der Pflegeziele, der Pflegehandlungen und der Auswertung der Daten.

Weil Krankenpflege ein dynamischer Prozess ist, muss der Plan anhand der Fortschritte des Patienten und der Veränderungen in der Behandlung regelmäßig überprüft und angepasst werden.“ (Brobst et al. S 94).
In manchen Fällen **erfordert** eine **unerwartete Veränderung im Gesundheitszustand** eine **Neuorientierung**. **„Kurskorrekturen“** in der **Pflege** können im Rahmen von **Pflegevisiten** im Team diskutiert und festgelegt werden.
„Absolute Sicherheit kann in der Medizin nie garantiert werden. Deshalb müssen sich Heil- und Pflegeberufe auf ihr Wissen und Gewissen stützen.“ (Pruckner 1999, S 61).

- **Die Verantwortung teilen.**

Abfiebernde Maßnahmen beispielsweise auf ärztliche Anordnung sind von Pflegenden auszuführen. Ihren Einspruch sollten PatientInnen gegebenenfalls direkt ÄrztInnen gegenüber erheben. Pflegepersonen dürfen nicht in eine Situation gebracht werden, die sie nicht verantworten können und in der sie rechtlich nicht gedeckt sind.
Sprachprobleme und/oder **kulturell bedingte Vorstellungen** können zu Missverständnissen und unerfüllten Erwartungen führen.
Hier kann es nicht einzelnen Pflegepersonen überlassen werden, wie damit umzugehen ist. Die Auseinandersetzung mit **kultursensibler Pflege** im Rahmen von **Fortbildungen** und eine klare Linie, wie in welchen Fällen vorgegangen wird *beispielsweise DolmetscherInnen zuzuziehen,* zusammen mit der Unterstützung der Pflegepersonen an der Basis durch die Leitung, wirken sich für alle entlastend aus.

7. Die Durchführung der Pflege – Pflege die anderen so wie du selbst gepflegt werden möchtest!

Unsere eigenen hohen Ansprüche zum Maßstab zu erheben, kann ein guter Ansatz sein, doch Vorsicht! Unsere **PatientInnen brauchen** manchmal **etwas ganz anderes, als wir** selbst bräuchten. Aber eines haben sie zweifellos mit uns gemeinsam. Sie **wollen bei ihrer Pflege nach ihren Erwartungen gefragt werden** und **wissen, was sie erwartet** bzw. **was sie zu erwarten haben**.

Von der *Stangenware* zum ***maßgeschneiderten Einzelstück***

Herausfinden und Bedenken:

- **Investition mit Gewinn?**

Bei der Durchführung der Pflege sollte uns der **Mehraufwand,** der durch das Erheben einer Pflegeanamnese und der Durchführung eines Erstgesprächs sowie der Pflegeplanung entsteht, **zugute kommen**.

„In der vierten Phase des Pflegeprozesses wird dieser in die Tat umgesetzt. Sie greifen ein. Ihre Pflegemaßnahmen helfen dem Patienten bei der Erfüllung seiner Pflegebedürfnisse. Sie spiegeln die Übereinkunft mit dem Patienten über die Art der benötigten Hilfe, um die gesetzten Ziele oder erwarteten Resultate zu erreichen." (Brobst et al.1997, S 124).

- Ist das **Arbeiten nach dem Pflegeprozess zufriedenstellender** ?

Wir haben einen **„roten Faden"** als **Orientierungshilfe.** Die **Erwartungen** unserer Patientinnen und deren Bezugspersonen **können sich** aber **laufend ändern**. *„Die Perspektiven der Helfer stehen in einem absoluten Gegensatz zur Perspektive des Patienten." (Pruckner 1999, S 61).*

- **Jeder Dienst ist anders und alle PatientInnen sind anders**.

Das **erfordert** ein ständiges **„Sich wieder neu aufeinander Einstellen" auf beiden Seiten.** *„Jeder Patient reagiert auf eine bestimmte Situation und Handlung anders, jeder braucht eine andere Form der Unterstützung." (Pruckner1999, S 65).* Ein **Pflegeplan** gibt eine **zeitliche Struktur**, nicht nur dem **Pflegepersonal**, sondern auch den **PatientInnen** und deren **Bezugspersonen**. Dabei ist es aber häufig nicht so sehr der große Zeitrahmen, sondern der Ablauf des jeweiligen Tages, der alle beschäftigt. *Was ist in der nächsten Stunde zu erwarten? Was habe ich heute schon geschafft und was kommt später? Wann kommt die Schwester/der Pfleger wieder?*

Tun und Vermeiden:

- **Unsere PatientInnen nach ihren Erwartungen fragen**.

„Die Würde und Autonomie eines Menschen zeigt sich an seinen Wahlmöglichkeiten." (Pruckner S 64).
„Was erwarten Sie sich vom heutigen Tag/der heutigen Nacht?" „Welche Fortschritte wollen Sie machen?", Was soll geschehen, was darf nicht geschehen, damit Sie mit dem heutigen Tag/der heutigen Nacht zufrieden sind?" „Was glauben Sie, dass Sie selbst dazu beitragen können?" „Was erwarten Sie sich von meiner Pflege und von mir persönlich?"

- **Unseren PatientInnen und Bezugspersonen sagen, was wir von ihnen erwarten.**

„Ich habe gemeinsam mit Ihnen geplant, dass Sie heute anfangen, selbst Ihr Insulin zu spritzen. Erinnern Sie sich noch an das, was ich Ihnen vorgestern dazu erklärt habe? Sagen Sie mir bitte, wenn Sie noch unsicher sind und wobei. Ich erkläre es Ihnen gerne noch einmal. Ich erwarte von Ihnen, dass Sie mir sagen, wo Sie meine Hilfe brauchen. Ich kann es nicht so gut wissen wie Sie selbst."

- **Unseren PatientInnen und deren Bezugspersonen sagen, was sie erwartet.**

Die Konsumgesellschaft, der vorgegaukelt wird, dass **jeder Wunsch sofort erfüllbar** ist, erwartet sich das auch im Krankenhaus. Das **ist nicht möglich**. Wir können unseren PatientInnen jedoch viel von ihrer Angst nehmen, wenn wir **sie wissen lassen, was als nächstes mit ihnen geschehen wird und wann** das stattfinden soll. *„Die nächste Inhalation ist in zwei Stunden angesetzt. Ich hoffe, dass Ihr Kind bis dahin schlafen kann."* Oder *„Frau B. ich sehe Sie sind von der Morgentoilette ziemlich erschöpft. Ich komme in einer halben Stunde wieder zu Ihnen herein um den Venflon frisch zu verbinden."* Pflegepersonen, die **ein PatientInnenzimmer nie verlassen ohne zu sagen, was als nächstes** und zwar ungefähr wann, **passieren wird**, werden zumindest teilweise **beruhigte PatientInnen zurücklassen**. Auch wenn es das Arbeitsaufkommen nicht immer erlaubt, die Erwartungen diesbezüglich zu erfüllen, so wird die **erwartete Kooperation** in vielen Fällen **nicht ausbleiben**.

8. Der Pflegebericht – schwarz auf weiß

Das Reden ist nicht immer leicht, aber sicher leichter als das Schreiben! Sich schriftlich festlegen hat eine **andere Qualität** und kann vor allem **weitreichendere Konsequenzen** haben. So ist es nicht verwunderlich, dass der **schriftliche Verlaufsbericht** immer noch eine **gewisse Hürde** darstellt.

Von der *Schilderung* zur ***Aussage***

Herausfinden und Bedenken:

- **Was können wir uns vom Pflegebericht erwarten?**

Im **Pflegebericht** wird die **geleistete Arbeit, unsere** und **die der** KollegInnen, **festgehalten.** Damit werden unsere Einschätzung der PatientInnen und die pflegerischen Konsequenzen, die wir daraus gezogen haben, für die anderen **nachvollziehbar.**

Pflegeberichte können **wertvolle Dienste bei der Pflegeforschung** leisten. Zum einen **zeigen** sie **auf, mit welchen pflegerischen Interventionen welche Erfolge erzielt** werden konnten und mit welchen nicht. Zum anderen **spiegeln** sie die **Umstände wider**, unter denen **Pflegende ihre Arbeit verrichten**.

- **Was können sich unsere PatientInnen vom Pflegebericht erwarten?**

Die einzelnen **Teammitglieder** wissen, wo sie bei der Pflege **anknüpfen** können. Damit gibt der Pflegebericht die Sicherheit, dass **„eine Hand weiß, was die andere tut."**

- **Die Angst ist eine schlechte Beraterin.**

Die **Androhung**, *„Was da nicht steht, gilt als nicht durchgeführt"*, **wird unserer Motivation kaum förderlich sein.**

- **Schriftlich statt mündlich.**

Der **schriftliche Ausdruck unterscheidet sich vom mündlichen** und das will geübt sein. Das Erstellen von Pflegeberichten erfordert Geduld mit sich selbst und den anderen.

- **Auf's Glatteis gehen oder festen Boden unter den Füßen haben?**

Wir legen uns mit unseren schriftlichen Berichten **fest**. Es gibt **keine „Ausreden"** wie *„Das hab' ich ohnehin gesagt oder nicht so gemeint."*
„Angehörige in Heil- und Pflegeberufen haben vor ihren PatientInnen, deren Angriffen und Kritik ebensoviel Angst, wie ihre PatientInnen vor ihnen. Deshalb lesen sich Krankengeschichten wie Rechtfertigungsberichte. Aber PatientInnen beobachten ihren Behandlungs- und Pflegeprozess völlig anders. Sie fragen nicht nach der Vergangenheit, sondern nach der Zukunft. Sie fragen danach, was sie erwartet und auf welche Lösungen sie hoffen dürfen." (Pruckner 1999, S 61).

Bezieht sich der **Verlaufsbericht auf** die **Erwartungen** der PatientInnen und mit ihnen **gemeinsam formulierte Ziele** sowie die entsprechenden **Pflegehandlungen**, so sind wir **rechtlich abgesichert**. Schwieriger ist es, wenn es um die Beschreibung von Situationen und Personen geht, die eine gewisse „**Wertung**" enthalten. **Eintragungen** *beispielsweise über das Verhalten von Bezugspersonen und das Wahrnehmen von Besuchszeiten „Das Kind hatte gestern keinen Besuch. Heute auch nicht."* können **aufschlussreich** und **notwendig** sein, aber auch **zu Missverständnissen führen** bzw. **den Betroffenen unangenehm sein**, wenn sie **Konsequenzen befürchten** müssen. *Ein Kind kann beispielsweise vorübergehend in einer Pflegefamilie untergebracht werden, bis sichergestellt ist, dass die eigenen Eltern es entsprechend versorgen können.*

Tun und Vermeiden:

- Den **Pflegebericht** als eine **Informationsquelle** erachten, **die** unseren PatientInnen und **allen**, die an und mit ihnen zu tun haben, **zugute kommen soll. Er dient uns** und nicht wir ihm!

Auf die **Erwartungen** und den **Gesundheitszustand unserer PatientInnen**, sowie unsere **Pflegehandlungen** Bezug nehmen. **Alle** uns wichtigen **Beobachtungen** rund um unsere PatientInnen darin festhalten.
Uns **beim Verfassen** des Pflegeberichtes **vor Augen halten**, dass er als **Grundlage für die Pflegeforschung** dienen kann.

- **„Strittige" Aussagen wörtlich zitieren** und als solches **deklarieren**.

Dann hat Frau B. gesagt:„Ich habe geläutet und die Schwester ist so lange nicht gekommen."
Unsere **Einschätzungen** so **objektiv** und **neutral** wie möglich beschreiben.

Statt: *„Die Patientin ist unkooperativ."* Besser: *„Die Patientin lehnte mein Angebot, ihr beim Aufstehen zu helfen mit den Worten „Das kann ich schon alleine. Gehen Sie weg.", ab. Da ich nicht sicher war, ob sie es tatsächlich alleine schaffen würde, blieb ich in der Nähe des Bettes stehen, bis sie sich auf den Sessel gesetzt hatte."*
Für die **Dokumentation „wertender Beschreibungen"** einen **Begriffskatalog erarbeiten**, auf den wir in solchen Fällen **zurückgreifen** können.

- **Unsere PatientInnen wissen lassen, was wir im Bericht festhalten.**

„Ich kann in meinem Bericht schreiben, dass Ihre Tochter Maria heute weniger oft gehustet hat als gestern und der Husten lockerer klingt." „Ich vermerke in meinem Pflegebericht, dass Sie die Medikamenteneinnahme verweigert haben, denn ich muss mich rechtlich absichern."

- **Wünschen PatientInnen Einsicht in den Pflegebericht**, dann diesen **mit** ihnen **gemeinsam durchgehen** und gegebenenfalls erklären.

„Laien sollten Krankengeschichten nur mit der Unterstützung von Fachleuten studieren." (Pruckner 1999, S 239). Es sollte auch **immer feststehen**, **welche Bezugsperson(en) Einsicht bzw. Auskunft erhalten** dürfen (und welche nicht).

- Uns **Zeit und Raum nehmen, Pflegeberichte** zu **schreiben** und **die der anderen** zu **lesen**.
- Uns **bei** den **Dienstübergaben verstärkt auf** den **Pflegebericht beziehen**.
- Im Rahmen von **Pflegevisiten** den **Informationsgehalt von Pflegeberichten** und ihren **Nutzen für das Team** besprechen.

9. Pflegepraxis, Evaluation, Pflegeforschung - und wieder Pflegepraxis

Eingedeutschte Begriffe wie „Evaluation" wirken **im täglichen Sprachgebrauch** manchmal etwas **abgehoben**. Verstehen wir sie jedoch nicht, so geht ihr Wert für unsere tägliche Arbeit verloren. Das ist aber **nicht nur ein Sprachproblem**, sondern kann auch an der **fehlenden Vermittlung ihrer Sinngebung** liegen.

Vom *Ergebnis* zur ***Konsequenz***

Herausfinden und Bedenken:

- **„Evaluation"** in der Pflege bedeutet so viel wie **„Auswertung der Ergebnisse"**. **Das kann Angst machen**.

Haben die von uns gesetzten **Pflegehandlungen den Erwartungen entspro-**

chen? *Sind wir beispielsweise mit unseren pflegerischen Maßnahmen bei der Dekubitusprophylaxe erfolgreich gewesen?*

- **Was** können wir uns **von der Evaluation der Pflege erwarten**?

Vergleichen wir **laufend die Resultate mit den Zielvorgaben,** so ist es uns möglich, **Kurskorrekturen rechtzeitig vorzunehmen** und **andere Maßnahmen** anzusetzen.

„Bei der Auswertung, dem letzten Schritt im Pflegeprozess, wird der Erfolg des pflegerischen Handelns beurteilt und geprüft, inwieweit der Patient das gesetzte Ziel erreicht hat. In der Auswertung wird festgestellt:
Ob die Ergebnisse der Ersteinschätzung immer noch zutreffen,
Ob es Komplikationen gibt,
Ob es Muster und Trends in der Pflege des Patienten und seiner Reaktion darauf gibt,
Wie der Patient auf alle Aspekte der Pflege reagierte, auch auf die Medikation, auf Veränderungen bei der Diät oder in der Aktivität, auf die Vorgehensweise, auf plötzlich auftretende Zwischenfälle oder Probleme und auf die Unterweisung,
Bis zu welchem Grad die Pflege den üblichen Standards entspricht,
Ob die Pflege effektiv ist,
Wie der Einsatz der anderen Mitglieder der Gesundheitseinrichtung einzuschätzen ist und
An welcher Stelle die Pflegequalität noch verbessert werden kann.
Der Erfolg der Auswertung hängt weitgehend von der Qualität des Pflegeplans ab. Wenn die Pflegeziele klar erkannt und messbare Ziele formuliert wurden, sollte eine gründliche Auswertung nicht schwierig sein." (Brobst et al. 1997, S 156).

Betrachten wir die **gesetzten Pflegeinterventionen rückblickend,** so können wir **Schlüsse für künftiges Vorgehen ziehen**. Nicht selten erweisen sich althergebrachte Pflegehandlungen als nicht mehr effektiv, dann ist es Zeit, neue Methoden zu entwickeln. Hier **beginnt** der **Auftrag der Pflegeforschung.**

Tun und Vermeiden:

- Die **Pflege auf die Bedürfnisse unserer PatientInnen abgestimmt nach dem neuesten Stand der Pflegekenntnis** durchführen.

Stellt sich bei der Evaluation heraus, dass Ziele nicht erreicht wurden, so müssen sich Pflegepersonen vor Augen halten, dass sie die Erfolge oder Misserfolge nur zum Teil selbst erreicht oder verschuldet haben.

„Die Menschen in Heil- und Pflegeberufen erleben den Umgang mit dem Risiko der Verletzung und der Chance auf Heilung eines Patienten als ihre eigene Chance auf Erfolg oder Misserfolg." (Pruckner 1999, S 61).

- **Unseren persönlichen Zugang zur Pflegeforschung finden.**

Ich erinnere mich beispielsweise immer noch an den Bericht über eine Schweizer Studie während meiner Ausbildungszeit. Diese Studie hatte ergeben, dass der Nachtschlaf der PatientInnen am meisten durch Kontrollrundgänge bzw. Interventionen der Pflegepersonen gestört wurde.

- **Im Kleinen beginnen.**

Dienstübergaben und **Pflegevisiten** geben die Möglichkeit, die **Pflege** laufend bezüglich ihrer Effizienz zu **überprüfen.**

- **Die nächsten Schritte setzen.**

Erstgespräche, Pflegepläne und **Pflegeberichte** auswerten. *„Zu welchen Fragen im Erstgespräch haben wir welche Antworten erhalten? Waren uns die Antworten bei der Planung und Durchführung der Pflege dienlich? Was haben die Erstgespräche den PatientInnen gebracht?"*

- **Die Ergebnisse bekannt geben.**

Das kann **mündlich im Rahmen einer Präsentation** oder **schriftlich in Form einer Publikation** *geschehen. (Vgl. Mayer 1999, S 98/99).* Das **ermöglicht** eine **Umsetzung der Ergebnisse in der Pflegepraxis.**

- **Uns vernetzen.**

Beispielsweise Arbeitsstandards **veröffentlichen,** damit wir die **Pflege ver- und aneinander angleichen** können.

10. Pflegewissenschaft – Disziplin zwischen Prestige und Pragmatik

Auch wenn wir uns von der **„Pflegewissenschaft" noch keinen** wirklichen **Begriff** machen, mag uns das folgende Zitat **aus der Seele sprechen.**

„Wissenschaft. Einem ist sie die hohe, die himmlische Göttin, dem andern eine tüchtige Kuh, die ihn mit Butter versorgt." (Friedrich Schiller).

Von der *Hypothese* zum ***Beweis***

Herausfinden und Bedenken:

- **Was verbinden wir mit dem Wort „Wissenschaft"?**

„Werden unsere Patientinnen jetzt zu Versuchskaninchen?" In unserem Pflegeverständnis ist verankert, dass allen unsere PatientInnen eine gleichgute Versorgung zusteht. Soll jetzt auf einmal mit ihnen „herumexperimentiert werden"?

„Wissenschaftliche Forschung, die sich auf Menschen bezieht, wirft immer auch ethische Fragen auf. Forschung (vor allem experimentelle Forschung) kann durchaus auch belastende Nebenwirkungen haben. Für die Pflegeforschung dürfen keine anderen ethischen Grundsätze gelten als für die praktische Pflege. In der Forschung sowie in der Praxis haben Pflegende die Pflicht, die Rechte

der PatientInnen zu schützen und zu wahren. Der Grundsatz, Gutes zu tun und vor Schaden zu schützen markiert auch den Rahmen der Forschung in der Pflege. Die Interessen der Forschung dürfen nicht vor den Interessen der Menschen liegen und unter keinen Umständen darf Pflegeforschung jemandem Leid oder Schmerz zufügen." (Mayer 1999, S 42).

- **Womit beschäftigt sich die Pflegewissenschaft?**

„Krankenpflegeforschung ist Forschung auf dem Gebiet des Gesundheitswesens, in dem die Krankenschwester den größten Teil der Verantwortung trägt, Krankenpflegeforschung bemüht sich das Wissen zu vermehren, das die Schwester braucht, um effektiv zu handeln." (Hockey 1983, S 753 in Mayer 1999, S 23)

- **Was hat das alles mit der Praxis zu tun?**

„Pflegewissenschaft und Pflegepraxis sind nicht getrennt voneinander zu betrachten, sondern in wechselseitiger Beziehung und Abhängigkeit. Die Pflegepraxis gibt den Anstoß, ist der Ausgangspunkt für wissenschaftliche Fragen, durch Theorien und Ergebnisse der Pflegeforschung beeinflusst die Pflegewissenschaft die Pflegepraxis." (Mayer 1999, S 18)

Die Pflegeforschung sollte aktuelle Problemstellungen der Pflegetätigkeit aufgreifen. Die auf Grund der Ergebnisse ausgearbeiteten Methoden müssen gemeinsam mit an der Basis tätigen Pflegepersonen erarbeitet werden und praktisch anwendbar sein.

„Seidl beschreibt fünf Gegenstände der Pflegewissenschaft:
Der Mensch in Bezug auf Gesundheit und Krankheit.
Interaktion in Bezug auf Gesundheit und Krankheit.
Pflegende als ExpertInnen.
Pflegerische Handlungen.
Umwelt" (Mayer 1999, S49).

Tun und Vermeiden:

- **Ethische Grundsätze beachten** und **einhalten**.

„Grundsätzlich kann man sich, was ethische Fragen in der Forschung betrifft, an drei grundlegende Faktoren des Persönlichkeitsschutzes halten:

1. *umfassende Information und freiwillige Zustimmung aller TeilnehmerInnen (= freiwillige Teilnahme)*
2. *Anonymität*
3. *Schutz des einzelnen vor eventuellen psychischen und physischen Schäden (Vgl. Notter/Hott 1994 in Mayer 1999, S 43)."*

- **Aktuelle Fragestellungen sammeln** und **erforschen**.

„Was hat sich in Bezug auf die Pflegequalität verändert, seitdem Bezugspersonen von Kindern im Krankenhaus mit aufgenommen werden können, für die PatientInnen und deren Bezugspersonen, das Pflegepersonal, die Institution?"

„Welche Ergebnisse haben wir in der Zeit von ... bis ...mit unserer Pflege von peripheren und zentralen Venenkathetern erzielt?“

- **PflegewissenschafterInnen zuziehen.**

Sie haben das Fachwissen, wie man an eine Forschungsarbeit herangeht und durchführt.

11. Die Pflegevisite – Adoptivkind oder vernachlässigte Zwillingsschwester?

Die **Pflegevisite** muss nun auch noch **im Pflegealltag untergebracht** werden. Ist die Zeit knapp, geht es sich „gerade noch aus“, dann spüren wir einen **inneren Widerstand** und wissen gar nicht, **woher er kommt**.

Vom *Stiefkind* zum ***Familienmitglied***

Herausfinden und Bedenken:

- **Was verbinden** wir mit dem Wort **„Visite“**?

Einerseits die **ärztliche Visite am Krankenbett**. Von den PatientInnen herbeigesehnt, kann sie zu einer unangenehmen Prozedur ausarten, wenn zu viele Personen anwesend sind, um Fragen zu stellen.
„Sehr geehrter Herr Professor, als Herr dieses Hauses ist es vielleicht Ihr Recht, auch gegen meinen erklärten Willen Visiten mit Öffentlichkeits-Charakter in meinem Zimmer abzuhalten.....Selbstverständlich akzeptiere ich die Notwendigkeit von Visiten im kleinen Rahmen derjenigen Mitarbeiter, die aktuell und unmittelbar an meiner Behandlung mitwirken.....Erst als ich eine Einstweilige Verfügung beim Landgericht androhte, um die öffentliche Zurschaustellung meines Körpers zu unterbinden, wurde die Zahl der Visiten-Teilnehmer auf drei reduziert. (Kürten 1995, S 15/16).
Andererseits denken wir an die **„Kurvenvisite“,** bei der sich Angehörige der verschiedenen Professionen zusammensetzen, um sich über den **Zustand der PatientInnen auszutauschen, Anordnungen zu treffen** und ein **gemeinsames Vorgehen festlegen**.

- **Was erwarten** wir uns von einer **Pflegevisite**?

Solange wir **nicht wissen**, **was** wir damit **wollen**, wird es uns **nicht sinnvoll** erscheinen, eine **Pflegevisite abzuhalten**.

- Haben wir **Angst** vor einer **Prüfung** oder **Überprüfung**?

Sich über gemeinsame Belastungen wie *beispielsweise die viele Arbeit, die anstrengenden PatientInnen oder die herrschende Personalknappheit zu beklagen,* verbindet. In pflegerischen Belangen unterschiedlicher Meinung zu sein *„Wie mobilisieren wir Frau K., die absolut nicht aufstehen will?“* , kann sich trennend auf Pflegepersonen auswirken.

- **Was** können **PatientInnen** und **Bezugspersonen von** einer **Pflegevisite erwarten**?

Wir und **du** oder **wir alle gemeinsam**. **Zu viele Personen** am Fußende des Krankenbettes stehend und untereinander, statt mit den PatientInnen diskutierend, erfüllt nicht den Zweck einer Pflegevisite. Die **Vertrautheit** eines **Gesprächs unter vier Augen** wird dabei nicht aufkommen. Außerdem entstehen viele **Fragen spontan,** und gewisse Antworten lassen sich nicht auf einen späteren Zeitpunkt verlegen. Viele Beobachtungen lassen sich aber nur an den PatientInnen selbst durchführen.

Tun und Vermeiden:

- Uns bewusst machen, **was** wir **mit** dem Wort **„Visite" verbinden.**

Es kann **hilfreich sein**, sich selbst einen **persönlichen Begriff** von der Pflegevisite *beispielsweise* **„Pflegebesprechung"** zu machen.

- **Uns darüber klar werden, was** wir uns von einer **Pflegevisite erwarten** können.

Die **Notwendigkeit** sehen, **pflegerische Belange** zu **besprechen,** statt eine Pflegevisite einzuführen und diese im Nachhinein mit einem Inhalt füllen zu wollen.
Wir **machen** die **Pflege** zum **Thema**. So bietet die Pflegevisite die Möglichkeit, unser **pflegerisches Vorgehen fachlich** zu **diskutieren.** Wir lernen dabei unseren Pflegehandlungen **Bedeutung** zu **geben**, eine **gemeinsame Pflegesprache** zu sprechen, uns zu **organisieren** und damit eine fortlaufende **Pflegequalität** zu **garantieren**.
Wir **räumen Missverständnisse aus**. *„Ach so, du hast ganz bewusst versucht, Herrn F. nicht bei der Medikamenteneinnahme zu helfen, denn zu Hause muss er es ja auch alleine machen."*
Wir **überprüfen** unsere **Pflegeplanung** und die bisherige **Durchführung** im eigenverantwortlichen Tätigkeitsbereich auf einer sachlichen Ebene. Die Pflegetätigkeiten aus dem mitverantwortlichen Tätigkeitsbereich werden ohnehin zumeist bei der Kurvenvisite mitbehandelt. **Gehen** bei einer Pflegevisite die **Meinungen auseinander,** gilt unsere **Kritik nicht einzelnen Personen**, es sei denn, sie ist wirklich berechtigt.
Wir nehmen **Meinungsverschiedenheiten** zum **Anlass**, uns zu fragen: *„Wie wird die Nabelpflege bei Neugeborenen eigentlich in anderen Häusern durchgeführt?"*
Wir **legen gemeinsam** eine **Linie fest**. Dadurch erhalten wir **Sicherheit und Rückhalt,** indem wir die **Verantwortung** mit dem restlichen Pflegeteam **teilen**.
Daraus können sich **sinnvolle Veränderungen** ergeben. *„Bis jetzt habe ich es beim Umlagern so gemacht und du anders. Ab jetzt machen wir es eine Zeit lang alle so."*

„Bei einem Pflegeplan, für den eine einzige Pflegende verantwortlich ist, muss auf irgendeine Weise sichergestellt werden, dass die Qualitätskriterien der Einrichtung auch eingehalten sind. Dies kann auf die Weise geschehen, dass im Rahmen einer Pflegevisite die zuständige Bezugspflegeperson ihre PatientInnen vorstellt und ihre Planung und Betreuung erläutert und erörtert. Dabei lernt sie ihre Planung zu begründen, und es wird, wenn sie offen für Anregungen und Kritiken ist, durch die Visite die Vollständigkeit ihrer Planung sichergestellt.
Eine Pflegevisite kann am Patientenbett durchgeführt werden oder sich im Dienstzimmer alleine mit der Dokumentation befassen. In jedem Fall stellt die Visite das beste Mittel dar, um die Vollständigkeit der Planung, ihre Begründung und Notwendigkeit sicherzustellen. Dadurch erfahren die einzelnen Bezugspflegepersonen Rückhalt und Sicherheit für ihre Entscheidungen; und dies ist für sie besonders wichtig, da sie ja die Gesamtverantwortung für die Patienten tragen." (Reimer, Fueller 1998, S 114)

- Einen **Raum** und **Zeitpunkt** für die **Besprechung festlegen**.

Erfolgt sie in **zwei Teilen**, nämlich zunächst **im Dienstzimmer** und dann **am Krankenbett**, so kann das in mehrerlei Hinsicht dienlich sein. Das Dienstzimmer bietet den **geschützten Rahmen**, den es braucht, um das geplante Vorgehen in der Pflegegruppe vorzustellen und die Meinungen anderer dazu **einzuholen.** Dabei können **Erwartungen** an die Pflegehandlungen **abgewogen**, **Überlegungen angestellt** und wieder **verworfen** werden, ohne die PatientInnen zu verunsichern. Am Krankenbett selbst können wir uns **vergewissern**, ob unsere **Vorstellungen** auch tatsächlich **zutreffen**. Wir **untermauern** unsere **berufliche Identität** durch das Sprechen einer **gemeinsamen Pflegesprache**. PatientInnen und deren Bezugspersonen erfahren **Pflegepersonen** als eine Gruppe mit einem **gemeinsamen Anliegen**, nämlich der Durchführung der **bestmöglichen Pflege**. Damit nehmen sie auf längere Sicht einen **anderen Stellenwert** ein, der nicht nur eine verbesserte **PatientInnenbetreuungs-** sondern auch **Berufszufriedenheit** der Pflegepersonen erwarten lässt.
Während des Dienstes sind **alle anwesend** und **bleiben es auch**. Bei Dienstübergaben sind die einen gerade erst gekommen und die anderen wollen schon gehen.

- **Während der Pflegevisite Aufzeichnungen machen**, die **zu einem späteren Zeitpunkt ausgewertet** werden können. (Vgl. III. Kap. Pkt. 9 und 10).

Auf die **gesunde Einstellung** kommt es an!

So können **erfüllte** bzw. **realistische Erwartungen** in Bezug auf **Pflegeprozess, Pflegemodelle** und **Pflegeforschung** klingen:

1. „Jetzt, wo ich endlich meine persönliche Vorstellung vom Pflegeprozess habe, macht es mir Spaß danach zu arbeiten."

2. „Bei der Suche nach dem geeigneten Pflegekonzept ist mir bewusst geworden, worum es wirklich geht. Unsere PatientInnen meistern wie wir selbst das Leben auf ihre eigene Art. Ein Krankenhausaufenthalt reißt sie aus dem Alltag heraus. Im Krankenhaus wollen sie sich mit ihren Gewohnheiten und Überzeugungen, sowie Ängsten und Unsicherheiten verstanden fühlen und die Möglichkeit haben, soweit es geht selbständig zu sein."

3. „Das Erstgespräch lohnt sich schon, weil wir jetzt viel genauer wissen, was unsere PatientInnen von uns erwarten, und sie wiederum gleich zu Beginn erfahren, was sie von diesem Krankenhausaufenthalt zu erwarten haben."

4. „Mir ist jetzt klar, dass ich immer schon eine Pflegeanamnese durchgeführt habe. Nur weiß ich jetzt genauer worauf ich hinaus will und die PatientInnen wissen es auch. Und gezielter gehe ich dabei auch vor."

5. „So langsam fange ich an, mich mit den Pflegediagnosen anzufreunden. Meine Hürde war einfach, der Pflegediagnose neben der medizinischen Diagnose einen Platz einzuräumen. Das war ich nicht gewohnt. Ich hoffe, dass die Pflegediagnosenverzeichnisse, nach denen wir künftig arbeiten sollen, praxisnahe und umsetzbar abgefasst sind."

6. „Jetzt habe ich erkannt, dass ich mit der Planung die vielen Überlegungen, die ich bei der Pflege anstelle, auch sichtbar machen kann. Damit bringt sie mir weitaus mehr, als ich ursprünglich angenommen habe. Auch wenn wir nicht alles planen können, so behalten wir im Team jetzt vieles besser im Auge."

7. „Das was durch die Schreibarbeit an Zeit scheinbar verloren geht, habe ich durch das gezielte Arbeiten längst wieder herinnen und, so kann ich mich den PatientInnen sogar intensiver widmen."

8. „Der Pflegebericht ist mir inzwischen so selbstverständlich geworden, wie die mündlichen Dienstübergaben. Ich halte mir immer vor Augen, was ich festgehalten haben will und was den anderen nützlich ist. Auch sachlich und wertfrei zu dokumentieren, ist mir schon zur Gewohnheit geworden."

9. „Ich bin stolz darauf, dass mein Vorschlag angenommen worden ist, unsere Erstgespräche auszuwerten. Auf ihrer Grundlage können wir Verbesserungen erarbeiten. Das klingt ja schon ein bisschen nach Pflegeforschung."

10. „So langsam kann ich mir unter Pflegewissenschaft etwas vorstellen und bekomme Lust darauf, an einem Forschungsprojekt mitzuarbeiten."

11. „Früher haben wir immer darüber gestritten, wie wir in heiklen Fällen bei der Pflege vorgehen sollen oder manchmal lieber nichts gesagt, um nicht zu streiten. Jetzt ist das ein Thema, über das wir als Fachleute diskutieren."

IV. Die richtige Melodie

Der Schlüssel
Willst du dich selber erkennen, so sieh wie die andern es treiben.
Willst du die andern verstehn, blick in dein eigenes Herz.
(Friedrich Schiller)

Wie sag ich's bloß? – Vom *Eindruck* zum ***Ausdruck***

Was Pflegende tun können, um die Erwartungen der anderen besser zu verstehen und wie sie etwas sagen können, um von ihnen besser verstanden zu werden.

Wir kommunizieren immer und überall.
„Man kann nicht nicht kommunizieren." (Paul Watzlawick)
Ob wir jemandem angestrengt zuhören oder uns schlafend stellen, verbissen schweigen oder Rede und Antwort stehen, beleidigen oder schmeicheln, irgendetwas bringen wir in jedem Fall zum Ausdruck.

Früh lernen wir allerdings zu verschweigen, was wir denken oder fühlen. Die Ehrlichkeit unseres Körpers überwinden wir jedoch unser Leben lang nur mit Mühe.
An der Körpersprache orientieren nicht nur wir uns, sondern auch unser Gegenüber.

Manchmal sagt ein Blick mehr als tausend Worte.
Häufig schneidet eine Geste den Kommunikationsfluss ab.

Grundsätzlich kann man alles sagen. Die Frage ist nur, was will ich damit erreichen.
Auf der Suche nach der richtigen Formulierung kommt uns manchmal die persönliche Ausdrucksform abhanden.

Man sagt uns wie's geht, aber auch dann kommen wir damit nicht immer zum Ziel.
Die Frage ist nämlich nicht nur, wie muss ich es sagen, damit es ankommt, sondern auch, wann ist der richtige Zeitpunkt und die passende Gelegenheit.

Können Kommunikationsprobleme nicht häufig das Deckmäntelchen für "eigentlich keine Zeit haben", „dafür nicht wirklich zuständig sein" oder „damit nicht umgehen können" sein?

Schlagworte beherrschen die tägliche Kommunikation und leere Worthülsen werden längst nicht mehr hinterfragt.
Fremdwörter sind uns schon lange nicht mehr fremd, nur ihr falscher Gebrauch wirkt nach wie vor befremdend. Dass selbst ihre Anwender sie nicht verstehen, wird spätestens durch ihre falsche Aussprache offensichtlich.

Manchmal reden wir wie ein Wasserfall, dann wiederum sind wir schweigsam wie das Grab. Reden ist Silber und Schweigen ist Gold!

Doch je stärker wir angehalten sind, unsere körperliche Gewalt zu zähmen, desto eher kleiden wir sie in Worte.
Auch verbal ist Angriff scheinbar die beste Verteidigung. Schlagfertig sein ist Trumpf, besonders wenn es darum geht „Killerphrasen" zu entschärfen.

Wir beherrschen viele Sprachen, und die Kommunikationsmittel beherrschen uns.
Es gibt kaum Pausen, und Rückzug ist teilweise unmöglich. Das Handy läutet immer und überall. Die Medien versorgen uns in kürzester Zeit mit Nachrichten aus aller Welt.
Kommunizieren ermöglicht uns, Nähe herzustellen und das Trennende umso stärker zu erleben.

Ein gemeinsamer Sprachgebrauch kann verbinden und trennen.
Denn es geht um Austausch – wer bist du und wie stehen wir zueinander, um Information – Wissen ist Macht, um Hierarchie – wer hat hier wem was zu sagen, um Manipulation – wie bringe ich wen dazu was zu tun.
Und letztlich um enttäuschte oder erfüllte Erwartungen.

Wie können **enttäuschte Erwartungen** in Bezug auf die **Kommunikation im Pflegealltag** klingen?

1. „Ich kann doch auch nichts dafür, wenn die PatientInnen länger dableiben müssen, als ursprünglich angenommen."
2. „Ich glaube nicht, dass sie mir zuhört, wenn sie so da steht."
3. „Wie soll ich es ihr denn recht machen, wenn sie nicht klar sagt, was sie eigentlich will?"
4. „Ich glaub' schon bei jedem Satz, den ich hör', dass ich was tun soll."
5. „Ich hab' wieder nichts gesagt, weil ich ja nie weiß, wie ich mich ausdrücken soll."

Für die **Praxis**: *Daran krankt's*! – ***Das hilft!***

1. Man soll den Spitalsaufenthalt nicht vor seinem Ende loben

Vom *Sündenbock* zur ***Galionsfigur***

Wenn Versprechen zur Falle werden und eine Prognose sich rächt. Viele PatientInnen wollen bereits bei der Aufnahme in eine Gesundheitseinrichtung wissen, wann sie wieder entlassen werden. Aber auch während des Spitalsaufenthaltes **sollen Voraussagen** die von ihnen **empfundene Hilflosigkeit mildern** und **Unsicherheit überbrücken**. Häufig sind es dabei die **Pflegepersonen**, die **gedrängt** werden, eine **Prognose zu stellen** oder **Informationen von ÄrztInnen einzuholen**. Erfüllen sich die daran geknüpften Erwartungen nicht, so sind die Enttäuschung und der darüber geäußerte Unmut groß.

Herausfinden und Bedenken:

- Der **Verlauf von Erkrankungen** lässt sich **nicht genau vorhersagen**.

Pflegepersonen **orientieren sich** an **Erfahrungswerten**. Diese **müssen** aber **im speziellen Fall nicht zutreffen**. *So dauert beispielsweise nicht bei jedem Kind die Durchfallserkrankung gleich lange.*

- Es ist **nicht die Aufgabe** von **Pflegepersonen, Prognosen** für die **Genesung** zu **stellen.**

Wir sind für die **Wirksamkeit** der von uns **gesetzten Pflegehandlungen verantwortlich.**

Tun und Vermeiden:

- **Nichts versprechen**, das wir **nicht halten können**, um **keine falschen Erwartungen** zu **wecken**.

Beispielsweise für die **geplante Aufenthaltsdauer** *nach* **operativen Eingriffen** *gibt es Richtwerte.* Es empfiehlt sich jedoch, einige Tage **Spielraum einzukalkulieren**. **Dauert es** nämlich **länger** als geplant, ist die **Enttäuschung groß**. **Geht es schneller,** so werden die **Erwartungen positiv übertroffen**.
Darauf **hinweisen**, dass sich **Besserung** und **Verschlechterung** bis zur Genesung abwechseln werden, damit sich **PatientInnen** und Bezugspersonen **darauf einstellen** können. *„Auch wenn die abgesetzten Stühle heute besser sind, können sie morgen wieder flüssiger sein. Stellen Sie sich bitte darauf ein."*

- Uns auf die **Planung** von **Pflegehandlungen** konzentrieren.

2. Der Geist ist willig, doch der Körper anderer Meinung

Im Pflegealltag kommt die **Körpersprache** zum Tragen wie überall sonst auch. Unsere **eigene** können wir **nicht sehen**. Wir setzen sie auch selten bewusst ein. **Die der anderen** ist **nicht immer leicht zu deuten**. Sie **hinterlässt** häufig nur ein **Unbehagen,** von dem wir nicht wissen, was es ausgelöst hat.

Vom *Verstellen* zum ***Einstellen***

Herausfinden und Bedenken:

- Mit unserer **Körperhaltung** und **Körpersprache** drücken wir aus, **was wir erwarten** und **was andere von uns erwarten können**.

Stehen wir im Zimmer, bereits von den PatientInnen abgewandt, eine Hand auf der Türklinke, so **signalisieren** *wir, ungeachtet unserer Worte,* **keine Bereitschaft,** *noch viel länger* **zuzuhören**.
Stimmen Worte und Körpersprache nicht überein, so ist das ein klares Zeichen dafür, dass die **sprechende Person uneins** ist **mit sich** und dem **Inhalt**, den sie **vermitteln soll**. Ein **innerlicher Konflikt** wird auf diese Weise ausgedrückt.

- **Mit Hilfe der Körpersprache** kann **Macht demonstriert** werden.

Wirft uns beispielsweise jemand, im Hinausgehen noch eine Bemerkung zu und geht dann, so dass wir **keine Chance** *haben etwas darauf* **zu antworten**, *so ist ziemlich klar, dass die Person* **keine Antwort erwartet.**
Wir, als Angesprochene sollen uns **unterlegen** fühlen und nicht selten bleiben wir **sprachlos** zurück. *Auch prinzipielles Zuspätkommen kann zu dieser Strategie gehören.*

- Es gibt **Situationen, in denen jedes Wort zu viel** wäre.

Dann bedienen wir uns **lediglich** der **Körpersprache.** *Fehlen uns die Worte, so können wir tröstend die Hand eines Angehörigen halten und so unser Mitgefühl ausdrücken.*

- Es gibt **PatientInnen,** die uns **nicht hören können.**

Lässt es ihre **Bewusstseinslage** oder eine **Störung** wie *Gehörschäden* oder ein *hoher Geräuschpegel* nicht zu, werden PatientInnen unsere Worte nicht vernehmen. Aber auch **Missverständnisse** können die **Kommunikation stören**.

- Auch **PatientInnen bedienen sich** der **Körpersprache**.

Die **Pflegebeziehung** stellt ein **Abhängigkeitsverhältnis** dar. *Getrauen sich PatientInnen nicht, beispielsweise ihr Bedürfnis nach Ruhe verbal zu äußern, liegen sie vielleicht von uns abgewandt im Bett.*

Tun und Vermeiden:

- **Uns selbst fragen**:

„Was kann ich dazu tun, dass mein verbaler und nonverbaler Ausdruck übereinstimmen?“
Müssen wir häufig etwas **kommunizieren**, **hinter dem wir nicht stehen** (können) oder das **nicht unsere Arbeit unmittelbar betrifft,** so sollten wir das **Gespräch delegieren** bzw. den **Arbeitsauftrag hinterfragen**.

- **Besser später als gar nicht antworten**.

Fehlen uns die Worte oder haben wir keine Gelegenheit zu antworten, weil unser Gegenüber bereits gegangen ist, ist es zielführend, die **fehlende Antwort bei nächster Gelegenheit** anzubringen. Unausgesprochenes staut sich auf und entzieht Energie. *„Ich hatte gestern keine Gelegenheit zu antworten, aber es ist mir wichtig Ihnen zu sagen, dass....“*

- **Blicke, Gesten** oder die bloße **Anwesenheit** als **Ausdrucksmittel** verwenden.

In Situationen **großer Betroffenheit** kann es **genügen,** da zu sein. Ist die Pflegebeziehung gut, so wird das **Dableiben als Beistand** gewertet. Einfühlsame **Gedanken kommen** beim Gegenüber genauso **an** wie **Worte**.

- **Unsere Körpersprache gezielt einsetzen**.

Die Art, wie wir an unsere PatientInnen **herantreten**, sie **anfassen**, das alles fällt in den Bereich der Körpersprache. *Denken wir beispielsweise an die* **Initialberührung** *im Rahmen der* **Basalen Stimulation**, *bei der wir durch eine Berührung der Schulter den Beginn und das Ende unserer Pflegehandlungen ankündigen.*

- **Störungen gezielt ansprechen**.

„Ich habe den Eindruck, dass das was ich Ihnen sage nicht bei Ihnen/Dir ankommt. Wollen Sie mir sagen, was Sie/Dich gerade beschäftigt/stört?“

- Die **Körpersprache unserer PatientInnen interpretieren** bzw. **bei passender Gelegenheit nachfragen**:

„Ich hatte den Eindruck, dass Sie Ihre Ruhe haben wollen. Soll ich ein Schild an die Türe hängen, damit niemand hereinkommt?“

3. „So fühlt man die Absicht, und man ist verstimmt.“ (J.W. v. Goethe)

Nicht immer erreichen uns die **Erwartungen der anderen auf direktem Weg**. Hilflosigkeit, Ärger, manchmal auch Freude sind das, was wir zunächst von unserem Gegenüber wahrnehmen, ohne zu wissen, wie wir eigentlich dazu kommen. Wir **interpretieren,** was wir **nicht verstehen**.
Aber kennen wir das nicht von uns selbst? Wie oft **setzen wir uns**, wie viele andere Frauen auch, **vorrangig für die anderen ein**. An uns denken wir zuletzt,

und dass sich jemand anderer für uns einsetzen könnte, kommt uns kaum in den Sinn. Wenn **wir** aber nicht **unser eigenes Sprachrohr** sind, **wer soll** es **dann** sein?

Vom *Vorschieben* zum ***Deklarieren***

Herausfinden und Bedenken:

- **Welche „Umwege" im Gespräch kennen wir von anderen?**

Wir werden **über eine dritte Person** angesprochen. Das ist eine Möglichkeit, die direkte **Konfrontation** zu **vermeiden** und **trotzdem** seine **Meinung** zu **sagen**, **Unmut los** zu **werden** oder aber auch ein **Kompliment** zu **machen**.
So sagt beispielsweise die Mutter zu ihrem Kind: „Die Schwester lächelt so lieb, dabei wird sie dir gleich weh tun", weil sie nicht möchte, dass ihrem Kind Blut abgenommen wird. Oder aber *„Die Schwester heute macht das aber besonders gut."*

- **Unser Blickwinkel ist nicht ihre Perspektive.**

„Immer dasselbe, bei der Dienstübergabe stürzen sich alle PatientInnen auf uns, als ob den ganzen Tag niemand für sie da gewesen wäre, und jeder erwartet, dass er sofort drankommt."

- **Immer wieder „auf dieselbe Glocke zu gehen" ist immer wieder nicht genug.**

Kaum haben wir das **Zimmer verlassen, läuten** die **PatientInnen wieder**. Wir kommen und gehen und gehen und kommen. Je öfter sie läuten, desto weniger gerne gehen wir in ihre Zimmer. Mit der Zeit fragen wir uns: *„Warum läuten sie eigentlich ständig?"* Wenn PatientInnen das Gefühl haben, **nicht genug** oder nicht **das** von uns zu **bekommen, was sie wollen** oder brauchen, „laufen sie uns nach". Nachdem sie uns oft nicht nachlaufen können, läuten sie. Je weniger sie von uns zu bekommen glauben, desto eher tun sie das. **Läuten** kann Ausdruck von **Langeweile** und **Einsamkeit** sein. **Einbettzimmer** stehen für Luxus, können aber als **Isolation** erlebt werden. **Verwirrte** PatientInnen **vergessen**, dass sie geläutet haben.

- **Die Situation spricht für sich und wir müssen für uns sprechen.**

Manchmal werden wir **vor vollendete Tatsachen gestellt**. *So ist beispielsweise die mit dem Kind aufgenommene Bezugsperson nicht (mehr) da und hat uns auch nicht gesagt, ob und wann sie wiederkommt.*

- **Welche „Umwege" im Gespräch kennen wir von uns selbst?**

Einsetzen ist **leichter als Durchsetzen**. Wir engagieren uns im Interesse der PatientInnen, zugunsten guter Zusammenarbeit mit anderen Berufsgruppen oder verbesserter Pflegequalität. Das geht so weit, dass wir Interessen und Bedürfnissen anderer vorschieben, wenn **es** eigentlich **um unsere eigenen geht**.

Tun und Vermeiden:

- **Unser Gegenüber direkt ansprechen.**

Damit können wir Situationen auflösen, in denen uns ein **negativer Inhalt vermittelt** wird.

Beispielsweise: „Ich spüre Unzufriedenheit, Ärger bei Ihnen und würde gerne wissen, ob ich da richtig liege. Was genau könnte ich dazu beitragen, damit es Ihnen und damit uns beiden mit der Situation besser geht?“

- **Den „Umweg über Dritte“ nützen.**

Umgekehrt ist es nicht nur möglich, sondern auch sinnvoll, jemandem auf diese Weise einen **positiven Inhalt zukommen** zu **lassen**.

Wir können z.B. zum Kind gewandt sagen: „Deine Mutti hat sich jetzt aber wirklich große Mühe gegeben, um dir dieses Flascherl zu füttern.“ Oder zu einer Patientin: *„Ich erinnere mich an eine Patientin, die hatte großen Erfolg, indem sie....“*

- Unseren PatientInnen von uns aus **anbieten, alles zu sagen, was** sie **auf dem Herzen** haben.

Damit signalisieren wir unsere Bereitschaft, uns ihnen und ihren Anliegen zu widmen. Sie wiederum können darauf **vertrauen**, dass sie ohnehin das **bekommen,** was **gut für sie** ist. Haben unsere PatientInnen **erfahren**, dass sie alle für sie relevanten Informationen **rechtzeitig erhalten**, müssen sie nicht ständig nachfragen. Abgesehen davon, dass nicht immer Zeit für ausführliche Gespräche ist und der Arbeitsablauf durcheinander geraten kann, ist es besser, **in der Anbieterrolle** zu sein, als **ständig auf Abruf sein zu müssen**.

Ist es beispielsweise auf unserer Abteilung üblich, im Zuge der **Dienstübergabe** *die PatientInnen in ihren Zimmern aufzusuchen, so können wir uns zunächst* **namentlich vorstellen.** Dann von uns aus **klarstellen**, dass wir auf die einzelnen Patientenwünschen eingehen werden, sobald wir unseren Rundgang beendet haben, es sei denn es handelt sich um ein akutes Geschehen. Jedes **Nein (jetzt nicht, wir kommen später)** kann **als Ablehnung erlebt** werden. Es ist daher sinnvoll, den PatientInnen **zuvorzukommen** und sie darauf hinzuweisen, dass wir zwar erst **in wenigen Minuten,** dann aber dafür **ganz für sie da sein** werden. Die scheidende Dienstmannschaft kann die nachfolgende namentlich vor- und damit die **Verbindung** zwischen den beiden Schichten **herstellen**. Uns namentlich vorzustellen, macht uns zu *PartnerInnen* unserer PatientInnen.

- **Mit dem Vorteil für die andern argumentieren**.

„Wenn wir dann, nach Beendigung der Dienstübergabe kommen, werden wir mehr Zeit für Sie haben als jetzt gleich.“

- **Uns auf gleiche Höhe mit unseren PatientInnen begeben**.

Uns für ein paar Minuten neben das Bett unserer PatientInnen zu setzen bringt mehr, als immer wieder im Stehen „von oben herab“ zu ihnen zu sprechen.

- Uns vor Augen halten, dass Pflege eine **Anpassung an** die **jeweilige Dynamik** erfordert.

Diese kann durch die **Verschiedenheit** von **Erkrankungen** oder **unterschiedliche Gegebenheiten entstehen**.

- Uns die Situationen bewusst machen, in denen wir ab jetzt versuchen wollen, unsere **eigenen Erwartungen konkret** und **persönlich** zu **formulieren**.

Für uns selbst zu sprechen setzt voraus, uns **selbst klarzumachen**, unter welchen **Arbeitsbedingungen** wir unsere **pflegerischen Aufgaben gut** und **gerne erfüllen**. Das hieße, anstatt zu sagen: *„Unsere PatientInnen brauchen das und das.“* (Es sei denn sie brauchen es wirklich.) besser: *„Wir brauchen dies und jenes, um gut und gerne arbeiten zu können.“* Dazu gehört auch das **Formulieren von Erwartungen an andere Berufsgruppen**. (Vgl. II. Kap. Pkt 6).

4. Die Ohren anlegen oder das richtige Ohr aufmachen.

Von der *Schleuse* zum ***Filter***

Tatsache ist, dass Pflegende **unzählige Handlungsaufforderungen** erhalten. Ob **im direkten Kontakt** von Personen, die sie betreuen oder mit denen sie arbeiten, oder **indirekt** durch schriftliche Handlungsanweisungen, Computer, oder Geräten die sie bedienen, manchmal **möchten Pflegende sich** nur mehr **zurückziehen** und sagen: **„Das geht mich alles nichts an.“**

Herausfinden und Bedenken:

- Den **meisten müssen** wir **Folge leisten**.

Wenn wir wollen oder es, besser gesagt, zulassen, **können** wir **fast in jedem Satz eine Aufforderung hören**, etwas zu tun oder zu unterlassen. Besonders **Frauen**, **in ihrem Bemühen es allen recht zu machen** und **dafür zu sorgen**, **dass es** ihnen **gut geht**, sind **dafür sehr empfänglich**.

- **Ein Mensch - vier Ohren**.

Nach **Friedemann Schulz von Thun** *(1981, S 26-30)* können die meisten **Aussagen unter vier verschiedenen Aspekten**, er nennt es **„mit vier verschiedenen Ohren“**, **gehört** werden. Der **Sachaspekt** betrifft die rein **sachliche Information** des **Senders an** den **Empfänger**, der **Selbstdarstellungsaspekt** das, was der **Sender dem Empfänger über sich aussagt**, der **Beziehungsaspekt** das, was **über die Beziehung zwischen Sender und Empfänger** gesagt werden soll und letztlich der **Appellaspekt**, der eine **Aufforderung des Senders an den Empfänger** zu handeln bzw. unterlassen enthält.

- **Ein Satz – vier Botschaften.**

Nach Schulz von Thun hat jede Botschaft vier Aspekte. Der **Sachaspekt** - wir **übermitteln** einen **Sachinhalt**, den **Selbstdarstellungsaspekt** – der Sender **sagt** damit auch **über sich selbst etwas aus**, den **Beziehungsaspekt** – der **Sender sagt damit etwas über seine Beziehung zum Empfänger aus**, den **Appellaspekt** – der **Sender möchte den Empfänger dazu bringen, etwas zu tun** oder **zu unterlassen**.

- **Die Beziehung ist die Grundlage.**

Die Erfahrung zeigt uns immer wieder, dass eine **gute Beziehung fast alles möglich macht**. *Lieber ein noch so anstrengender Dienst mit KollegInnen, mit denen wir uns gut verstehen, als ein ruhiger mit jemandem, mit dem ‚die Chemie nicht stimmt'.*

- **Der Wunsch nach Mitsprache.**

Menschen in Gesundheitseinrichtungen, PatientInnen wie Personal, fühlen sich häufig gleichermaßen hilflos. Sie wollen mit entscheiden, d.h. sie erwarten vor die Wahl gestellt zu werden. Ist der **Spielraum auch noch so klein**, das Wissen, **sich selbst dafür entschieden zu haben,** kann es einem **leichter** machen, auch damit verbundene Unannehmlichkeiten **zu ertragen**.

- **Bitten, Forderungen und deren Hintergrund.**

Pflegepersonen können keinen Einfluss darauf nehmen, wie ihre PatientInnen und deren Angehörige ihre Erwartungen, ob als Bitte oder Forderung, formulieren.

- Die **Durchsetzungskraft der anderen fürchten** und **an unserer eigenen zweifeln wir**.

Wie sieht es mit dem **Streikrecht** für Pflegende aus? Können wir unsere Interessen durchsetzen wie beispielsweise LehrerInnen? Schulen bleiben im Falle von Streiks geschlossen. *Als ich mit vielen anderen KollegInnen auf die Straße ging, um mich dafür einzusetzen, dass die „Diplomzulage" Teil des Grundgehalts und letzteres erhöht werden sollte, musste auf den Spitalsabteilungen, im wohl begründeten Interesse der PatientInnen, eine Mindestanzahl von Pflegepersonen ihren Dienst versehen.*

- Das **Erfüllen einer Bitte** erfolgt **freiwillig**. Hinter einer **Forderung** hingegen steht eine **drohende Konsequenz**.

Daher wird Bitten im allgemeinen lieber nachgekommen als Forderungen. Sind beide Parteien gleich stark, so können sie bitten und fordern. In einer **Gesundheitseinrichtung** stellt sich die **Frage der Machtverhältnisse**. *Ist hier eine Bitte wirklich eine Bitte, muss sie nicht erfüllt werden? Was kann eingefordert werden und was nicht? Wer ist von wem abhängiger, PatientInnen vom Personal oder umgekehrt?*

- **Wenn Schweigen Silber und Reden Gold ist.**

Irren ist menschlich. Fehler muss man **zugeben**, sie dürfen **nicht verschwiegen** werden. Es bringt jedoch nichts, uns in Schuldgefühlen zu wälzen. Das macht alles noch viel schlimmer.

- **Wenn zwei sich streiten freut sich die dritte oft nicht.**

Nicht selten wird von Pflegepersonen erwartet, dass sie vermitteln. Ob es sich um PatientInnen und deren Bezugspersonen, andere Berufsgruppen oder KollegInnen aus den eigenen Reihen handelt, sie sollen letztlich den Interessen beider Parteien entsprechen. In manchen Fällen scheinen und in vielen sind diese jedoch unvereinbar und die Pflegenden dafür auch gar nicht zuständig. **Spießrutenlauf** oder Slalom?

Tun und Vermeiden:

- **Offen bleiben** und **zuhören.**

Überprüfen, wie der **Sender** die **Botschaft gemeint** hat und vor allem, **wer** der konkrete **Empfänger** sein soll. *„Die Medikamente sind noch nicht weggeräumt."* Kann heißen: *„sie liegen noch auf dem Tisch", „ich bin verärgert, weil sie immer noch da liegen", „die anderen tun wirklich nie was"* oder *„räum' sie bitte weg".*

- **Auf die Beziehung achten und an ihr arbeiten.**

„Achtsamkeit" heißt das **Zauberwort**. Wir müssen nicht alles über die anderen wissen, können es aber herausfinden. *So lassen sich beispielsweise Missverständnisse ausräumen und gute Arbeitsbeziehungen aufbauen.* Der **Stein des Anstoßes** wird so zum **Felsen in der Brandung**.

- **Eigenverantwortung übernehmen**.

Direkte Appelle senden, **wo immer** es **möglich** ist. **Klare Konzepte** lassen sich **leichter durchsetzen** als **vage formulierte Andeutungen**. Wenn die anderen auf den Ohren zu sitzen scheinen, ist es ein Zeichen dafür, dass die Botschaft nicht angekommen oder angenommen worden ist. Nur wenn wir klarstellen, wer was, wann, wie und wo tun soll, können sich unsere Erwartungen auch tatsächlich erfüllen. Statt: *„Am Samstag will ich ins Theater gehen."* Besser: *„Kannst Du am Samstag für mich Dienst machen? Sag' mir bitte, wann ich für Dich einspringen soll." „Ich glaube, dass der Umgang mit fremden Kulturen in unserem Krankenhaus ein Thema ist, und ich wäre bereit, in einem Arbeitskreis, der sich mit dieser Frage auseinandersetzt, mitzuarbeiten."*

- **Abrunden oder aufwiegen.**

Manche PatientInnen **überschütten uns mit Bitten und Forderungen**. **Andere** werden wir **ermutigen** müssen, **Bitten zu äußern**.

- **Nachfragen**, **was** andere dazu **veranlasst**, bestimmte **Bitten** und **Forderungen** zu **äußern** d.h. welche **Gefühle** und **Bedürfnisse** dahinterstehen.

Das **Verständnis** dafür **erleichtert** es, ihnen nachzukommen bzw. sie höflich, aber bestimmt abzuschlagen.

- **Für Entscheidungsspielraum sorgen**, **wo immer** es **möglich** ist.

Beispielsweise: „Jetzt gleich oder später", „so oder so", „von mir oder von jemand anderem".

- Die **betroffenen Personen mit ihrem Problem ernst**, aber **das Problem nicht persönlich nehmen**, es sei denn, wir sind wirklich dafür verantwortlich
- **Abgrenzen lernen**.

Wenn immer dieselben die Ohren anlegen und nicht reagieren, während die anderen das Appellohr weit geöffnet haben, werden sich immer letztere zuständig fühlen und den Aufforderungen nachkommen. Nur wer **im richtigen Moment nein sagen** kann, wird beide Ohren geöffnet lassen können, ohne ständig unter Zugzwang zu geraten. **Manche Bitten und Forderungen müssen wir abschlagen.** Wenn wir das für uns **gut begründen** können, wird es uns leichter fallen, dabei den richtigen Ton zu treffen. Haben wir **nicht** die **Ressourcen,** einer **Bitte nachzukommen** und die **Kompetenz,** eine **Forderung abzuschlagen,** so sollten wir die Verantwortung an die dafür Zuständigen delegieren.

- **Fehler immer zugeben und alles tun um sie zu beheben.**

Besteht zu den PatientInnen eine gute Vertrauensbasis und lässt das Missgeschick keine allzu großen Konsequenzen erwarten, ist es am besten, den Fehler zuzugeben, die Sache **darauf beruhen zu lassen** und **nicht selbst aufzubauschen**. Ist die Vertrauensbasis zum Patienten durch den Vorfall gestört, so kann es besser sein, andere KollegInnen zu bitten, die Betreuung zu übernehmen. Wichtig ist jedoch in jedem Fall, dass für alle Beteiligten klar erkennbar ist, dass ganz bestimmte Konsequenzen aus der Sache gezogen werden.

- **Nicht von sich aus intervenieren**, wenn andere uneins sind.

Klar stellen, inwieweit wir davon betroffen sind und was wir zur **Lösung beitragen** können. *Wenn die Susi und die Doris beide am Freitag nicht Dienst machen wollen oder können, heißt das noch lange nicht, dass es die Brigitte wollen oder können muss.*

5. Hemmschwelle Ausdrucksform

Es wird **viel über das Reden geredet**. Das Angebot an Kommunikationstrainings ist groß und wird regelmäßig angenommen. Wir versuchen das Gelernte anzuwenden und machen Fortschritte dabei. Trotzdem **bleibt** letzten Endes immer noch so **vieles ungesagt**.

Vom *Hinunterschlucken* zum ***Aussprechen***

Herausfinden und Bedenken:

- **Warum schweige ich lieber**, **als etwas zu sagen**?

Haben wir **Angst, uns schlecht** oder **falsch auszudrücken?**

- **Welche Gesprächssituationen vermeiden wir?**

Besuchen *wir beispielsweise eine* **Tagung** *oder* **Fortbildung** *deshalb nicht, weil wir Angst haben, anschließend* **darüber referieren** *zu* **müssen***?*

- **Welche** (schlechten) **Erfahrungen haben wir gemacht**?

Sind wir **einfach übergangen** oder **unterbrochen** worden? Gehen wir jetzt automatisch davon aus, dass **ohnehin niemanden interessiert,** was wir zu sagen haben?

Tun und Vermeiden:

- **Die eigene Sprache verwenden.**

Uns im Gespräch mit KollegInnen, PatientInnen und deren Bezugspersonen sowie anderen Berufsgruppen so **ausdrücken, wie** wir es **gewohnt** sind. Damit sind wir **authentisch. Eingelernte Phrasen** hingegen wirken aufgesetzt und **überzeugen nicht**.

- **Über „unsere" Themen sprechen.**

Wird bei einer Fortbildung ein Thema behandelt, das uns nicht besonders liegt, so kostet es Überwindung, anschließend selbst überzeugend darüber zu sprechen. Wir können uns aber helfen, indem wir versuchen, den **Inhalt aus unserem persönlichen Blickwinkel** zu **beleuchten**. *Als mir anlässlich einer Präsentation der zwölf Aktivitäten des täglichen Lebens nach Nancy Roper das Kapitel „Essen und Trinken" zugeteilt wurde, war meine erste Reaktion: Ich esse und trinke gern, mehr habe ich darüber nicht zu sagen! Nach einer kurzen Denkpause kamen mir Sprichwörter und Redewendungen in den Sinn. Damit war die Freude an dem Thema geweckt, das Arbeiten daran machte mir Spaß und die Präsentation wurde ein Erfolg!*

Auch hier bewährt sich die Wahl der eigenen Worte. **Fremdwörter beeindrucken nicht**, wenn sie zum **Stolperstein** werden und **offensichtlich** ist, dass wir ihre **wahre Bedeutung nicht verstehen**.

- **Auf die eigene Überzeugung bauen.**

Sind wir von dem, was wir sagen, überzeugt, so finden wir auch die entsprechenden Worte! **Uns innerlich wappnen** *und uns sagen: „Es wird Leute geben, die mich unterbrechen, ignorieren oder auf eine verdeckte Art anfeinden. Das hat wenig oder nichts mit mir persönlich zu tun." (Vgl. Schulz von Thun 1991, S 122)*

Auf die **gesunde Einstellung** kommt es an!

So können **erfüllte** bzw. **realistische Erwartungen** in Bezug auf die **Kommunikation im Pflegealltag** klingen:

1. „Seit ich nur mehr voraussage, was ich wirklich abschätzen kann, geht es mir wesentlich besser im Umgang mit den Erwartungen meiner PatientInnen."
„Es ist wirklich viel besser, mit den PatientInnen und ihren Bezugspersonen über ihre Erwartungen zu sprechen, als sie dann enttäuschen zu müssen."

2. „Wenn ich merke, dass jemand schon am Sprung ist, frage ich nach und mache mir einen Termin für ein längeres Gespräch aus."
„Es macht mir richtig Spaß, die Körpersprache der anderen zu beobachten und entsprechend darauf zu reagieren. Auf meine eigene Körpersprache achte ich jetzt viel mehr und setze sie auch gezielt ein."

3. „Ich sehe die Hilflosigkeit meiner PatientInnen hinter ihrem Versuch, mich so indirekt anzusprechen, und habe gelernt, damit umzugehen."
„Jetzt habe ich endlich den Mut, mich für meine Interessen und Bedürfnisse einzusetzen und nicht immer die PatientInnen vorzuschieben."

4. „Wenn ich den PatientInnen anbiete, mich zu fragen, fühle ich mich viel wohler, weil ich dann das Gefühl habe, dass sie nicht nur fordern, sondern auf mein Angebot zurückgreifen."
„Mittlerweile habe ich schon eine gewisse Routine und Gelassenheit im Umgang mit differierenden Erwartungen. Ich weiß, was möglich ist und was nicht und wo meine Verantwortung beginnt und wo sie auch wieder endet."
„Seit ich mich bei der Dienstübergabe in den Zimmern namentlich vorstelle und den PatientInnen sage, dass ich in wenigen Minuten für sie da sein werde, überhäufen sie mich nicht mehr sofort mit ihren Fragen und der Dienst beginnt viel positiver."
„Es geht mir viel besser, seitdem ich zwischen einer Aufforderung etwas zu tun oder zu unterlassen und einer anders gemeinten Feststellung zu unterscheiden gelernt habe."
„Obwohl mir heute dieser Fehler passiert ist, vertraut mir der Patient immer noch und ich bin in meinem Selbstvertrauen bestärkt."
„Seit ich den anderen auch klar sage, was sie davon haben, wenn etwas anders läuft als von ihnen erwartet, höre ich viel weniger Unmutsäußerungen und bin mir auch bewusster, was ich eigentlich im Interesse der anderen leiste."

5. „Seitdem ich mich beim Reden einfach in meiner gewohnten Weise ausdrücke und nur Fremdwörter verwende, deren Bedeutung mir auch wirklich klar ist, kann ich mich viel öfter dazu überwinden, etwas zu sagen.

V. Aus dem Takt

Ergreife das Glück der Minute,
Genieße die Offenheit der Stunde,
Vertraue der Geduld des Monats,
Durchmesse die Gelassenheit des Jahres,
Aber vergiss nicht die Sekunde,
die Sekunde der Entscheidung!

Leben gegen die Zeit – Vom *Ertragen* zum ***Integrieren.***

Was Pflegende dabei zu erwarten haben und was sie tun können, um erfolgreicher damit umzugehen.

„Der Teufel hat das Suchen erfunden und seine Großmutter das Warten." (Sprichwort).
Wer jemand anderen warten lässt, stiehlt ihm die Zeit. Ein Schuldiger ist schnell gefunden. Warten heißt für viele, Zeit totschlagen.
Wartezeiten gibt es nicht nur in der Schlange vor der Supermarktkasse und im Stau auf der Autobahn, sondern auch in Spitalsambulanzen.
Ihre Länge ist oft schwer abzuschätzen. Die Situation erlaubt es kaum, sie anderwärtig zu nutzen. Sie müssen abgesessen werden.
Sie bringen den Zeitplan lückenlos gefüllter Terminkalender durcheinander, und die Wartenden haben wenig Einfluss darauf. Schon aus diesem Grund ist der Gedanke an sie negativ besetzt.

Beim Warten-Müssen scheint die Zeit langsamer zu vergehen. Der darüber empfundene Unmut äußert sich in Gereiztheit, die schlechte Stimmung überträgt sich schnell auch auf andere.
Warten zu müssen bedeutet Langeweile. Selbst ein spannendes Buch verliert spätestens im Warteraum an Faszination.

„Müßiggang ist aller Laster Anfang, aller Tugenden Krönung." (F. Kafka).
Kein Zufall, dass viele von uns nur den ersten Teil dieses Zitates kennen!
Pausen gelten einerseits als völlig unproduktiv, denn *„Zeit ist Geld"*. Es sei denn, man konsumiert beispielsweise die *„Lila Pause"*.
Andererseits sind sie sogar gesetzlich vorgeschrieben. So gelten beispielsweise *Fahrtenschreiber* als möglicher Nachweis.

„Eile mit Weile." Gegen die Zeit heißt gegen den Trend.
Langsamkeit ist verpönt. Alles muss schnell gehen. Morgen ist es schon wieder überholt, und wer langsam ist, versäumt das vielleicht. Schließlich hängen ja Arbeitsplätze dran!
Doch wer eine Entscheidung reifen lässt, anstatt überstürzt zu handeln, wird mit dem Ergebnis zufriedener sein. *„Entschleunigung"* macht Sinn!

Konzepte, die langfristige Lösungen versprechen und auch halten, sind Bausteine für unsere Zukunft. *Nachhaltigkeit* bringt Lebensqualität!

Wiederholung im Sinne von mechanischer Fließbandarbeit macht passiv und wird häufig beklagt. Auf das Alt(bewährt)e zurückzugreifen, um Neues daraus zu formen, kann jedoch ein schöpferischer Akt sein.
„Du kannst nicht zwei Mal im selben Fluss schwimmen.", sagt ein chinesisches Sprichwort. Es lässt sich eben nichts wirklich wiederholen.

Uhren helfen unser Zeitbudget zu verwalten, doch nicht alles ist kalkulierbar. Wenn die Lebenszeit abgelaufen ist, sind wir an den Grenzen unserer Macht angelangt.

Wenn die Nacht zum Tag wird. Zurück zum eigenen Rhythmus – aber was tun, wenn die Arbeit in der Nacht fortgesetzt werden muss, nicht nur weil die Maschinen ausgelastet werden sollen, sondern weil der Mensch, die komplizierteste und sensibelste aller Maschinen, auch nächtens Service und Wartung bedarf.

Auch im berufsbedingten „Leben gegen die Zeit" gibt es *enttäuschte* und *erfüllte* Erwartungen.

Wie können **enttäuschte Erwartungen** in Bezug auf das **berufsbedingte „Leben gegen die Zeit"** klingen?

1. „An diese Nachtdienste werde ich mich nie gewöhnen."
2. „Wir sind wieder gut zurück, es war sehr interessant, aber jetzt bin ich völlig aus meinem Rhythmus."
3. „Wenn ich schon die vielen Leute im Warteraum sehe, will ich gar nicht mehr aus der Ambulanz hinausgehen."
4. „Immer wenn ich meine Regel bekomme, kenne ich mich selbst nicht wieder."
5. „Also bis zur Pension halte ich diesen Stress nicht durch."

Für die **Praxis**: Woran *krankt's?* – Das ***hilft !***

1. Wenn die Nacht zum Tag wird und umgekehrt

3^{00} Früh - der **Kühlschrank ist geplündert**, wir haben längst wie üblich **zur Wolljacke gegriffen** und noch immer ist **kein Dienstende in Sicht – es ist Nachtdienst**.
Wir haben **Schlafstörungen, Gewichtsprobleme**, unsere **Familie sehen wir** zu **selten** und **Freunde nur** mehr **sporadisch – wir machen** seit Jahren **Nachtdienste.**

Vom *Abdrehen* zum ***Gleichschalten***

Herausfinden und Bedenken:

- **Gibt es** eine **„innere Uhr"?**

Damit befasst sich der Wissenschaftszweig der **Chronobiologie.** Dabei wurde ein **circadianer Rhythmus** (lat. Circa dian = ungefähr ein Tag), von ungefähr **20-28 Stunden**, etwa der **Länge eines Tages** festgestellt. Die **meisten Funktionen** im **menschlichen Organismus** stehen **direkt unter der Kontrolle** dieses **circadianen Systems**, ohne das eine **koordinierte tageszeitliche Abfolge von Organ- und Zellfunktionen** nicht möglich wäre. Zu verschiedenen Phasen eines Tagesrhythmus werden die Synthesen bestimmter Enzyme ausgelöst. Diese setzen S**toffwechselprozesse** wie den **Kohlehydrat- und Aminosäureabbau** in Gang, die für die **motorischen Aktivitäten** des Organismus notwendig sind. Außerdem dient die Koordination unserer **Anpassung an** eine **periodische Umwelt**. *(Vgl. Weiss 1997, S 3-4, 7).*

- **Nachtdienste** machen heißt **gegen die „innere Uhr"** zu leben.

„Beim Menschen wird ein eindeutiger Rhythmus des Schlaf-Wach-Verhaltens schon einige Wochen nach der Geburt manifest." (Rensing 1973 in Weiss 1997, S 17).

- **Bin ich** ein **„Morgen-"** oder ein **„Abendmensch"**?

Sogenannten **„Abendmenschen"** kann es **leichter fallen, in der Nacht aufzubleiben,** als „Morgenmenschen".
„Der wichtigste Einflussfaktor der Toleranz ist die individuelle circadiane Phasenlage zum jeweiligen Tagesrhythmus. Umgangssprachlich wird bei Menschen mit früher circadianer Phasenlage von „Frühaufstehern", bei Menschen mit später circadianer Phasenlage von „Spätaufstehern" oder „Morgenmuffeln" gesprochen. Personen mit frühen circadianen Phasenlagen können sich von den natürlichen Zeitgebern (z.B. Hell-Dunkel-Wechsel) schwer lösen und können sich deshalb an andere Zeitgeberkonstellationen als die der Natur nicht gewöh-

nen. Sie können sich also nur sehr schwer an Schicht- und Nachtarbeit adaptieren und zeigen schwerwiegende Beschwerden, wenn sie nachts berufstätig sind. (Moog 1994 in Weiss 1997, S 59/60).

- **Wie fühlen wir** uns **im Nachtdienst** und **warum** ist das so**?**

„Immer gegen 2.00 **wird mir** *so* **kalt** *und ich* **werd'** *schrecklich* **müde**. *"*
Das **Kältegefühl** hängt damit zusammen, dass **in der Nacht um und nach Mitternacht** die **Körpertemperatur am niedrigsten** ist. Das **versuchen wir** teilweise **auszugleichen,** indem wir **essen** und uns **zusätzlich** etwas **anziehen.**
Um diese Zeit schlafen wir normalerweise auch **am besten,** und die **Bereitschaft** im Schlaf zu **träumen**, in der sogenannten **REM-Phase** (Rapid-Eye-Movement-Phase) ist wesentlich **größer**, als am Nachmittag oder in den Abendstunden, wo die Körpertemperatur am höchsten ist. *(Vgl. Weiss 1997, S 17).* Den **Nachtschlaf können** wir daher nur **bedingt unterdrücken** und **zu einem anderen Zeitpunkt nachholen.**
„Gesteuert werden die circadianen Muster des Schlaf-Wach-Zyklusses ziemlich sicher auf hypothalamischem Niveau. Da der Nucleus suprachiasmaticus der Ort der Regulation von Körpertemperaturrhythmen und Pulsfrequenz ist, besteht ein enger Zusammenhang zwischen dem Schlaf-Wach-Rhythmus und diesen physiologischen Rhythmen." (Vgl. Rensing 1973, Weindl. 1990, Aschoff 1995 in Weiss 1997, S 17).

- **Haben wir körperliche Beschwerden,** und **worauf** können diese **zurückzuführen** sein ?

„Ich hab' in letzter Zeit immer häufiger **Magenschmerzen** *und* **Blähungen.**"
- In der Nacht sind **alle Verdauungs-, Resorptions**- und **Stoffwechselleistungen herabgesetzt**. Die **Magensaftsekretion** und –**konzentration erreicht** in der Nacht ihren **Tiefpunkt**. Gleichzeitig ist auch die **Tätigkeit der Niere verringert**. Auch die **Lebertätigkeit** weist in der Nacht eine **verminderte Galleproduktion** und **Glucoseabgabe** auf. Zusätzlich ist die **Verweildauer der Speisen im Magen** in der Nacht durch die **verringerte Peristaltik höher** als am Tage. Die **Verdauungstätigkeit** ist **herabgesetzt**. *(Weiss Vortrag 2000).*
Untersuchungen haben gezeigt, dass beispielsweise Mahlzeiten, die um 20.00 Uhr eingenommen wurden, um 50 % langsamer transportiert wurden, als gleiche Mahlzeiten, die von der gleichen Person um 8.00 Uhr genossen wurden. **Flüssigkeiten** *wurden ohne Unterschied* **immer gleich schnell weitertransportiert**. *(Moore 1992 in Weiss 1997, S 22).*
- Belastungen durch den **Nachtdienst** können sich **„auf den Magen schlagen".**
„Insbesondere jüngere Betroffene leiden unter den wechselnden Arbeitszeiten und haben leichter Magen- und Darmerkrankungen, was wahrscheinlich auf die besonderen psychischen Belastungen im Anfangsprozess des Anpassens zurückzuführen ist. (Dieckhoff und Korff 1993 in Weiss 1997, S 41)

- **Was tun wir,** um **in der Nacht wach** zu **bleiben** und **mit welchem Erfolg**?

- *„Ich* **trinke viel Kaffee** *und bekomme davon* **Magenschmerzen**."

„Der Genuss von Kaffee und Colagetränken ist bei Menschen, die in der Nacht berufstätig sind, von großer Bedeutung. Die Wirkung von Coffein wird von den Betroffenen genutzt, um die Wachsamkeit und Leistungsfähigkeit zu erhöhen. Tatsächlich wird von einer gesteigerten Aufnahme dieser stimulierenden Getränke bei Nachtarbeit berichtet. (Costa et al. 1987, in Weiss 1997, S 54).

- *„Ich* **lege mich vor dem Nachtdienst nieder**, *aber ich* **schaffe es** *einfach* **nicht** zu **schlafen.**"

Wir stehen auch unter dem Einfluss sogenannter **„Zeitgeber".** Das sind **Umweltreize,** *wie beispielsweise die* **Umgebungstemperatur, soziale Faktoren,** *wie* **Arbeits- und Geschäftszeiten** *oder* **Lichtveränderungen durch Tag** und **Nacht.** (*Vgl. Marktl 1992 u. Weiss 1997, S 8)*

Auch dem **Hormon Melatonin** wird die **Funktion als Zeitgeber** zugeschrieben. **Melatonin überträgt möglicherweise** als chemisches Signal den **circadianen Rhythmus zu** den **peripheren Geweben**. *(Vgl. Weiss 1997, S 24)*

- *„Ich* **esse** *in der Nacht* **zusätzlich**, *weil ich hungrig bin, und* **nehme** *davon* **zu**."

Bemerkbar ist auch eine **Rhythmik** im **Hunger** und **Sättigungsgefühl**. **Alle 90 Minuten** signalisiert der Organismus dem Menschen **Hunger** und **Durst.** *(Perry 1990 in Weiss1997, S 23).* **Zwischenmahlzeiten verhindern** auch ein zu hohes **Absinken** des **Blutglucosespiegels**. *(Weiss 1997)*

- **Was könnte** uns **helfen**, in der **Nacht** leichter **wach** zu **bleiben** und **am Tag besser** zu **schlafen**?

Die **Wirkung** bestimmter **Nährstoffe** auf unser **Schlaf-Wach-Verhalten** zu **nutzen.**

- Eiweißreiche Ernährung **fördert** die **Anpassungsfähigkeit** und **Erregbarkeit des zentralen Nervensystems** und **mindert Ermüdungserscheinungen**.

- Fettreiche Nahrung ist **schwer verdaulich** und hat eine **längere Verweildauer im Magen**, wodurch das im Nachtdienst verminderte **Stoffwechselgeschehen** zusätzlich **belastet** und die **Ermüdbarkeit gesteigert** wird.

- Kohlehydratreiche Ernährung wirkt sich **günstig** auf die **körperliche** und **geistige Leistungsfähigkeit** aus.

- **Was könnte** uns **helfen**, nach dem Nachtdienst **leichter** wieder in unseren gewohnten **Schlaf-Wach-Rhythmus** zu **finden**?

So viel Regelmäßigkeit in unserem Leben beibehalten **wie nur möglich**.

- Unsere **Mahlzeiten,** die als, wenn auch schwache, Zeitgeber gelten, **regelmäßig** einnehmen.

Es empfiehlt sich, den **Rhythmus der Mahlzeiten während** *aller* **Schichten** *bzw.* **Dienste beizubehalten**. **Mahlzeiten üben** *einen* **stabilisierenden Effekt auf** *die* **endogenen Rhythmen aus**, *was eine* **bessere Anpassung** *zur Folge hat.*

Die **beiden Hauptmahlzeiten** *des Tages sollten* **immer** *zur gleichen Zeit*, **mittags** *und am* **frühen Abend,** *eingenommen werden. Zu diesen Tageszeiten erfolgt auch eine* **ausreichende Magen-** und **Gallensaftausschüttung**, *deren Rhythmen sich nur schwer ändern. (Vgl. Weiss 1997, S 74).*

- **Regelmäßig Bewegung** machen.

„Im Allgemeinen verbessert das Betreiben von regelmäßiger, angemessener Bewegung den gesamten Gesundheitszustand, hilft Stress abzubauen und erhöht das physische Wohlbefinden. Sportliche Aktivitäten von 10 Minuten täglich oder ein bis zwei Stunden pro Woche sind auch für Menschen, die in unregelmäßigen Zeiten berufstätig sind, anzuraten." (Weiss 1997, S 68).

- **In der Freizeit** eine **regelmäßige Tagesstruktur beibehalten**.

„Auch können Freizeitaktivitäten, wie ein Spaziergang mit dem Hund, die regelmäßig zu gleichen Zeiten ausgeübt werden, einen stabilisierenden Einfluss auf die Synchronisation und Anpassung ausüben. Die Bedeutung solcher „persönlicher sozialer Zeitgeber" ist nicht zu unterschätzen." (Vgl. Folkard, Minors, Waterhouse 1985 in Weiss 1997, S 68).

- Nach einem **möglichst „optimalen" Schichtsystem** arbeiten.

Schichtpläne sollten ein **Kompromiss** aus den **betrieblichen Anforderungen**, den **chronobiologischen Empfehlungen** und sozial begründeten **Wünschen** (z.B. freie Samstagnacht statt Sonntagnacht) der **MitarbeiterInnen** sein. *(Vgl. Knauth 1995 in Weiss 1997, S 69).*

„Mit **zunehmendem Alter steigt** *die* **Arbeitszufriedenheit** *an, was auf eine* **gelungene Anpassung** *und die* **Gewohnheit** *zurückzuführen sein dürfte. Die unregelmäßige Arbeitszeit des Krankenpflegepersonals wird in einer Untersuchung an 348 Schweizer Angestellten von 43 % als Belastung angesehen. 17,6 % sind ziemlich oder stark unzufrieden. Trotzdem äußern sich 55,3 % zufrieden mit den Arbeitzeiten. Die Gruppe der Befragten kann auch ausreichend auf ihren Dienstplan Einfluss nehmen." (Güntert et al. 1989).*

„Mit **steigendem Alter nimmt** *die* **Melatonin-Serumkonzentration ab**. *Die rückläufige Melatoninsynthese, die sich bis ins hohe Alter fortsetzt, hängt wahrscheinlich mit der physiologischen Rückbildung der Zirbeldrüse zusammen. Das mag auch der Grund sein, warum mit zunehmendem Alter mehr Desynchronisationszustände auftreten als in jungen Jahren. (Pfitzer und Boll 1996). Auch bei* **Schichtarbeitern** *kommen* **in späteren Jahren vermehrt spontane Intoleranzerscheinungen** *vor. (Vgl. Weiss 1997, S 25)*

- **Welche Einstellung** haben wir **zum Nachtdienst?**

Manche von uns sehen die **Vorteile** in Form von **Tagesfreizeit**, *diese beispielsweise an einem Vormittag für Besorgungen nützen zu können.*

Es kann sein, dass andere **Nachtdienste** teils unbewusst **ablehnen**, aus **Angst vor Zwischenfällen** *beispielsweise einer unerwarteten Verschlechterung im Gesundheitszustand unserer PatientInnen* und damit **als einzige Pflegeperson im Dienst** fertig werden zu müssen.

- Wie **reagiert** unser **persönliches Umfeld** darauf, dass wir Nachtdienste machen?

Bei manchen **lassen sich** Nachtdienste **schlecht** mit dem **Privatleben vereinbaren.** *Sie können beispielsweise nach dem Nachtdienst nicht schlafen, weil zu Hause kleine Kinder zu beaufsichtigen sind.* Auch die **sozialen Kontakte** können durch Nachtdienste **gestört** sein, weil *die Menschen im nahen Umfeld von Montag bis Freitag untertags arbeiten.*

„Das Erleben und Interpretieren, die Einstellungen zur Schichtarbeit spielen eine bedeutende Rolle. Belastend wäre z.B. die Tatsache, dass der Ehepartner mit der Schichtarbeit nicht einverstanden ist und der Betroffene trotzdem diese Form der Arbeitszeitgestaltung wählt (wählen muss!) (Vgl. Kundi 1984 in Weiss 1997, S 41).

Tun und Vermeiden:

- **Auch Pflegende**, die sogenannte **„FrühaufsteherInnen"** sind, **können Nachtdienste machen**.

„Beim Menschen besteht aber sowohl experimentell wie auch willkürlich die Möglichkeit, den Schlaf-Wach-Rhythmus von der inneren Uhr abzukoppeln (Zulley 1990) Ohne diese Fähigkeit wäre Nachtarbeit und Aktivität in der Nacht gar nicht möglich. (Weiss 1997, S 18).

- Um **im Nachtdienst leichter wach** zu **bleiben,** können wir:

- Kaffee oder andere coffeinhältige Getränke zu uns nehmen, in einer **Menge,** die wir gut **vertragen**.

Wer sich die **Tagesration Kaffee für die Nacht aufspart**, dem wird es insgesamt nicht zu viel. Die **Wirkung coffeinhältiger Getränke** hält **6 Stunden** nach der Verabreichung an. Am besten sollte man sie **bei Antritt des Nachtdienstes** und **zur Nachtmahlzeit trinken**. *(Vgl. Weiss 1997, S 55, 79).*

„Mehrere Studien zu diesem Thema zeigen, dass der Genuss von coffeinhältigen Getränken die Wachsamkeit während der Nachtarbeit verbessert. 2-4 Tassen Kaffee erhöhen die Arbeitsgenauigkeit und die Arbeitsgeschwindigkeit auf einem Ergometer." (Vgl. Mühlbach et al. 1991 in Weiss 1997, S 54).

- „Vorschlafen", auch wenn dieser Schlaf **nicht die gleiche Qualität wie** der **Nachtschlaf** hat.

"Vorschlafen" von **2-4 Stunden** bringt die **gleiche Wachsamkeit** und **Verbesserung der Leistungsfähigkeit**, wie **150-300 mg Koffein**. (Kaffee enthält pro Tasse 30 – 180g Koffein. *Gruber 1998, S 127*). Am besten wäre diesbezüglich eine Schlafdauer von 8 Stunden. **Schlaf** hat **gegenüber Kaffee** folgende **Vorteile:** Seine **Wirkung hält länger an**, es gibt **keinen Gewöhnungseffekt**, **keine Nebenwirkungen** oder **potentielle Risken**. *(Vgl. Weiss 1997, S 54).*

- Auf dem **goldenen Mittelweg** erzielen wir die **beste Wirksamkeit**.
Ein **kurzer Schlaf gemeinsam mit mäßigem Koffeingenuss** bringen eine **gute Wachsamkeit** und **angemessene Leistungsfähigkeit in der Nacht**. *(Vgl. Weiss 1997, S 54)*.
- Auf eine optimale **Verteilung der Mahlzeiten** und ihre **Zusammensetzung** achten: Statt **die falsche Kost zur falschen Zeit** besser **leichte Kost zum richtigen Zeitpunkt.**
- Vor dem **Nachtdienst** eine **warme Hauptmahlzeit essen:**
Diese sollte ca. **20% der Gesamttagesenergieaufnahme** ausmachen und **eiweißreich** und **kohlehydratarm** sein, um das **Aktivitätsniveau in der Nacht** zu **steigern**.

Eine kleine Auswahl: (Vgl. Weiss)

- 1 kleines Dorschfilet (120 g) mit Gemüse gedünstet,
- 1 kleines Putenschnitzel (natur) mit Kartoffelpüree und Salat,
- 1 Portion Spaghetti mit Sugo,
- Gekochte Kartoffeln mit Spiegelei und Spinat,
- Eier-Nudel-Salat,
- Bauerntoast: Schwarzbrottoast mit Spiegelei,
- Frankfurter mit Kornspitz,
- 1 Cheeseburger,
- Tafelspitz mit Semmelkren,
- Geröstete Semmelknödel mit Salat,
- Gemüse-Omelette,
- Gefüllte Schinkenrollen mit Korngebäck.

- Im Nachtdienst soll der **Energie-** und **Nährstoffanteil** für eine Schicht **30% eines Tagesbedarfs** ausmachen und sich auf eine **warme Hauptmahlzeit** (ca. **25%)** und einen **Imbiss** (ca. **8%)** verteilen.
3-4 Stunden nach Schichtbeginn eine weitere **warme Hauptmahlzeit essen** sowie **Kaffee trinken,** um den **physiologischen Leistungsabfall** zwischen 2.00 und 4.00 Uhr möglichst gering zu halten bzw. abzufangen.
Diese Mahlzeit **sollte eiweißreich** und **fettarm** sein. Die **Eiweißzufuhr** sollte **13-14%** der Gesamtenergie ausmachen. (*Vgl. Busch-Stockfisch und Krappe 1086 in Weiss S 78)*. Die **Fettzufuhr** sollte **25-30%** nicht übersteigen. *(Vgl. Weiss 1997, S 78)*. Bestimmte im Kaffee enthaltene **Röststoffe**, wie z.B. Chlorogensäure, **stimulieren** die **Magensaftsekretion** und **-säurebildung**, deren physiologische Funktionen **in der Nacht herabgesetzt** sind. Kaffee beeinflusst auch gleichzeitig die **Anregung** der **Gallensaftausschüttung**, was sich **günstig** auf die **Verdauung fetthaltiger Nahrung** auswirkt. *(Vgl. Weiss 1997S 79)*.
Eine **warme Mahlzeit** im **Nachtdienst** gibt ein **Gefühl der Belebung** und **inneren Erwärmung**. Kalte Speisen verbleiben länger im Magen als warme. Körperwarme Speisen werden **schneller weiter transportiert** und sind **besser verdaulich**.

Eine kleine Auswahl: (Vgl.Weiss)
Ähnlich wie die Mahlzeit vor dem Nachtdienst:

- Suppe und großer Bauerntoast,
- 1 Portion Gemüselasagne,
- 1 Portion Kaiserschmarren,
- ½ Pizza,
- Reisfleisch,
- Gekochtes Rindfleisch mit Semmelknödel,
- Geflügelsalat,
- Faschierter Braten mit Kartoffelpüree.

Der **Imbiss** sollte um ca. 3.00 - 4.00 Uhr in der **3. oder 2. Stunde vor Schichtende** eingenommen werden.

Eine kleine Auswahl: (Vgl. Weiss)

- 1 Teller Fritattensuppe oder 2 Teller Gemüsesuppe,
- 1 Vollkornweckerl mit 2 Scheiben Käse, Tomaten, Paprika, Radieschen,
- 1 Brot mit Hüttenkäse und Tomate, Paprika, Karotte,
- 1 Becher Naturjoghurt und 1 Knäckebrot
- 1 Becher Milch-mix (Joghurt mit Früchten, Fru-Fru, Sauermilch mit Marmelade) mit 2 Stück Zwieback
- 1 Schale Apfelmus oder Kompott,
- 1-2 Stück Obst (z.B. 1 Banane bzw. 2 Birnen).

- **Spitalsleitungen** sollten den **Anforderungen an** die **Betriebsverpflegung gerecht** werden.
Arbeitswissenschafter fordern, dass auch **während der Nachtstunden** leichte **warme Mahlzeiten** und **Getränke angeboten** werden, *manchen bekannt als die „Nachtdienstsuppe“,* oder eine **Möglichkeit zum Aufwärmen von Speisen** vorhanden sein soll. *(Vgl. Hohmann-Beck 1981 in Weiss 1997).*
- **Nach** dem **Nachtdienst eiweißarm** und **kohlehydratreich** essen, wodurch **Schlaf** und **Ruhe verbessert** werden. Das **Frühstück** sollte ca. **15%** der Gesamtenergie ausmachen.

Eine kleine Auswahl: (Vgl. Weiss)

- 200 g Früchtemüsli (gut gequollen),
- 2 Scheiben Vollkornbrot, Margarine, Honig,
- 2 Scheiben Roggenmischbrot, Butter, Marmelade, 1 Glas Obstsaft,
- 1 Scheibe Mischbrot mit 1 Scheibe Schinken und Käse, 1 Scheibe Vollkornbrot mit Butter und Marmelade,
- 1 Glas frisch gepresster Orangensaft, 1-2 Weckerl (Sonnenblumen-, Mohn-, Kürbiskern- etc.) mit Margarine und Marmelade,
- 1 Stück Obst (z.B. 1 Banane) oder 1-2 Kiwis) und 1 Kornweckerl mit Margarine und Honig,
- 1 Briochekipferl und ½ Glas Fit-Frühstück (=Obstsaft).

Unsere **Mahlzeiten wie gewohnt einzunehmen**, aber **bei** der **Energiezufuhr** die **Nachtmahlzeiten einzuberechnen,** kann helfen, **trotz Nachtdienst** unser **Gewicht** zu **halten**.
Das kann folgendermaßen aussehen: *(Busch-Stockfisch u. Krappe 1986 in Weiss S 76)*

Mahlzeit	ungefähre Uhrzeit	% der empfehlenswerten Höhe der täglichen Energiezufuhr
Mittagessen	12.00-13.00	25 %
Jause	16.00-17.00	10 %
Abendessen	19.00-20.00	20 %
1.Nachtmahlzeit	0.00-1.00	25 %
2.Nachtmahlzeit	4.00-5.00	8 %
Frühstück	nach Arbeitsende	12 %

Dieser Rhythmus hat sich bei mir von selbst so eingestellt, ich halte es mit dem Essen im Nachtdienst schon lange so. Es scheint mir wichtig, in erster Linie auf den eigenen Körper zu hören und zu beobachten, was uns gut tut.
Der **Energiebedarf** für **Berufstätige in Wechselschichtsystemen** erstreckt sich von **2000 – 4000 Kcal** pro **24 Stunden** je nach **Arbeitsschweregrad, Freizeitaktivitäten, Geschlecht** (Männer haben einen um etwa 10% höheren Grundumsatz als Frauen)**, Gewicht, Körpergröße** und **Alter** (im Alter sinkt der Grundumsatz). *(Vgl. Wirths 1982 in Weiss S 77).*
In der **Gesundheits- und Krankenpflege Tätige** fallen unter die **„Mittelschwerarbeiterlnnen"** und haben einen Energiebedarf von **3000 Kcal am Tag** und **900-990 Kcal in der Nachtschicht**.*(Vgl. DGE 1991 und Cervinka et al. 1984 in Weiss 1997, S 77).*

- Um uns **leichter an den Wechsel von Tag- und Nachtdienst** bzw. Nachtdienst und Tagesfreizeit zu **gewöhnen** können wir:

- Regelmäßig Bewegung machen, die **Spaß** macht *beispielsweise Radfahren* oder *Laufen gehen* und unseren **Ansprüchen** Genüge tut *beispielsweise Wirbelsäulengymnastik als Ausgleich zum Heben in der Arbeit* (ist aber kein Ersatz für benötigte Hebehilfen!), unserer **Kondition** sowie unseren **Neigungen entspricht** d.h. *beispielsweise alleine oder gemeinsam in einer Gruppe*.
Wechselschichtsysteme erfordern Trainingsmöglichkeiten, die nicht an bestimmte Wochentage gebunden sind.

- Die r**egelmäßige Tagesstruktur** ist bei vielen von uns *beispielsweise durch das Familienleben* vorgegeben.
- Schichtsysteme entsprechend gestalten.
„**Arbeitspsychologen** *bieten folgende* **Vorschläge für** *die* **optimale Schichtplangestaltung**:

Die **Vorwärtsrotation** ist **günstiger** als die Rückwärtsrotation (beispielsweise Montag Frühschicht und Dienstag Spätschicht und nicht umgekehrt).
Frühschichten sollten **nicht zu früh beginnen** (besser um 7.00 statt um 6.00), um den Nachtschlaf zu verlängern.
Nicht zu viele Frühschichten hintereinander und **bei Krankenpflegepersonal maximal zwei aufeinander folgende Nachtdienste**.
Den **Nachtschichten** sollten zwei **freie Tage folgen**, **um** das **Schlafdefizit aufholen** zu können.
Geblockte Wochenendfreizeiten sind **günstiger** als einzelne frei Tage am Wochenende.
Die **Länge der Dienste** sollte **an den Arbeitsaufwand angepasst** sein.
Das **Beibehalten der Dienst-** und **Schichtpläne** wirkt sich **günstig** aus.“
(Vgl. Knauth 1995 in Weiss 1997, S 69).

- Bei **körperlichen Beschwerden sollten** wir:

\- Die **Symptome beobachten** und uns einer **ärztlichen Untersuchung unterziehen**.
Schieben wir die Beschwerden lediglich auf die Nachtdienste, die häufig die Ursache sind, aber nicht immer sein müssen, so besteht die Gefahr, einen behandlungswürdigen Zustand zu übersehen.
- Einfluss auf die **Dienstplangestaltung nehmen**.
Es scheint, dass der menschliche Körper Nachtdienste nur eine bestimmte Zahl von Jahren gut verträgt. Zu Beginn kann sich die Berufsunerfahrenheit erschwerend auswirken. Nach einer Zeit, in der gute Einarbeitung und Routine uns das Arbeiten „gegen die innere Uhr“ erleichtern, nimmt die Toleranz der Nachtdienste später wieder ab. Wenn wir im Rahmen einer **flexiblen Dienstplangestaltung** selbst **bestimmen** können, **wie viele Nachtdienste** und **wann** wir sie machen wollen, so werden sie uns möglicherweise **leichter fallen**.

- **Unterstützung in Anspruch nehmen.**

\- im **beruflichen Umfeld**
Für Engpässe im Nachtdienst **Vorkehrungen treffen**. Wenn wir wissen, dass wir uns **jederzeit Rat und Hilfe von** KollegInnen der **eigenen** oder einer **anderen Abteilung holen** können, wird möglicherweise schon ein **Teil der Belastung** von uns **abfallen**.
Für einen **ungestörten Schlaf nach dem Nachtdienst sorgen**. *Das gelingt beispielsweise, wenn ein* **Betriebskindergarten** *Kinder auch* **am „Schlaftag“** *bis in den Nachmittag hinein* **beaufsichtigt**.
\- im **privaten Umfeld**
„**Schichtarbeit** und **Arbeit in der Nacht** *wird von Psychologen zu recht als* **zusätzlicher Arbeitsbelastungsfaktor** *angesehen. Ob diese Belastung für uns schädlich ist oder nicht, kommt darauf an, wie wir sie verarbeiten. Die Psycho-*

logie nennt diese **Verarbeitungsprozesse Coping**. *Erst* **wenn** *diese* **Mechanismen versagen**, *kommt es zu* **gesundheitlichen Beeinträchtigungen**. *Es handelt sich dabei um Prozesse auf biochemischem, chemischem, mechanischem Niveau bis hin zur psychischen Unterstützung durch ein* **gutes soziales Netzwerk (Familie, Freunde, Partner).**" *(Vgl. Weiss 1997, S 41).*

2. Die Zeitverschiebung – andere Länder, andere Zeitzonen

Ob **Urlaubs**- oder **Dienstreise** in ferne Länder, die dabei erlebte Zeitverschiebung belastet unseren **Organismus** und damit unser Wohlbefinden. Statt **Urlaubserholung** gibt es **Schlafstörungen** und statt **aufnahmefähig** sind wir bei einer Tagung vielleicht nur abgeschlagen und „**nicht ganz da**".

Vom *Ausklinken* zum ***Einrenken***

Herausfinden und Bedenken:

- **Wie kommt** die sogenannte **„Zeitverschiebung" zustande**?

Die **Erde** ist in **360 Meridiane** (Längengrade) **unterteilt**, die in **Nord-Süd-Richtung** von Pol zu Pol verlaufen. Je **15 Meridiane** werden zu **einer Zeitzone zusammengefasst**. Die Breite einer Zeitzone beträgt am Äquator 1671 km und vermindert sich an den Polen auf Null. Bei geographischen Breiten um 50°, wie beispielsweise in **Mitteleuropa**, gilt als Faustregel, dass **15 Längengrade** und damit **eine Zeitzone** etwa **1000 km West- bzw. Ostverschiebung entsprechen**. **Mit jeder Zeitzone**, die **in westlicher Richtung** überquert wird, verschiebt sich die Ortszeit um eine Stunde, d.h. **die Uhr muss um eine Stunde zurückgestellt** werden. Bei Flugreisen **in östliche Richtung** muss die **Uhr vorgestellt** werden. *(Vgl. Wegmann et al. 1985 in Gruber 1998).*

- **Was versteht** man unter **„Jet lag"** und wie **kommt es dazu**?

Als Jet lag bezeichnet man **vorübergehende** subjektive Befindlichkeitsstörungen, wie eine durch **Schlaf- und Appetitlosigkeit verminderte Leistung**, **Beschwerden** im **gastrointestinalen Bereich** und **allgemeines Unwohlsein**. Diese **Störungen verschwinden**, wenn sich das circadiane System an die **neue Zeitgeberordnung angepasst** hat. **Zur lokalen Tageszeit** ist man dann wieder **physisch** und **psychisch** vollkommen **leistungsfähig** und **zur Nacht schlafbereit**.
Im Gegensatz zu langsamen Zug- oder Schiffsreisen trifft man **beim Fliegen** schon **nach kurzer Reisezeit** auf ein **neues Zeitsystem**. *Ein Flug beispielsweise von Mitteleuropa an die amerikanische Ostküste* bewirkt eine **Verlängerung des Tages von 24 auf 30 Stunden** und die Phasenverschiebung aller nachfolgenden Tage um minus sechs Stunden gegenüber der Ausgangsposition. Die **„biologische Uhr"** ist **nicht in der Lage**, diesen **Sprung sofort zu kompensieren**. *(Vgl. Wegmann et al. 1985 in Gruber 1998)*

- **Warum können** wir uns **unterschiedlich** gut an die **jeweilige Lokalzeit anpassen**?

- Die **Dauer der Anpassung** an die neue Zeitzone hängt von der **Anzahl der überflogenen Zeitzonen** ab.

- Im allgemeinen wird ein **Flug von Ost nach West besser toleriert** als von West nach Ost. Die meisten Menschen tendieren dazu eine **spontane Phasenlänge von etwas mehr als 24 Stunden** einzunehmen. Diese **Spontanlänge kommt** dem nach **Flügen in westliche Richtung** nötigen **Anpassungsprozess entgegen**, der in einer **Dehnung der circadianen Rhythmik** besteht. *(Vgl. Moog 1997, Nickelsen 1996 in Gruber 1998)*

Studienergebnisse dazu zeigen, dass sogenannte **„Spät- oder Abendtypen"** eine **Phasenverspätung besser kompensieren als** eine **Phasenvorrückung,** während für **„Früh- oder Morgentypen" das Gegenteil** gilt. *(Vgl. Nickelsen 1996 in Gruber 1998)*

- Die **circadianen Rhythmen verschiedener Funktionen** (Schlaf-Wach-Zyklus, Körpertemperatur, Hormonsekretion, Magensäuresekretion...) **passen sich unterschiedlich schnell an**.

Die **Fähigkeit der raschen Anpassung** an geänderte Zeitgeberbedingungen scheint nach bisherigen Forschungsergebnissen **mit zunehmendem Alter nachzulassen**. *(Vgl. Nickelsen 1996 in Gruber 1998)*

- Je stärker die Zeitgeber, *beispielsweise Tageslicht oder regelmäßige Mahlzeiten* in der neuen Zeitzone sind, **desto rascher** erfolgt **die Anpassung**.

- **Welche Beschwerden können wir während des Fluges haben?**

„Ich bekomme **Blähungen** *und meine* **Nasenschleimhäute** *und* **Augen trocknen aus**."

Das Volumen von **Gasen,** wie beispielsweise im **Gastrointestinaltrakt** und in den **Nasennebenhöhlen**, **dehnt sich** bei abnehmendem Druck (**Aufstieg in die Höhe**) **aus** und **verringert sich** bei zunehmendem Druck (**im Sinkflug**). Im **Gastrointestinaltrakt** befinden sich normalerweise zwischen **0,5 und 1.0 Liter** Gas. **Durch die Ausdehnung** kann es zu **Schmerzen und Druckgefühl** im **Abdomen** kommen. *(Vgl. Rose 1996 in Gruber 1998)*

Die **niedrige Luftfeuchtigkeit** während des Fluges aufgrund der **künstlichen Klimatisierung** führt zu einer **Belastung der oberen Atemwege**, zum **Austrocknen der Augenschleimhäute** und zu Hautirritationen (z.B. **trockene Haut**). *(Vgl. Schanz et al. 1996 in Gruber 1998)*

Bei Langstreckenflügen besteht **erhöhte Thrombosegefahr**.

Tun und Vermeiden:

- Um uns **an die jeweilige Lokalzeit leichter anzupassen** können wir:

- Durch eine **„Voradaption"** die am Zielort zu erwartenden **Jet-lag-Symptome abschwächen**. Dazu wird empfohlen bereits **3-4 Tage vor dem Abflug** zu beginnen, die individuelle **Einschlaf- und Aufwachzeit täglich um eine Stunde in die gewünschte Richtung** zu **verschieben**. *(Vgl. Nickelsen 1996 in Gruber 1998)*

- Wenn ein **Überseeaufenthalt** nur **1 oder 2 Tage** beträgt, wird *beispielsweise Flugpersonal* empfohlen, den **Heimatrhythmus** mit den üblichen **Mahlzeiten** und **Schlafphasen beizubehalten**. Hingegen wird **bei längeren Aufenthalten am Zielort** die genau gegenteilige Strategie mit einer **rigorosen Anpassung** empfohlen. Auf diese Weise kann die Dauer mit subjektiver Jet-lag-Symptomatik möglichst kurz gehalten werden. *(Vgl. Nickelsen 1996 in Gruber 1998).*

- Durch eine **regelmäßige Einnahme** der **Mahlzeiten** zu **fixen Zeitpunkten** kann eine **bessere Anpassung** erzielt werden. *(Vgl. Reinberg 1983).*

- Bei der **Zusammenstellung** der **Mahlzeiten beachten**:

Eiweißreiche und **kohlehydratarme Nahrung fördert** das **Wachbleiben** und **eiweißarme** und **kohlehydratreiche Nahrung** das **Einschlafen.**

Ein **proteinreiches, kohlehydratarmes Frühstück** *verursacht eine gesteigerte Absorption von Thyrosin, das zum Neurotransmitter Norepinephrin umgewandelt wird. Durch diesen wird der* **Erregungszustand erhöht**. *Hingegen wird durch ein* **kohlehydratreiches, proteinarmes Abendessen** *die Insulinsekretion gesteigert und dadurch die Aufnahme der Aminosäure Tryptophan erleichtert. Diese ist die Vorstufe des Neurotransmitters Serotonin, der* **Schläfrigkeit und Entspannung bewirkt**. *Der* **gezielte Einsatz von Kaffee** *(Koffein) und* **Tee** *(Theophyllin) kann die* **Anpassung erleichtern**. *(Vgl. Knauth und Ruthenfranz 1991, Winget et al. 1992 in Gruber 1998)*

- Uns **nach Zeitzonenflügen** so viel wie möglich **im Sonnenlicht aufhalten**.

Die **Anpassung** und Reorganisation des **Schlaf-Wach-Rhythmus** und des **Körpertemperaturrhythmus** nach Transmeridianflügen verläuft **unter hellem Licht** (2500 –3000 Lux) etwa **doppelt so schnell** als unter normalem **Licht mit Raumbeleuchtungsstärke**. *(Vgl. Wever 1994 in Gruber 1998)*

Nach Flügen in den **Westen** fördert **Abendlicht** und nach **Flügen** in den **Osten Morgenlicht** die **Anpassung**. Nach Flügen **in östliche Richtung** ist es günstig, **morgens zeitig aufzustehen**. *(Vgl. Ruthenfranz 1991 in Gruber 1998)*

- Bei **Flügen nach Osten** ein paar **Tage zum Eingewöhnen** einberechnen, *beispielsweise bei einem Flug zurück aus den U. S. A.* noch **2-3 Urlaubstage anhängen**.

▪ Um **Beschwerden während** des **Fliegens vorzubeugen** können wir:

Vor und **während** einer **Flugreise** auf blähende **Lebensmittel**, wie **Bohnen, Erbsen** und andere **Hülsenfrüchte** oder **kohlensäurehältige Getränke verzichten** *(Vgl. Rose 1996 in Gruber 1998)* und **ausreichend** *beispielsweise mit Wasser verdünnte Fruchtsäfte* **trinken.** *(Vgl. Schanz et al. 1996 in Gruber 1998 S16)*

Sich gegebenenfalls **vor dem Reiseantritt** von ärztlicher Seite über eine **medikamentöse** Thromboseprophylaxe informieren. **Während des Fluges** gezielte **Bewegungsübungen** machen. Manche Fluglinien haben Videoaufnahmen davon in ihrem Bordprogramm.

3. Wartezeiten – gewonnene oder verlorene Zeiten?

„Schwester, wann komm' ich endlich dran?" Die **Arbeit in** einer **Ambulanz**, besonders bei einem vollen Warteraum, stellt sich häufig wie ein **„alle gegen eine"** dar. Für **„die eine (Pflegeperson)**" kann das **beängstigend** wirken, vor allem, weil sie zumeist die **Anlaufstelle für Beschwerden** ist. **„Alle"** (unsere **PatientInnen** und deren **Bezugspersonen)** können **Befürchtungen** *„Dort wartet man ja immer so lange."*, **Erinnerungen** *„Das letzte Mal haben sie auf uns vergessen."* und **Hoffnungen** *„Es wird schon nicht so lange dauern."* haben, aber auch **Angst vor** der **Diagnose** und einer eventuell darauf folgenden **Aufnahme in das Krankenhaus**, sowie **Hilflosigkeit gegenüber** den **„Experten"** empfinden.

„Schwester, wann kommt endlich die Visite?" Auch in einer Gesundheitseinrichtung aufgenommen zu sein heißt, fallweise **warten zu müssen**. Für viele PatientInnen stellt die ärztliche Visite den Höhepunkt des Spitalstages dar, weil da scheinbar oder tatsächlich über ihr Gedeih' und Verderb' entschieden wird.

Wir denken bei Wartezeiten in erster Linie **an unsere PatientInnen** und eher selten an uns selbst. Doch **auch wir warten oft lange** und nicht selten **gemeinsam** mit unseren PatientInnen *beispielsweise auf den Arzt oder gemeinsam mit den ÄrztInnen auf einen Befund.*

Von der *Wut* zum ***Gleichmut***

Herausfinden und Bedenken:

- **Was** kann uns **kränken**?

„Komisch, ich muss mich beschimpfen lassen, aber dann drinnen beim Arzt sagen sie nichts mehr." Dieselben Leute, die sich wegen ihrer langen Wartezeit **gegenüber** dem Pflegepersonal heftig beschwert haben, können sich **ÄrztInnen gegenüber** durchaus **freundlich** und **devot** verhalten, sobald sie aufgerufen wurden.

„Diejenigen, die am wenigsten mit den Vorgängen vertraut sind, sind die, um die allein im Grunde alles geht, nämlich die PatientInnen. Für sie ist es normalerweise unmöglich, die komplexen Abläufe zu durchschauen, sich zu orientieren, Vorgänge richtig zu interpretieren und deren Sinn und Zweck wirklich zu verstehen." (Vgl. Lalouschek, Menz, Wodak 1990, S 81)

„Wenn ich den jetzt vornehme, werden alle anderen protestieren." **PatientInnen wollen alle gleich gut behandelt** werden. Zusehen zu müssen, wie jemand, der nach einem gekommen ist, vor einem drangenommen wird, ist schwer zu ertragen. Wir erwarten von unseren PatientInnen nicht nur, dass sie warten, sondern auch, dass sie unsere Entscheidungen bedingungslos akzeptieren. Dass sie nicht warten wollen, **tut** nicht so **weh,** wie ihr **Hinterfragen unserer Entscheidungen**, besonders dann, wenn wir uns große **Mühe gegeben haben**, alles **gut zu organisieren**.

„Es ergibt sich die folgende widersprüchliche Situation: die ÄrztInnen sind zwar formal in bestimmten Fragen weisungsberechtigt gegenüber den Schwestern, aber auf der anderen Seite sind die Schwestern aufgrund ihrer kontinuierlichen Tätigkeit an der Ambulanz in vielen Bereichen erfahrener und haben ein viel stärkeres Interesse, jenen Bereich, der ihre Arbeit betrifft, möglichst rationell und reibungslos zu gestalten." (Vgl. Lalouschek, Menz, Wodak 1990, S 86)

- **Was** kann uns **ärgern**?

„Wenn sie bloß alle ihre Ambulanzkarten mitbringen würden, wäre schon viel Zeit gewonnen. Außerdem ärgert es mich, wenn ich die Karte selbst ausgestellt habe."

In einer Akutambulanz arbeitenden Pflegepersonen können die folgenden Situationen nur allzu gut bekannt sein: Patienten haben **Sprachschwierigkeiten** und **erwarten**, dass das Krankenhaus **Dolmetscher** zur Verfügung stellt, was aber nur bedingt der Fall ist. Sie sind **nicht sicher**, **ob** sie mit ihrem Problem überhaupt **in diese Ambulanz** gehören. Einen **Überweisungsschein** haben sie **nicht mit**. Sie **wissen** ihre **Versicherungsnummer nicht**. Die **Ambulanzkarte** haben sie **vergessen** oder **verloren**. **Kontrolltermine** werden **nicht eingehalten**, dafür **zu** einem **anderen Zeitpunkt** mit Selbstverständlichkeit **eingefordert**. *„Kein Wunder, dass die Wartezeiten so lange sind, wenn jeder so viel Zeit für sich in Anspruch nimmt."*

PatientInnen erwarten, dass sie bald drankommen, geplante Untersuchungen unmittelbar aneinander anschließen, erhobene Befunde rasch fertig sind. Damit wollen sie keine Zeit verlieren. Im direkten Kontakt mit ihnen soll dann genügend Zeit vorhanden sein, um sich **auf** die jeweilige **Untersuchungssituation einzustellen**, die nötigen **Informationen aufnehmen** und **nachfragen** zu **können** sowie **getröstet** und **ermutigt** zu **werden**. Außerdem wünschen sie sich, dass ÄrztInnen Dienst versehen, die sie schon kennen und mit denen sie bei vorangegangenen Ambulanzbesuchen gute Erfahrungen gemacht haben. Davon erwarten sie sich sehr viel.

„Die prinzipielle Nicht-Informiertheit der PatientInnen geht oft so weit, dass sie nicht einmal wissen, warum sie überhaupt in der Ambulanz sind und was hier mit ihnen passieren soll bzw. wann, was und warum z.B. operiert werden soll." (Vgl. Lalouschek, Menz, Wodak 1990, S 81).

- **Was** kann uns **hilflos machen**?

„Jetzt haben die mich schon drei Mal gefragt, wann sie endlich drankommen, als ob ich das wüsste."

Auch in Ambulanzen werden **ÄrztInnen** im Zuge ihrer praktischen Ausbildung **eingeschult**. Entweder haben sie jemanden Erfahrenen an der Seite oder sie sind auf sich selbst gestellt. Das bedeutet in jedem Fall **Mehraufwand** und eine **längere Wartezeit**.

„Wann komm' ich endlich dran?" „Was ist hier eigentlich los?" „Geht heute denn gar nichts weiter?" **Mit** solchen **Fragen versuchen** unsere **PatientInnen** die **Führung zu übernehmen** und damit die **Kontrolle** über das, was (mit ihnen) geschieht, **wieder zu gewinnen**. Somit **zielen** diese Fragen nicht nur auf eine entsprechende Information ab, sondern auch **darauf,** die **eigene Position klarzustellen** *„Ihr seid für mich da und nicht ich für euch."*, womit sie durchaus **recht haben**.

- **Was** kann uns **Angst machen**?

„Ich hab' Angst, einmal in dem ganzen Wirbel einen Patienten zu übersehen, dem es „wirklich schlecht" geht."

Wir alle wissen aus Erfahrung, dass der **größte Druck** häufig **nicht** unbedingt von den PatientInnen, die eine **dringende Intervention benötigen** bzw. deren Angehörigen ausgeht. Dabei besteht die **Gefahr,** einmal eine **Verschlechterung zu übersehen**, weil wir **auf diejenigen hören**, die sich **am lautesten bemerkbar machen** oder weil wir ihnen **gerade deshalb nicht so viel Aufmerksamkeit** schenken.

„Ich hab' Angst, dass sich einmal ein Patient radikal verschlechtert, während wir gemeinsam auf den Arzt warten."

„Auffallend zeigen sich die höchsten Belastungswerte im Hinblick auf die pflegerische und ärztliche Versorgung (!). Dazu zählen die Nichtverfügbarkeit des Arztes, wenn dieser gebraucht wird, ein „nicht gutzumachender Fehler", die Nichtverordnung einer Therapie oder Pflege, die für gut erachtet wird, usw. Dabei stechen zwei Stressfaktoren hervor, die Unerreichbarkeit der Ärzte und der Zeitdruck." (Sureth 1998, S 84).

- **Was** kann uns **frustrieren**?

„So viel Anstrengung und dann weiß ich gar nicht, was mit den PatientInnen weiter passiert."

In einer Akutambulanz zu arbeiten, kann **hohen Ersteinsatz in kurzer Zeit** bedeuten, **ohne den weiteren Verlauf mitverfolgen** und den **eigenen Anteil am Erfolg verbuchen** zu können.

„Immer wenn ich auf der Station anrufe und frage, ob sie ein freies Bett für eine Aufnahme haben, tun die so, als wäre das eine persönliche Beleidigung."

In einer Ambulanz zu arbeiten kann wieder einmal mehr bedeuten, **dazwischen** zu **stehen**.(Vgl. II. Kap. Pkt.6)

„In Momenten der Überlastung scheint gemeinsames Schimpfen über die Situation, über Stationen oder über hierarchisch höher stehende Personen sowohl entlastende, wie auch solidarisierende Funktion zu haben.“ (Lalouschek, Menz, Wodak S 77).

- **Was** kann uns **Hoffnung geben**?

Der geeignete Platz: *„Ich hätte auch gerne einen Posten in einer Spezialambulanz, statt ständig in der Akutambulanz zu stehen.“*

„Die „Ich schätze dich“ –Kommunikation:

Der Sender bringt in seiner Wortwahl zum Ausdruck, dass er den Wert des Empfängers schätzt. Er achtet diese Person und sieht sie als vorrangig und gleichberechtigte Person an. ...Man begegnet einander mit Respekt, was allerdings nicht heißt, einander zu schonen und Süßholz zu raspeln. Nach E. Berne (1967) interagieren beide Personen im Erwachsenen-Ich, die gemeinsam nach Lösungen suchen und die Wertschätzung der anderen Person mit einer Ich-Botschaft einleiten.

Nehmen wir dazu das Beispiel einer jungen Pflegeperson am Krankenbett. Der Arzt könnte in etwa sagen: „Ich bin schon völlig fertig, dass ich immer wieder kommen muss, denn auf den anderen Stationen ist die Hölle los. Ich bin froh, dass Sie zum Stechen schon alles hergerichtet haben. Vielleicht können wir uns etwas einfallen lassen, damit sich die Nadel weniger oft verstopft.“ Darauf die Pflegeperson: „Das habe ich mir auch schon gedacht, vielleicht sollte ich halbstündlich statt zweistündlich spülen. Ist das möglich?“ (Sureth 1998, S 56)

Tun und Vermeiden:

- **Unterscheiden, was persönlich zu nehmen ist und was nicht.**

Vergessene Überweisungsscheine, verlorene Ambulanzkarten, nicht abgeschaltete Handys stellen **keine persönliche Beleidigung** dar, auch wenn wir die Ambulanzkarte eigenhändig ausgestellt sowie auf das Handyverbot schon mehrfach hingewiesen haben und Überweisungsscheine grundsätzlich erforderlich sind.

Die Tatsache, dass PatientInnen sich ihre **Beschwerden für das Pflegepersonal aufsparen** und **ÄrztInnen großteils damit verschonen,** hat häufig wenig bis gar **nichts mit uns zu tun**. Einmal am Ziel angelangt, ist es nicht mehr notwendig zu kämpfen, und die empfundene Abhängigkeit von der ärztlichen Entscheidung lässt selbst die härtesten Kämpfer zurückstecken.

„Von uns erwartet sich jeder so viel, aber was dürfen wir uns eigentlich von den anderen erwarten?“

Wir werden uns von der Idee verabschieden müssen, dass unsere **PatientInnen** und **deren Bezugspersonen sich in gleicher Weise verhalten, wie** es **von uns erwartet** wird. Dem dadurch entstandenen Konflikt in uns können wir jedoch entgegenwirken, indem wir dieser Tatsache ganz bewusst ins Auge sehen und **auf eine scheinbare Gerechtigkeit verzichten**. An unserem Arbeitsplatz haben wir Heimvorteil, auch wenn uns das oft gar nicht bewusst ist. Wir tun und unterlassen vieles mit einer ganz bestimmten Absicht, die aber für Außenstehende nicht nachvollziehbar ist.

Es scheint, als ob **PatientInnen nach langer Wartezeit** sozusagen **zu ihrem Recht kommen wollten**, indem sie **beim Arzt entsprechend viel Zeit einfordern**. Wir dürfen dabei nicht vergessen, dass **ihnen vieles nicht geläufig ist,** was **zu unserer täglichen Routine gehört,** und dass jedem etwas anderes wichtig ist, wie *beispielsweise die Normalwerte bei Blutbefunden.*

- **Unterscheiden, worauf habe ich Einfluss** und **worauf nicht**?

Auch wenn **strukturiertes Arbeiten** zweifellos **von uns erwartet** wird und den **Arbeitsablauf erleichtert**, so ist es trotzdem hilfreich **Chaos, Hochspannung, ständige Unterbrechungen** und **Undank einzukalkulieren** und als **Teil der** täglichen **Routine zu akzeptieren**. *(Vgl. Lalouschek, Menz, Wodak 1990, S 71)*

- **Wie** kann ich **Einfluss nehmen**?

- Anstatt die **PatientInnen vorzuschieben,** die **Probleme in der eigenen** und **anderer Berufsgruppen ansprechen** und **Lösungsvorschläge einbringen**. *„Immer dieser Wirbel und Stress, ich halte das bald nicht mehr aus!"* Uns vor Augen halten, welchen Stress alle Beteiligten haben, und wie sie ihn möglicherweise zu bewältigen versuchen. **Im Krankenhaus sind wir geneigt,** in erster Linie **unsere PatientInnen und deren Bezugspersonen für den Stress verantwortlich** zu **machen**. Genau genommen **schützt uns** das aber **davor**, uns mit den **Konflikten im eigenen KollegInnenkreis** und **mit anderen Berufsgruppen auseinandersetzen** zu müssen. Unter Stress, vor allem wenn er lange andauert, neigen wir alle zu Verallgemeinerungen. **Die PatientInnen** tun **immer**...

- An Konzepten mitarbeiten, die beispielsweise vorsehen, dass **PatientInnen rasch einer ärztlichen Erstbegutachtung unterzogen** werden. Programmvorschläge für die Wartezeit einbringen. Das können u.a. Informationsfilme oder Musik sein. Die **Wünsche unserer PatientInnen mittels Fragebogen herausfinden**.

- Das uns entsprechende Einsatzgebiet wählen, sei es in einer Akut- oder Spezialambulanz bzw. auf einer Station.

Uns die **entsprechende Fachkompetenz aneignen,** um den **Zustand** der PatientInnen **richtig einschätzen** und **in einem Notfall adäquat reagieren** zu können.

- Unsere **PatientInnen so rasch wie möglich** darüber **informieren, wie es weitergeht** und **was passieren wird.**

Statt zu sagen: *„Das habe ich Ihnen doch schon einmal erklärt."* und uns zu denken: *„Merken die sich nicht, was ich ihnen sage?"* uns **durch Nachfragen**

versichern, dass **alle** ihre **Fragen bei uns angekommen** sind. *„Man hört nur auf jene Fragen, auf welche man imstande ist, eine Antwort zu geben." (Friedrich Nietzsche).*

5. Unsere Tage, alle Monate wieder, über viele Jahre

Die Menstruation – wer keine Hormone schluckt, erlebt sie und ihr vermeintliches Eigenleben in vollem Ausmaß, die anderen in abgeschwächter Form. **Regel oder nicht Regel?** Ihr monatliches Eintreffen ist uns manchmal nur allzu sehr, dann wieder **nicht unbedingt willkommen**. Und **was sie uns bedeutet** hat, wissen wir oft erst, **wenn sie sich nicht mehr einstellt**.

Notwendiges Übel oder ***Chance***

Herausfinden und Bedenken:

- **Wie fühle ich mich,** wenn ich meine **Regel habe/bekomme**?

Bin ich vorher besonders gereizt und empfindlich? Habe ich einen Putzfimmel? Habe ich während meiner Blutung Schmerzen? Möchte ich mich am liebsten nur zurückziehen? Oder fühle ich mich so wie immer?

- **Wie** bin ich **meiner Menstruation** gegenüber **eingestellt**?

„Wie habe ich meine erste Blutung erlebt? Wer hat mich dabei unterstützt? Was hätte ich mir, wenn ich jetzt zurückdenke, damals gewünscht? Was hätte ich von anderen gebraucht, um ein positives Bild von der Menstruation und dem Frausein zu entwickeln?" (Pröll 2002, S 82).

- **Was kann zu Menstruationsbeschwerden führen?**

„Bei Menstruationsbeschwerden können ganz unterschiedliche Ursachen eine Rolle spielen. Neben den rein körperlichen und hormonellen Abläufen, mit denen sich die Schulmedizin befasst, können auch psychosoziale Aspekte einen Einfluss darauf haben, wie eine Frau die Zeit der Menstruation erlebt.
Probleme mit dem Weiblichkeitssymbol Menstruation; ein unerfülltes Sexualleben; Überforderung durch die gesellschaftliche Rolle der Frau; traumatische sexuelle Erlebnisse; die Erfahrung, als Mädchen von den Eltern nicht erwünscht zu sein; Angst vor Unfruchtbarkeit; großer Leistungsdruck; unerfüllte oder schwierige Partnerschaft; berufliche oder finanzielle Sorgen." (Pröll 2002, S 88).

- **Was lösen** die **„Wechseljahre" bei mir aus**?

„Die meisten Frauen trauern ihren Blutungen nicht nach, ebenso wenig ihren Gefühlsschwankungen, vielleicht jedoch umso mehr ihrer Fruchtbarkeit, wenn sich ihre Identität auf die Gebärfähigkeit stützt. Jede Frau, ob sie nun Kinder hatte oder nicht, muss zur Kenntnis nehmen, dass sie nicht mehr fruchtbar ist, und diese Veränderung akzeptieren. Dies ist auch der Augenblick im Leben, wo

Frau noch einmal einige wichtige Entscheidungen durch den Kopf gehen – über die Kinder, die sie gehabt hat oder auch nicht, und über alle anderen Lebenspläne, die sie verwirklicht hat oder nicht." (Nissim 1999, S 51)
Wurde bis vor kurzem noch vor der „Bevölkerungsexplosion" gewarnt, so hat sich die Tendenz in der „Ersten Welt" umgekehrt: StatistikerInnen weisen auf den Geburtenrückgang hin, MigrationsexpertInnen berechnen die Zahl der Zuwanderer, die erforderlich sind, nur um unser derzeitiges Bevölkerungsniveau aufrecht erhalten zu können. Frauen wollen zuerst ihre Ausbildung abschließen, einen Beruf ergreifen, ehe sie sich ihren Kinderwunsch erfüllen. Die „Erstgebärerin" wird immer älter, die Durchschnittsfamilie hat immer weniger Kinder, manche Frauen verzichten völlig auf Nachwuchs zugunsten ihres Berufes.
Parallel dazu passt sich der medizinische Fortschritt an, aus „PatientInnen" werden „KundInnen", In-vitro-Fertilisation verhilft zu Kindern dort, wo die Natur sich bisher verweigerte. Schwangerschaften auch im hohen Alter, „Leihmütter", die Großmutter, die für ihre eigene Tochter das Kind austrägt, waren bisher staunend betrachtete Einzelfälle, in Zukunft werden sie so alltäglich wie Schönheitsoperationen oder Organtransplantationen.

- **Die Menstruation fungiert als Zeitgeber.**

„Der unmittelbarste natürliche Rhythmus, der auf alle wahrnehmbaren Einflüsse empfindlich reagiert, von männlicher Missbilligung bis hin zu Reisefieber oder einer Hochzeit, ist der Menstrualzyklus. Die Gebärmutter und ihr Nervensystem empfängt auf so vielen unerforschten Wellenlängen derart vielfältige Informationen, dass Untersuchungen über den Zyklus mit Sicherheit überraschende Resultate erbrächten." (Shuttle/Redgrove 1995, S 165).

Tun und Vermeiden:

- **Herausfinden, was uns vor und während unserer Regelblutung sowie nach ihrem endgültigen Ausbleiben gut tut.**

Das kann vieles, von **gesunder Ernährung** und **Bewegung** über **Entspannungsübungen, Massage** und **alternative Heilmethoden** bis zu einer **neuen Einstellung zu unserer Regelblutung** sein.
Vor und während der Regel: *„Gesunde Ernährung spielt bei der Behandlung von Menstruationsbeschwerden eine zentrale Rolle. Eine ausleitende, entstauende Ernährungsweise wirkt sich besonders günstig auf den Organismus aus. Am besten verwenden Sie zum Beispiel besonders in der Zeit vor der Regel weniger Salz, da es Wasser im Gewebe bindet. Obst kann Ihnen ebenfalls helfen, sich in der Zeit um Ihre Periode herum wohler zu fühlen. Feigen und Himbeeren wirken zum Beispiel gegen zu starke Blutung, entwässern und reinigen den Darm." (Vgl. Pröll 2002, S 119/120).*
In den Wechseljahren: *„Vergesst nicht: Es ist die Gelegenheit, sich mit Weis-*

heit, einem neuen Gefühl der Freiheit, Entfaltung und Kreativität in Verbindung zu setzen. Aus dem Gefühl, Grenzen überschritten und seinen wahren Platz gefunden zu haben, entsteht Kraft." (Vgl. Nissim1999, S 54).

- **Das zyklische Geschehen in unserem Leben zulassen.**

Wenn wir akzeptieren, dass es **nicht immer nur aufwärts** geht, weder auf der Karriereleiter noch im Privatleben, können wir auch **aus unseren Tiefen Erfahrung und Kraft schöpfen**. *„Alles in der Welt geht in der Wellenlinie. Jede Landstraße und so weiter. Wehe dem, der überall das Lineal anlegt!" (Willhelm Raabe).*

Das Geschehen in einer Gesundheitseinrichtung verläuft ebenfalls zyklisch. *PatientInnen kommen und gehen, schwerer und leichter Kranke wechseln einander ab, manche Kinder sind mit einer Bezugsperson aufgenommen, andere bleiben alleine da.* Halten wir uns das vor Augen, gelingt es uns besser, uns sowohl **auf** die **Ähnlichkeit einzelner Abläufe,** wie auf eine ganz **unterschiedliche Dynamik einzustellen**.

6. „Beim Nichtstun bleibt nichts ungetan." (Laotse)

Ohne Pausen könnten wir **nicht verschnaufen, verarbeiten, abschalten**. In unseren Breitengraden gibt es **in der Natur** die **große Pause des Winters**, wenn die Pflanzen einziehen, um im Frühling erneut wieder auszutreiben. Man sagt, die Welt wird von der Wirtschaft regiert. Vielleicht aber eher von den finanziellen Interessen bestimmter, die Wirtschaft steuernder, Menschen. Wer sich **Pausen** und **Langsamkeit auf seinem Lebensweg erlaubt**, wird vieles, wie *beispielsweise den Wechsel der Jahreszeiten,* wahrnehmen. Das kann **kurzfristig für** das **Leben einzelner** von Bedeutung sein, **langfristig für** die **Wirtschaftswelt,** und sich wiederum **auf uns alle** (einzelnen) **auswirken**.

Herausfinden und Bedenken:

- **Was verbinde** ich **mit „Nichtstun"** im **Gegensatz zum Arbeiten**?

„Das christlich geprägte Abendland hat die Faulheit im Gegensatz zum tugendhaften Fleiß schon immer als Laster angesehen. Das ist zum Teil sicherlich berechtigt, aber ist es nicht auch sehr bequem, Faulheit einfach als Arbeitsverweigerung abzutun? Vielleicht sollten wir uns einmal die Mühe machen, die Sache näher zu betrachten. Es könnte ja sein, dass derjenige, der „nichts" tut, in gewisser Weise sehr wohl etwas tut, indem er ein Stück Freiheit verteidigt." (Chaboud 2002).

Ohne Arbeit gibt es **keine wohlverdienten Pausen,** und **ohne** diese **Pausen** sind wir **nicht ausgeruht genug**, um **gut arbeiten zu können**. Die Suche nach

geeigneten Dienstplansystemen in Gesundheitseinrichtungen ist eine unendliche Geschichte. Ob „**Kernarbeitszeit**", „**2-3 Schichtsysteme**" oder „**Bereitschaftsdienst contra voll anrechenbare Arbeitszeit**", es geht darum, die Arbeitskraft der Menschen am besten für den Betrieb zu nützen.

- **Warum hat** das **Arbeiten** einen so **hohen Stellenwert in** unserer **Industriegesellschaft**?

„Der Erwachsene, der das Glück der Kindheit vergessen hat, hat das Spiel durch Arbeit ersetzt." (Chaboud 2002). „Sekten fürchten die Faulheit, weil sie Zeit zum Nachdenken lässt." (Chaboud 2002).

Insgesamt **weniger Stunden in der Pflege** zu **arbeiten** wird oft nur in Erwägung gezogen, wenn Hausarbeit und Kindererziehung oder ein anderer Nebenjob die „sinnvolle" Ergänzung darstellen. **Rund um die Uhr eingespannt** zu sein ist **legitim. Wer Zeit hat,** ist fast schon „**suspekt**". *„Die glauben wohl, Teilzeitkräfte sind nicht wirklich ernst zu nehmen."*

- **Nachtdienste belasten mit zunehmendem Alter mehr**.

„Zusätzlich kommt es mit zunehmendem Alter zu einer erschwerten Anpassung an Schichtarbeit und es treten vermehrt spontane Unverträglichkeiten auf." (Moog 1994). Das mag damit zusammenhängen, dass im Alter generell eine Amplitudenminderung mehrerer biologischer Rhythmen, einschließlich der Körpertemperatur zu beobachten ist, während große Rhythmen auf eine bessere Anpassung hinweisen. (Weindl 1990). Die Intoleranz im höheren Alter kann auch mit der sinkenden Melatoninproduktion in Verbindung stehen." (Weiss 1997, S 60).

- **In unserer Welt** sind die **Arbeitsmöglichkeiten ungleich verteilt.**

„Den Menschen ihre Arbeit wegnehmen: Das macht sie nicht faul, sondern unglücklich." (Chaboud 2002).

- **Häufig** wird es **umgekehrt dargestellt**.

„Beweis für die Ausbeutung des Menschen durch den Menschen: Faulheit gilt als Kapitalverbrechen." (Chaboud 2002).

- Ein **anderer Denkansatz.**

„Die wahren Faulen lieben die Arbeit, aber nicht zu viel." (Chaboud 2002).

- **Was kann** uns durch unser **„Ständig-etwas-tun-Müssen" verloren gehen**?

„Zeichen dekadenter Zeiten: Senioren mit übervollen Terminkalendern haben die weisen Alten ersetzt." (Chaboud 2002).

- **Was verbinden andere Kulturen mit Arbeiten** und **mit Faulheit**?

„Der japanische Ausdruck für faul: „glücklich wie ein Europäer". (Chaboud 2002).

- **„Nichtstun"** heißt **Verantwortung übernehmen.**

„Faulheit ist ein willentlicher Akt, weder Apathie noch Schwäche." (Chaboud 2002). „Der wahre Faule genießt die Faulheit, ohne ihr zum Opfer zu fallen." (Chaboud 2002).

- **„Nichtstun“** heißt **die Verantwortung teilen.**

„Ich muss immer die ganze Arbeit alleine machen, während die anderen rauchen gehen.“

- **Wir sind nicht allein** mit unserem **Wunsch** und **Bedürfnis** nach **Ruhepausen**, es gibt **lebende Vorbilder,** die ihnen **nachgeben** und **gar nichts dabei finden**.

„Adieu, schöner Sommer. Die Murmeltiere halten Winterschlaf, und ich beneide sie darum.“ (Chaboud 2002).

Tun und Vermeiden:

- **„Das Einhalten von Pausen“** als **Bedingung** für **erfolgreiches Arbeiten** betrachten.

„Die Kunst des Ausruhens ist ein Teil der Kunst des Arbeitens.“ (John Steinbeck). „**Nichtstun**“ kann heißen: **kurze Arbeitspausen einschieben**, sich **durch Teilzeitarbeit mehr „Freizeit“ nehmen** oder **auf Urlaub gehen**. *„Die Siesta ist die Meditation des Abendlandes“.(Chaboud 2002).*

- Uns unsere **Sehnsucht nach** dem eigenen **„Nichts-tun-Müssen, ohne dafür verurteilt zu werden“ zugestehen**.

„Rentiers nennt man Müßiggänger, Arbeitslose nennt man faul.“ (Chaboud 2002).

- **Mögliche Hintergründe bedenken**, **bevor wir** über uns selbst und andere **urteilen**.

„Der Gang der Schnecke mag träge sein, aber schließlich trägt sie ihr Haus auf dem Rücken.“ (Chaboud 2002).

„Als zweites Beispiel beruflich verursachter Schuldgefühle bietet sich die Erfahrung von Krankenschwestern an. Sie fühlen sich einerseits schuldig, wenn sie nicht genügend Zeit für die Patientinnen und Patienten haben. Andererseits werden ihnen Schuldgefühle gemacht, wenn sie ihre Arbeit nicht schaffen, weil sie sich an einem Krankenbett zu lange aufgehalten haben. Ihnen wird verwehrt, die Kranken als Menschen zu behandeln, deren Bedürfnis an Zuwendung sie zwar spüren, für deren Erfüllung sie jedoch keine Zeit haben, obwohl gerade darin häufig ihre Motivation für diesen Beruf lag.“ (Mulack 1993, S 68).

- **Bedenken, welche Konsequenzen** für die Menschen **in anderen Kulturen** die **Einstellung zum Arbeiten** und **zum Faulsein** haben kann?

„Der karoshi-Effekt (Todesfälle durch Überanstrengung): Er fordert in Japan jährlich 10 000 Tote.“ (Chaboud 2002)

- **Besser** den **Grundsatz beherzigen**:

„Arbeit ist kein Bestandteil der menschlichen Natur, Faulheit auch nicht. Der Mensch ist für ein ausgewogenes Verhältnis von beidem geschaffen.“ (Chaboud 2002).

- **Wir können** natürlich **auch**:

„Arbeiten wie ein Verrückter, faulenzen wie ein Weiser." (Chaboud 2002).

- **Alles mit Maß und Ziel**:

„Arbeiten um zu essen, faulenzen um zu leben." (Chaboud 2002).

- **Verantwortung übernehmen**.

„Man muss sich von seinen falschen Bedürfnissen befreien, um zur Faulheit zu gelangen." (Chaboud 2002). **Uns fragen**: *„Ist so viel zu arbeiten unbedingt notwendig? Was brauchen wir wirklich alles und was wird uns bloß eingeredet?"*

„**Für wen** tue ich es eigentlich?" *„Im emsigen Bienenkorb machen die Arbeiterinnen Honig. Draußen schlummert der Bär. Man arbeitet für ihn." (Chaboud 202).*

- Die **Arbeit im Interesse aller (um)verteilen**:

„Sonne und Mond vertreten sich gegenseitig. Warum machen wir es nicht genauso?" (Chaboud 2002). Vielleicht wären **manche** von uns **glücklicher**, wenn sie eine **volle Arbeitsverpflichtung mit jemandem teilen** könnten. *„Teilzeit zur Wahl: entweder die Hälfte seiner Zeit arbeiten oder die Hälfte seiner Zeit leben, ohne zu arbeiten." (Chaboud 2002).*

- Die **eigenen Interesse auf** das **Gemeinwohl abstimmen**.

„Sorge für dein Wohl mit dem geringsten Schaden für andere." (Rousseau).
Manchmal ist weniger mehr. Die Massenproduktion von Produkten, die im Endeffekt keiner mehr kauft/kaufen kann, dient nicht mehr der Versorgung mit lebensnotwendigen Gütern. Sie vermehrt kurzfristig den Profit einzelner und verwandelt die Welt in eine Müllhalde.

Auch in der Pflege wäre es besser, von Zeit zu Zeit innezuhalten und unseren PatientInnen **Pflegepausen einzuräumen.** Statt in dem Bemühen „gut zu pflegen" laufend an unseren PatientInnen geschäftig zu sein, sollten wir ihnen ganz klar sagen, wann sie womit zu rechnen haben.

Auch pflegende **NichtraucherInnen** sollten ihre **wohlverdienten Pausen einhalten**.

- **Gut für sich selbst sorgen**.

„Der Faule verschiebt nie etwas auf morgen, weil er weiß, dass er dann doppelt so viel Arbeit damit hat." (Chaboud 2002). Wer **nicht ständig geschäftig** ist oder wirkt, kann vielleicht einfach **effizienter** sein. Auch in der Pflege können wir KollegInnen erleben, die ruhigen Gewissens **Pausen bei der Arbeit einlegen**. Sie haben mit den Jahren gelernt, ihre **Handlungen gut** und durchaus **im Interesse ihrer PatientInnen** zu **koordinieren**.

- Die **Vorteile** des **„Nichtstuns" erkennen**.

„Nur ein ruhendes Gewässer wird wieder klar." (Chaboud 2002).

- **Fallweise** einen **„Faulheits-Cocktail"** nach unten stehendem Rezept zu uns nehmen.

„Faulheits-Cocktail: 1/5 Arbeit, 1/4 nichts, ein wenig Sinnlichkeit, ein Hauch Bescheidenheit, eine Messerspitze Humor, vorsichtig schütteln, trinken und genießen." (Chaboud 2002). Wie auch für andere Cocktails gilt der **Grundsatz**: Die **Zutaten** je **nach** gewünschtem **Geschmack** und erwarteter **Wirkung dosieren**. **Zu gegebenem Anlass** und **in geeignetem Maß** genossen, bringt er die **gewünschte** (Entspannungs-)**wirkung**.

- In die **harte Schule** des **„Nichtstuns" gehen**.

„Nichtstun will gelernt sein." (Chaboud 2002). An Angeboten für **Entspannungsübungen** *von Autogenem Training über Yoga bis zu Massieren lassen* fehlt es nicht in unserer gestressten Welt. Aber wer lehrt uns die **Einstellung „du musst nicht ständig etwas tun,** um ein **vollwertiges Mitglied der Gesellschaft** zu sein"?

- Uns **lebende Vorbilder** suchen.

Wir können uns mit KollegInnen austauschen, die mit ihrem Arbeitszeitmodell zufrieden sind. Seien wir mutig genug, zu unseren Bedürfnissen zu stehen und neue Wege zu gehen. *„Ein Weg bildet sich dadurch, dass er begangen wird." (Chuang-tzu).*

Auf die **gesunde Einstellung** kommt es an!

So können **erfüllte** bzw. **realistische Erwartungen** in Bezug auf das **berufsbedingte „Leben gegen die Zeit"** klingen:

1. „Seit ich weiß, was sich in meinem Körper abspielt, kann ich mit den Nachtdiensten besser umgehen."

2. „Beim nächsten Mal fliege ich nicht unmittelbar nach dem Dienst weg und plane einen ein paar Tage längeren Urlaub ein."

3. „Ich war jetzt lange genug in einer Akutambulanz und genieße das Arbeiten in der Spezialambulanz umso mehr."
„Seitdem wir die Arbeit in der Ambulanz besser organisieren und damit die Wartezeiten für unsere PatientInnen kürzer geworden sind, ist das Arbeiten viel angenehmer."
„Wenn es mich interessiert, ob sich die Erstdiagnose in der Ambulanz bestätigt hat oder nicht, dann erkundige ich mich auf der Abteilung nach den PatientInnen."
„Seit mir bewusst ist, unter welcher Anspannung meine PatientInnen in der Ambulanz stehen, fällt es mir viel leichter, ihre Ungeduld zu verstehen und entsprechend auf sie einzugehen."

„Seit ich mich beim Warten auf die ÄrztInnen nur mehr auf meinen Teil der Verantwortung konzentriere, nämlich sie rechtzeitig zu verständigen und zu tun, was in meinen Möglichkeiten liegt, geht es mir weitaus besser."

4. „Seitdem ich meine Regelblutung als einen Teil von meinem Frau-Sein erachten kann, geht es mir an meinen Tagen viel besser."
„Seitdem ich mich mit meinen Wechseljahren bewusst auseinandersetze und akzeptiere, dass es so ist wie es ist, sehe ich erst, welche Möglichkeiten mir noch offen stehen."

5. „Ich habe gar nicht gewusst, wie angenehm es ist, Teilzeit zu arbeiten. Ich habe jetzt mehrere Tag hintereinander frei zwischen meinen Diensten. Dadurch kann ich besser abschalten. Das hilft mir einerseits, den lästigen Kleinkram zu vergessen, andererseits habe ich dadurch die Energie, meine Verbesserungsvorschläge einzubringen."
„Ich bin zwar Nichtraucherin, mache aber auch ruhigen Gewissens meine Pausen, in denen die anderen mich am Krankenbett ersetzen."
„Ich verstehe jetzt, dass sowohl die KollegInnen, die länger am Krankenbett stehen und mit den PatientInnen sprechen, wie auch die, die für meine Begriffe relativ schnell mit der Arbeit fertig sind, durchaus gewissenhaft arbeiten können."

VI. Immer dasselbe Lied

Wünschen Sie nicht, zu sein, was Sie nicht sind,
sondern wünschen Sie, was Sie sind, sehr gut zu sein.
(Franz von Sales)

Erfolg statt Burn out – vom *Pflegefrust* zu ***persönlicher Berufszufriedenheit***

Was von diesem Beruf auf lange Sicht überhaupt zu erwarten ist. Wie Pflegepersonen ihre persönliche Karriere planen und gestalten können.

„Soll ich Gesundheits- und Krankenschwester/pfleger werden?"
Für viele stellt der Pflegeberuf ein Traumziel dar. Mindestens ebenso viele wollten ihn schon an den Nagel hängen.

Was ist ein Beruf? Eine Tätigkeit, die manchmal mehr und dann wieder weniger Freude macht, mit der wir jedenfalls unser Geld verdienen.
Beruf. – Ein Beruf ist das Rückgrat des Lebens (Friedrich Nietzsche).
Beruf – Berufung?
Fühlen wir uns berufen? Wenn ja, wozu?
Pflege kann heißen, die anderen wieder auf die Beine stellen, während die eigenen schon bald nicht mehr können.

Was ist eigentlich ein helfender Beruf?
Wer braucht uns und warum? Wer sagt, dass es gerade wir sein müssen?
Welches Muster aus der Kindheit setzen wir fort?
Warum ergreifen wir einen helfenden Beruf?
Weil er als krisensicher gilt! Kranke wird es immer geben!
Weil Gutes tun nie falsch sein kann!
Weil es immer noch sinnvoller ist, als am Fließband Stücke zu fertigen, die dann vielleicht keiner kauft!
Ist das, was wir mit den Menschen im Krankenhaus machen, auch immer sinnvoll?
Weil wir mit Menschen zu tun haben wollen! Das können wir aber woanders auch!

Ist Pflege ein Handwerk? Wenn nicht, was ist es dann?
Wer eignet sich zum Pflegen?
Wo liegt die Herausforderung?

Darin: Pionierarbeit in der Pflege zu leisten und die Pionierarbeit in der Medizin zu begleiten!
Muss es immer so sensationell sein?
Genügt es nicht, mit und am Menschen zu arbeiten und die Auswirkungen des eigenen Handelns unmittelbar zu erfahren?

Pflegen heißt Verantwortung für andere übernehmen.
Heißt das nicht in erster Linie die Verantwortung für sich selbst übernehmen?

„Ein schwerer Beruf." Kaum jemand, der diesen Satz nicht kennt.
Was ist so schwer? Ist es so schwer?
Machen wir es uns schwer?
Wird es uns schwer gemacht?

Pflegende erleben ständig das Ringen ihrer PatientInnen mit Krankheit und Tod.
Was können wir ihnen dabei abnehmen, wie uns selbst helfen?
Wer kennt nicht die Hilflosigkeit, die Wut, „wenn nichts mehr geht"?

Wir begleiten die anderen, und wer begleitet uns?
Was verstehen wir unter Burn out? Ist es vermeidbar?
Wer ist gefährdet, und wenn wir darunter leiden, was dann?

Was heißt Berufszufriedenheit?
„Das Glück besteht darin, dass man da steht,
wo man seiner Natur nach hingehört." (Theodor Fontane)
Wann sind wir zufrieden? Wenn die anderen (mit uns) zufrieden sind?

... eine Arbeit, die der eigensten Natur nicht gemäß ist, hat keinen Wert
(man muss mit Leib und Seele dabei sein!) (Seneca)
Wer zeigt, dass sein Herz an etwas hängt, macht sich verletzlich.
Wer sich für etwas einsetzt ist angreifbar.

Sind die Menschen im Sozialbereich alle wirklich so „sozial"?
Immer öfter hören wir *„Der Job ist eben hart"* von einem „gepanzerten" Gegenüber.

Was versteht man unter Karriere und wer macht Karriere?
Vertragen sich „Karriere" und „Arbeit im Sozialbereich" denn überhaupt?
So sicher sind wir uns da nicht.

Was ist Erfolg?
Definiert das nicht am besten jede/r für sich?
Wer hat Erfolg?
Wer die besten Ideen hat? Genügen Ideen allein? Was braucht es noch?
Ist erfolgreich, wer seine Ideen auch ohne Zustimmung der anderen durchsetzt?
Oder wer Rücksicht nimmt und andere in die Lösungssuche einbezieht?
Vielleicht beschert uns ersteres kurz- , letzteres langfristigen Erfolg.
Können wir alleine erfolgreich sein, oder brauchen wir die anderen dazu?

„Es ist noch nie jemand unglücklich geworden, weil er sich nicht um das, was in der Seele eines andern vorgeht, gekümmert hat; aber diejenigen, die nicht mit Aufmerksamkeit den Bewegungen ihrer eigenen Seele folgen, geraten notwendig ins Unglück." (Marc Aurel).
Vielleicht gibt es ein „gesundes Mittelmaß", bei dem wir unsere Ziele so verfolgen können, dass die anderen auch noch etwas davon haben.
Welche Erfolgsstrategien sind uns bekannt?
Das Betätigungsfeld für Leute, die uns die besten Erfolgsrezepte versprechen, wird immer größer.
Dabei wird ständig an der „Erfolgsschraube" gedreht.
Und vor lauter „nachweislichen" Erfolgskriterien werden die Menschen vergessen, die damit arbeiten sollen.

Im Pflegeberuf zu arbeiten heißt, sich mit *enttäuschten* und *erfüllten Erwartungen* auseinander zu setzen.

Wie können **enttäuschte Erwartungen** in Bezug auf die **berufliche Zufriedenheit im Pflegeberuf** klingen?

1. „So hab' ich mir das nicht vorgestellt. Ich wollte einfach mit Menschen zu tun haben."
2. „Schrecklich, immer wieder dasselbe! So geht's nicht mehr weiter, aber ich weiß auch keinen anderen Weg."
3. „Ich bin irgendwie unzufrieden. Ich weiß eigentlich gar nicht warum."
4. „Ich will nicht mehr, ich kann nicht mehr, ich will nie wieder in einem Krankenhaus arbeiten."
5. „Und ich hab' geglaubt, du kannst mir sagen, welche Salbe da drauf gehört, wenn du schon eine Schwester bist."
6. „So langsam hab' ich das Gefühl, dass ich immer nur für die anderen erfolgreich sein darf."
7. „Ich fühl' mich ständig auf verlorenem Posten."

Für die **Praxis**: *Woran krankt's? – Das **hilft!***

1. Idealberuf, idealisierter Beruf – Berufsrealität

Wird **„mit Menschen zu tun haben"** mit Austausch gleichgesetzt, mit Lebendigkeit in Verbindung gebracht? Geht es um die Einzigartigkeit der Begegnung? Steht **„der Mensch"** als krasser Gegensatz zum Werkstück, das am Fließband vorbeizieht, keinerlei Anregung für die Sinne bietet, dafür auch nichts fordert außer Konzentration.
Wollen wir geben und dafür auch bekommen? Lassen sich da, wo Menschen sind, immer alle Erwartungen vereinbaren? **Widerhaken** oder **Rettungsanker?**

Von der *Vorstellung* zur ***Einstellung***

Herausfinden und Bedenken:

- **Mit „Menschen zu tun haben"** kann **vieles bedeuten**.

Auch Reisebüroangestellte, bei denen Urlaubs- und Geschäftsreisen gebucht werden, haben mit Menschen zu tun. Das ist eine Dienstleistung. Im Gegensatz zur Pflege Kranker wird jedoch ein geringeres Maß an persönlichem Einfühlen gefordert, und der Kontakt gestaltet sich in der Regel kürzer. Was die Verantwortung betrifft, so geht es nicht „um Leben und Tod".
„Wenige Menschen in anderen Berufen sind direkt für das Leben anderer verantwortlich. Gesundheits- und Krankenschwestern tragen diese Verantwortung täglich.(Vgl. Cullen 1995, S 25)

- Wir sollen uns **engagieren**, aber **nicht persönlich involvieren**.

Menschen auf einem Stück ihrer Genesung und damit ihres Lebens zu begleiten, ohne sich auf sie bzw. auf ihre Geschichte einzulassen, scheint mir weder möglich noch erstrebenswert.
„Kommunikation/Interaktion soll den Kranken zwar unterstützen, verlangt aber von der Pflegeperson eine Doppelrolle. Nach außen hin soll sie die Rolle der aktiv Unterstützenden übernehmen, im Inneren aber vom Geschehen distanziert bleiben. Daraus ergibt sich die Schizophrenie bei einer Interaktion dabei, aber nicht an ihr beteiligt zu sein, an der zwischenmenschlichen Kommunikation (vor allem mit dem Patienten) wird teilgenommen, an der man nicht wirklich teilhat, da Gefühle auf neutralen Boden gelenkt werden müssen. Da eine Identifikation verhindert werden muss, insbesondere dort, wo die Funktion damit behindert werden könnte, wie auch aus Gründen des „Selbstschutzes", wird die Handlung zum Abspulen äußerer Routine, ohne dass innere Resonanz geschehen darf." (Sureth 1998, S 67).

- Um unsere **PatientInnen bestmöglich** zu **pflegen,** müssen wir ihren **Zustand** immer wieder aufs Neue **richtig beurteilen,** aber von jeglicher **„Bewertung" Abstand nehmen**.

Das steht zumindest teilweise im Gegensatz zu unserem Alltagsleben, wo wir uns auf Grund laufender „Bewertung" anderer Menschen und Situationen entschließen, ob wir in Kontakt treten wollen, in welcher Form, und was wir zulassen.

„Die Pflegeperson pflegt jene, die als Kranke zu bezeichnen sind, unabhängig von ihrem Status, Geschlecht, Hautfarbe, Alter usw. gleichwertig. Man hat, da alle Gefühle nun auf neutralem Boden sind, keine persönlichen Vorlieben zu haben. Bevorzugung oder Ablehnung sind unbekannte Variablen man kommuniziert/interagiert „neutral", eine paradoxe Erwartung und Anforderung an sich. Denn zu erfüllen wäre dieser Anspruch nur dann, wenn der Mensch keine eigene Geschichte schreiben würde, wer allerdings Geschichte schreibt, trägt und reproduziert diese in seinen Interaktionen." (Sureth 1998, S 67).

- Der **Zufriedenheit** und **Dankbarkeit** geht häufig eine **leidvolle Durststrecke** für unsere PatientInnen wie für uns selbst **voraus.** Und **erwarten** dürfen wir **weder das eine noch das andere**.

Wo Menschen miteinander zu tun haben, gibt es immer wieder Freud und Leid und damit Erwartungen, die enttäuscht werden, sowie solche, die erfüllbar sind.

Bin ich bereit, mich mit Menschen in schwierigen bis aussichtslosen Situationen auseinander zu setzen, sie zu unterstützen, ihnen zur Seite zu stehen?

Pflegen heißt in den meisten Fällen, **Menschen** in einer **schweren** oder zumindest **unangenehmen Zeit** zu **begleiten**. Der **Erfolg** unseres Handelns ist **nicht immer gewiss**. Die **Pflegehandlungen** sind (für beide Seiten) **nicht immer angenehm**. *Wer inhaliert schon gerne mitten in der Nacht zweistündlich ein Kind, das lieber schlafen würde?*

„Die Pflegeperson zieht sich und ihre Interessen zum Wohl der Kranken auf ein Mindestmaß zurück. Ihr Tun dient der Gesellschaft und nicht ihrem Eigeninteresse (von den psychologischen Faktoren abgesehen) und schon gar nicht Macht oder Geld. Die Rolle der Idealistin ist die gesellschaftliche Vision dessen, was im realen Leben nicht zu finden ist und deshalb ins weitabgelegene Krankenhaus verfrachtet werden kann." (Sureth 1998, S 67).

- **Personalmangel** und allgemeine **Gleichgültigkeit** zermürben uns, laugen uns aus und lassen uns abstumpfen in der Routine des Pflegealltags.

Selbst diejenigen, die den **pflegerischen Kontakt zu** den **PatientInnen** und deren Bezugspersonen **zufriedenstellend erleben,** können ihn durch ihre **eigene Überlastung** und **fehlendes Engagement** im Umfeld **nicht so gestalten**, wie es ihnen **ein Anliegen wäre**.

- **In Ausübung unserer Pflegetätigkeit** haben wir **nicht nur mit** unseren **PatientInnen** und deren Bezugspersonen, **sondern auch mit** verschiedenen **(Berufs)gruppen zu tun**.

Die **Zusammenarbeit** kann sich **konflikt-** und **stressreich** gestalten. (Vgl. II. Kap. Pkt.6)

Tun und Vermeiden:

- Uns den **Platz im System Krankenhaus suchen**, wo wir einen für uns **geeigneten Kontakt mit Menschen** haben.

Was für die einen beispielsweise die Intensivpflege schwerstkranker oder verunfallter PatientInnen ist, kann für andere die Betreuung betagter Menschen und für wieder andere die Unterstützung von Mutter und krankem Kind im ersten Lebensjahr sein.

- Uns die **positiven Seiten des Pflegeberufs vor Augen halten**.

Wir können die **Auswirkungen unserer Bemühungen direkt beobachten** und so manchen **Erfolg für uns verbuchen**, wenn wir **ihn uns selbst zugestehen**. *So konnte beispielsweise unsere betagte Patientin nach ihrer Knieoperation zum raschest möglichen Termin entlassen werden. Wir haben sie zu anfangs kleinen und später immer größeren Runden am Gang animiert und dabei begleitet. So hat sie die notwendige Bewegung gemacht und am Stationsgeschehen teilnehmen können. Und das hat sich gelohnt!*

- **Möglichkeiten** zu **persönlicher Entfaltung wahrnehmen** und **nützen**.

Wir selbst können in der pflegerischen Beziehung lernen sowie unseren PatientInnen und deren Bezugspersonen dazu die Möglichkeit geben. *Es kann uns der Umgang mit Angehörigen anderer Kulturen im Stationsalltag beispielsweise für deren spezielle Bedürfnisse sensibilisieren.*

„Pflegepersonen und PatientInnen erfahren in der pflegerischen Situation gegenseitiges Reifen und Wachstum. Die Pflegekraft schafft die Bedingungen, die soziales Lernen zulassen und PatientInnen die Teilnahme an der Problemlösung und das Erlernen neuer Verhaltensmuster ermöglicht." (Vgl. Hellal 1999, S 55).

- **Zu** den **eigenen Eindrücken** und **Gefühlen stehen** und diese entsprechend **ausdrücken.**

Handeln wir aus einer **„professionellen Haltung"** heraus, so werden unsere PatientInnen und wir selbst davon **profitieren**. (Vgl. IV. Kap. Pkt. 3).

„Dem Beziehungsaufbau und der Beziehungsgestaltung im Pflegeprozess ist besondere Aufmerksamkeit zu widmen. Die Abklärung von Bedürfnissen, Gefühlen – besonders von Angst – und von unbewussten Abwehrmechanismen stehen im Mittelpunkt der Beziehung." (Vgl. Hellal 1999, S 55).

- **Sich** gegebenenfalls mit Angehörigen anderer, in die Arbeit eingebundener, Berufsgruppen **über Eindrücke und Gefühle** sowie **Missstände austauschen** und **Strategien erarbeiten**.

Das kann **unter professioneller Anleitung** in **Einzelsitzungen**, bei **Zusammenkünften einzelner Teammitglieder** bis zur **gesamten Gruppe** geschehen.

2. Von Fall zu Fall – von Mensch zu Mensch

Auch wenn es uns nicht wirklich schlecht geht, können wir unzufrieden sein. **Eingefahren in den Berufsalltag** übersehen wir leicht, dass es an der Zeit ist, eine **neue Richtung einzuschlagen**. Dazu müssen wir aber wissen, **welche Möglichkeiten** es gibt und welche davon **für uns passend** ist.

Von der *Tretmühle* zum ***Tretboot***

Herausfinden und Bedenken:

- **Wir brauchen** immer wieder **neue Herausforderungen**.

Es kann uns beispielsweise alle sieben Jahre die Unzufriedenheit überfallen und ein neues Betätigungsfeld suchen lassen.

- Der jeweilige Arbeitplatz zeigt einen **Ausschnitt** aus der **Berufsrealität.**

Das **Spektrum der Arbeitmöglichkeiten ist** jedoch **größer** und **wächst** ständig **weiter**. *Wer hätte früher von Gesundheitsförderung in Krankenhäusern gesprochen?*

- **Anforderungen** und **Belastungen** gibt es **überall**, aber sie **betreffen uns** in den verschiedenen Arbeitsbereichen **unterschiedlich**.

(Vgl II. Kap. Pkt.13)

- **Je individueller** die **Pflege**, **desto abwechslungsreicher** die **Arbeit**.

Wir können regelmäßig über dieselben organisatorischen Ungereimtheiten stolpern, gleiche medizinische Diagnosen verführen vorschnell dazu, auch die immer gleiche Pflegepraxis anwenden zu wollen. **Pflege ist** jedoch **immer wieder anders**, wenn sie täglich aufs Neue **an die Menschen angepasst** wird.

- Auch unsere eigenen **Verhaltens-** bzw. **Reaktionsmuster** können sich **wiederholen**.

Vielleicht ist nicht die immer wiederkehrende Situation an sich, sondern unser **Umgang damit unbefriedigend**. *„Ich möchte doch einmal erleben, dass mir gleich eine entsprechende Antwort darauf einfällt."* **Verhalten** wir uns so, **wie** wir es **von Kindheit an gewohnt** waren? *„Ich stelle immer noch die anderen an die erste Stelle, anstatt an mich selbst zu denken."*

Tun und Vermeiden:

- Unserem **eigenen Rhythmus folgen**.

Dazu müssen wir ihn kennen. *Wie lange bin ich erfahrungsgemäß an einem Arbeitsplatz zufrieden? Nach welcher Zeitspanne brauche ich eine neue Herausforderung? Liegt es nur an der Zeit oder an anderen Faktoren? Wohin zieht es mich? Strebe ich einen beruflichen „Aufstieg" oder „Ausstieg" an?*

- **Herausfinden welche Alternativen es gibt.**

Der **„klassische" Aufstieg in der Pflege innerhalb der Gesundheitseinrichtung**: bzw. **Pflegeschule:**
Den **Bereich wechseln,** *beispielsweise von einer internen auf eine chirurgische Abteilung,* um die pflegerischen **Kenntnisse** zu **erweitern.**
Uns **auf** ein bestimmtes **Gebiet spezialisieren,** *beispielsweise auf Intensivpflege, Anästhesie- oder Operationsschwester/pfleger,* und dort **Erfahrungen sammeln.**
Beim **Unterrichten** *als PraxisanleiterIn oder Lehrschwester/pfleger* die gesammelte **Erfahrung weitergeben**.
Sich in einer **Leitungsfunktion,** *beispielsweise als Stationsschwester/pfleger,* **für** die **notwendigen Voraussetzungen,** wie ausreichend qualifiziertes Personal und benötigtes Material, **einsetzen**.
In der **Position** einer **Pflegedienstleitung neue Schwerpunkte** in der Pflege **setzen**.
Außerhalb der Gesundheitseinrichtung:
In der Hauskrankenpflege und *externen Pflegediensten* **Kranke in ihren vier Wänden betreuen und pflegen.**
In der Funktion eines/r **GutachterIn Mängel aufzeigen**, aber auch **klarstellen**, wo **behauptete Mängel nicht nachgewiesen** werden können.
Die **wissenschaftliche Laufbahn** einschlagen und *als PflegeforscherIn* **Studien** im Bereich der Pflege **durchführen**.
Durch die Schaffung von **Netzwerken,** *beispielsweise die Gründung von* und *die Mitarbeit in Berufsverbänden,* **Informations-** und **Erfahrungsaustausch ermöglichen**.

- **Eine Aus- oder Weiterbildung machen.**

Das kann ein **Neubeginn** sein. Es **erweitert** den **Horizont** und bringt **neue Anregungen**. **Für eine Spezialisierung** sind sie auch **Voraussetzung.**

- Unsere **PatientInnen** als **einzigartig achten**.

Nehmen wir die **Menschen**, die wir pflegen **mit** ihren **unterschiedlichen** (krankheitsbedingten) **Bedürfnissen wahr**, dann ist kein „Fall" wie der andere. Beim **Arbeiten nach Pflegediagnosen** gestehen wir unseren PatientInnen individuelle Reaktionen auf ihre Erkrankung zu und **stimmen** die **Pflegemaßnahmen** darauf **ab.** Wenn wir uns auf unsere PatientInnen und den Pflegeprozess einlassen, können wir **laufend neue Erfahrungen** machen.

- **Uns neue Verhaltens- und Reaktionsmuster aneignen**.

Wir können **schrittweise lernen, auf** eine andere, **uns eher entsprechende, Weise zu (re)agieren**. *Wenn wir uns im Nachhinein eine passende Antwort überlegen und sie, wenn auch verspätet, noch aussprechen, wird sie uns beim nächsten Mal schon früher einfallen.*

3. Wer rastet, der rostet - es gibt auch Rostumwandler

Nicht immer ist ein **Neubeginn** in einem **anderen Bereich möglich**. Das ändert jedoch nichts an der eigenen Unzufriedenheit. Diese kann aber sehr wohl ein Anstoß sein, die **eigene Position** etwas **„aufzupolieren“**.

Von der *Patina* zu ***neuem Glanz***

Herausfinden und Bedenken:

- Ein **Arbeitsplatzwechsel** kann mit **Stress** und **Unsicherheit** verbunden sein.

Es gibt auch die Möglichkeit, unsere besonderen Fähigkeiten *beispielsweise PatientInnen zu schulen oder zu beraten* dort, wo wir jetzt arbeiten, einzubringen. So müssen wir nicht den **Arbeitsplatz** wechseln, sondern bloß **um** eine **interessante Tätigkeit erweitern.** Vorsicht! Es kann sein, dass wir dazu andere Aufgaben abgeben müssen. Wer sich zu viel aufhalst, kann nichts wirklich gut machen!

- **Um sich weiterzubilden** muss in der Regel eine **zusätzliche Ausbildung absolviert werden**.

Diese erstrecken sich manchmal über einen Zeitraum, der unser Zeitbudget sprengt. **Fortbildungen** können geblockt **leichter unterzubringen** sein. Sie machen uns noch nicht sofort zu „SpezialistInnen“, vermitteln aber nützliche Informationen, die **mit der Zeit** zu einem **„ExpertInnenwissen“** anwachsen.

- **Kennen** wir **unsere Stärken** und **Schwächen**?

Manchmal macht die Arbeit weniger Spaß, weil unser **Wissen** schon etwas **abgenützt** ist und **auf den neuesten Stand gebracht gehört**.

- **Wo** haben wir die **meiste Erfahrung**?

Wer jahrelang **engagiert gearbeitet** und die **neuesten Entwicklungen** in der Pflege **mitverfolgt** hat, verfügt über einen **kostbaren Erfahrungsschatz**, den es zu **nützen** gilt. Wir haben alle unsere Stärken, auch wenn wir nicht dazu angehalten werden, diese hervorzukehren. Auch in einer nicht leitenden Position kann man erfolgreich sein. Jede/r kann sich auf einem bestimmten Gebiet, das ihr/ihm liegt und zu dem sie/er sich hingezogen fühlt, stark machen und zu **AnsprechpartnerInnen** für andere werden.

- **Kennen** wir **unsere Vorlieben**?

Es kann sein, dass wir mit unseren Fähigkeiten oder Vorlieben am falschen Platz sind. **Arbeit darf Spaß machen** und **leicht von der Hand gehen**! Ist sie dann überhaupt noch etwas wert? Ja, und in diesem Sinne lohnt es herauszufinden, was wir **gerne tun**, denn dort **sind wir** vermutlich **am besten**.
Vorsicht: Unser **Engagement** kann unterschiedliche **Reaktionen** hervorrufen.

Wenn wir zeigen, dass uns an einer Sache etwas liegt, so geben wir etwas von uns preis. Damit machen wir uns auch a**ngreifbar**. Es kann auch sein, dass jemand unsere Ideen schon im Vorfeld abwürgt.

- Haben wir **eigene Anliegen**, die wir **umsetzen,** und **Ideen**, die wir **verwirklichen** wollen?

Eines meiner Anliegen ist ein **„medizinisch** und **hygienisch optimaler**, **ökonomischer** und **umweltschonender Materialverbrauch**“. Anderen liegt eine **einheitliche Dokumentation** in den „Tages- und Wochenkurven“ am Herzen.

- Fühlen wir uns **auf verlorenem Posten**?

Größere Vorhaben sind **mit Gleichgesinnten leichter** als im Alleingang durchzuführen.

- **Nichts** ist **umsonst**.

Das gilt in zweierlei Hinsicht: Einerseits kann der Anlass unserer **Auseinandersetzung** ein bislang **unliebsames Thema** sein, das einem dann doch ans Herz wächst, wie beispielsweise *Was ist bei der Ernährung im ersten Lebensjahr alles zu beachten?* Unliebsam deshalb, weil laufend nach neuen Erkenntnissen gearbeitet wird und wir uns schon gar nicht mehr auskennen und Bezugspersonen, SchülerInnen sowie aushelfende KollegInnen uns daher mit ihren Fragen in Verlegenheit bringen.
Andererseits **gehört Leistung honoriert**. Es kann **schwer fallen** ein **gebührendes Entgelt** zu **verlangen**, wenn wir uns der Qualität **unserer Leistung nicht** immer ganz **sicher sind** und zudem **befürchten, „nicht sozial genug“ zu sein**.
„Die Tatsache, dass Frauen sowohl im Berufsleben als auch im Privatbereich Schwierigkeiten beim Geldfordern haben, dürfte mehrere Ursachen haben: von Bedeutung ist sicherlich das bei einem Großteil der Frauen sehr gering ausgeprägte Selbstvertrauen, aber auch die Befürchtung, sie könnten die Liebe und Zuneigung der anderen verlieren, wenn sie sich nicht erwartungsgemäß verhalten.
Der Wunsch nach sozialer Anerkennung, das Gefühl, geliebt und gebraucht zu werden, ist für viele Frauen von zentraler Bedeutung. Dies führt bisweilen dazu, dass sie ohne Bezahlung oder gegen minimale Aufwandsentschädigung arbeiten übernehmen. Dieses Phänomen findet sich nicht nur im Zusammenhang mit karitativen Betätigungen wie Krankenpflegediensten oder inhaltlich ansprechenden Aufgabenstellungen, sondern auch bei Sekretärinnen, die ihrem Chef zuliebe Überstunden, die nicht als solche abgegolten werden, ableisten. (Königswieser, Froschauer, Klipstein, Schaub, Veith 1990, S 44/45).

Tun und Vermeiden:

- **Fortbildungen besuchen**.

Unser **Wissen auffrischen**. Blutigen AnfängerInnen kann es leichter fallen zuzugeben, dass sie etwas nicht wissen, als uns, die wir schon länger diplomiert sind.

Neues entdecken. Die Auswahl an Themen ist groß und wenn wir sie **selbst wählen,** macht es umso mehr Spaß.

- **Uns auf das konzentrieren, was** wir **besonders gut können**.

Wer beispielsweise jahrelang Erfahrung in der Wundversorgung gesammelt hat, wird bald ein dankbares Publikum finden, das viele Fragen auf Lager hat.

- **Uns auf das spezialisieren, was** wir **besonders gerne tun**.

Wer beispielsweise bei dem Thema Basale Stimulation einmal Feuer gefangen hat, wird keine Gelegenheit auslassen, die Pflegehandlungen nach diesen Prinzipien durchzuführen.

- Unsere **Ideen an geeigneter Stelle vorbringen**.

Wenn wir unsere Ideen *beispielsweise der Stabsstelle für Qualitätssicherung* präsentieren, dann stehen die Chancen für eine offizielle Stellungnahme gut und es kann nicht passieren, dass sie von jemandem stillschweigend unter den Tisch gekehrt werden.

- **Die eigenen Anliegen herausfinden** und **unsere Ideen umsetzen**.

„Den Weg nicht verlassen, den Mut nicht verlieren, das Ziel nicht vergessen."(Spruch).

Ich selbst habe folgendes **Konzept entwickelt**:

Eine **Gruppe** bestehend aus **jeweils einer Pflegeperson jeder Abteilung** (das geht nur in einem kleinen Haus, sonst ist die Gruppe zu groß), einer Vertretung der **ÄrztInnen**, der **Hygienefachkraft**, dem **Abfallbeauftragten** und einem Vertreter der **Materialverwaltung** trifft einmal im Monat zusammen. **ExpertInnen aus anderen Bereichen,** wie *beispielsweise* der **Apotheke**, **Sterilisation**, **Labor,** werden nach Bedarf zugezogen.

Das **Ziel** besteht darin, das **qualitativ beste, umweltschonendste Material ökonomisch** zu **verwenden.**

Indem **alle gleichwertig** zusammensitzen, gibt es **keine Hierarchie** und **tragbare Lösungen** können **in kurzer Zeit erarbeitet** werden. Das **gemeinsame Anliegen verbindet** die einzelnen Bereiche. (Vgl. II. Kap. Pkt.4).

- **Auf vorhandene Strukturen zurückgreifen**.

In **Netzwerken,** wie beispielsweise dem der „Gesundheitsfördernden Krankenhäuser", können wir einerseits mit unserem Engagement **aufgefangen werden** und andererseits die **Fäden** zu Gleichgesinnten **knüpfen**.

- **An Fortbildungen mitwirken** oder **selbst solche abhalten**.

Als Einstieg **stations-**, später **hausintern** in kleinerem Rahmen und wenn wir schon geübter sind auch **außerhalb der eigenen Gesundheitseinrichtung**.

- Eine **entsprechende Vergütung aushandeln**.

Dazu müssen wir uns **der Qualität unserer Leistung bewusst sein**. *„Übt jemand gar Kritik an der von ihnen erbrachten Leistung, stecken viele Frauen ihre Geldforderungen schnell zurück. (Königswieser, Froschauer, Klipstein, Schaub, Veith 1990, S40).*

Erbrachte Leistungen werden **über das Gehalt abgegolten**, **Zulagen** sollen **Benachteiligungen ausgleichen**, **Prämien** können **zusätzlichen Leistungsanreiz** bieten. Im Gegensatz zu angelsächsischen und skandinavischen Ländern ist es **bei uns verpönt, über Gehälter öffentlich zu reden**. *„Über Geld zu verfügen und bewusst damit umzugehen ist ein wichtiger Schlüssel zu Autonomie und Selbstbestimmung. Frauen dürfen das Thema Geld nicht mehr verdrängen, sondern müssen sich über ihren eigenen Lebensstil und ihre Einstellung zu Geld Gedanken machen. (Vgl. Königswieser, Froschauer, Klipstein, Schaub, Veith 1990, S 154).* Doch auch *beispielsweise ein gerechter Zeitausgleich oder die Möglichkeit selbst Fortbildungen zu besuchen, ohne dafür bezahlen zu müssen,* können probate Lösungen sein, so sie für DienstnehmerInnen- und DienstgeberInnenseite passen.

4. Endstation Burn out

Wenn nichts mehr geht. Es wird zwar viel gesprochen über das **"Ausbrennen"**. Lange Zeit bemerken wir trotzdem nichts davon, „weil **wir** ja **alles schaffen**, wenn **wir uns** nur **entsprechend anstrengen**". Aber genau da liegt der Hund begraben!

Vom *Eck'* zur ***Nische***

Herausfinden und Bedenken:

- **Vorbeugen** ist **besser als heilen**.

Je **früher** wir **bemerken**, dass **„etwas nicht stimmt"**, desto mehr Kraft haben wir noch, um gegenzusteuern.

- Es geht **nicht von heute auf morgen**.

Zum **„Ausbrennen"** führt ein **Prozess der Unzufriedenheit**, der sich **über einen längeren Zeitraum** erstreckt.

- **„Ausbrennen"** ist ein **Zeichen von Engagement**.

„Nicht alle Pflegenden brennen aus. Ironischerweise betrifft es diejenigen am allerwenigsten, die darauf schauen, dass sie gerade irgendwie durchkommen. Am verletzlichsten sind die gewissenhaften Pflegepersonen, denen es ein Anliegen ist, immer ihr Bestes zu geben." (Vgl. Cullen 1995, S 24/25).

- **Ihr „Ausbrennen"** kann **nicht** einfach **der Pflegeperson angelastet** werden.

„Ausbrennen ist nicht ein Symptom von „kranken" Schwestern/pflegern, sondern viel eher brennen Krankenschwestern/pfleger in einem „kranken" System aus." (Vgl. Cullen 1995, S 23).

- **Was belastet uns besonders?**

Das kann sein, sich beispielsweise häufig in Situationen zu befinden, in denen wir nicht (ganz) korrekt handeln (können). *Beispielsweise wenn es um den Datenschutz geht. Wer bekommt Auskunft, am Telefon noch dazu? Dürfen andere PatientInnen dolmetschen?*

- **Welche Anforderungen** stellen wir **an unseren Arbeitsplatz?**

Wollen wir eine **sinnvolle Betätigung,** d.h. *eine, die unserem Engagement entspricht?*

Wollen wir eine **Tätigkeit**, die wir **bewältigen** können, d.h. *eine, die unserer Qualifikation und unseren Fähigkeiten entspricht?*

Wollen wir in unserem **Arbeitsbereich mitgestalten** können, d.h. *ein Mitspracherecht?*

Brauchen wir **Entwicklungsmöglichkeiten,** d.h. *Aufstiegschancen*?

Brauchen wir **Rückendeckung** und **Zusammenhalt,** d.h. *ein gutes Arbeitsklima?*

Wollen wir **Anerkennung für unsere Arbeit,** d.h. *ein gutes Berufsimage und eine entsprechende Bezahlung?*

Vorsicht, wenn es um **Anerkennung von PatientInnenseite** geht: *„Auf den Segelschiffen gab es eine eiserne Regel für die Matrosen: eine Hand für das Schiff, eine für mich. Umgemünzt auf die helfenden Berufe lautet sie. Eine Hand für den Klienten, eine für mich. Wer mit beiden Händen nach der Anerkennung durch die Klienten greift, stürzt leicht ab und nützt dann keinem von denen mehr, die er übereifrig retten wollte." (Schmidbauer 1999, S 140).*

Was wollen bzw. **brauchen wir noch**?

Viele Unannehmlichkeiten im Beruf werden aufgewogen durch eine gute Infrastruktur, wie *beispielsweise einen kurzen Weg zur Arbeitsstätte.*

- **Selbstvorwürfe** können an uns nagen.

„Wenn ich mich damals nicht so entschieden hätte, wäre heute alles anders."

- **Wer kann uns am besten helfen?**

Manche nehmen **professionelle Hilfe** in Anspruch. Andere **sprechen** lieber **mit jemandem,** der **in** einer **ähnlichen Situation** gewesen ist und diese **gemeistert** hat.

„Supervision als Lösung? Die ganze Pflege geht den Bach runter, da hilft auch keine Supervision. Sie können gerne mal auf die Station kommen und mithelfen!" Dieser Beitrag einer jungen Schwester in einer Diskussion über psychologische Hilfsmöglichkeiten gegen den Pflegenotstand drückt eine Stimmung aus, die ernst genommen werden muss. In ihr steckt nicht nur der Ausdruck der eigenen Überforderung, sondern auch der Neid auf den akademischen Helfer, der stundenweise kommt, ein wenig zuhört, ein wenig redet und einen dann wieder alleine lässt, mit der körperlich wie seelisch anstrengenden Arbeit. Wird nicht alles noch lastvoller, noch trostloser, wenn man sich der eigenen Überforderung

bewusst wird, wenn man den anderen zuhören soll, die sich beklagen, und vor der schwierigen Wahl steht, entweder die Schwäche, die sie zeigen, zu bekämpfen, um die Verdrängung der eigenen Schwächen aufrecht zu erhalten, oder aber einzustimmen und so eine bisher latente Depression erst einmal bewusst zu erleben, ohne jedoch schon Abhilfe zu finden? Supervision könnte die Vermeidungsstrategien in Frage stellen, mit denen starke Emotionen in der Krankenpflege abgewehrt werden." (Schmidbauer 1992, S 129)

- **Was kann uns helfen?**

Wir können **Strategien entwickeln,** um uns **vor dem „Ausbrennen" zu schützen**.

Tun und Vermeiden ***:***

- Auf unsere **Bedürfnisse achten**.

Je **früher** wir damit **beginnen, uns über die Ursachen unserer Gefühle** und **Eindrücke klar zu werden**, desto **schneller lernen** wir, **darauf** zu reagieren.

- **Situationen**, die uns **besonders belasten, aufzeigen**.

Selten sind wir alleine davon betroffen. Es ist daher ratsam, das übrige Team in die Lösungssuche mit einzubeziehen. *Beispielsweise „Wie können wir mit telefonischen Auskünften korrekt und für alle befriedigend umgehen?"*

- Unsere **Arbeitssituation bewerten**.

Eine **Checkliste** erstellen.

Sich selbst fragen: **wer bin ich**? Je **besser wir uns** selbst **kennen** und je **ehrlicher** wir sind, desto leichter wird es uns fallen, unsere **Arbeitssituation einzuschätzen,** *beispielsweise „hier fühle ich mich wohl, oder die Vorteile überwiegen die Nachteile, oder eigentlich hält mich hier nichts mehr wirklich"* bzw. **herauszufinden, was** wir **brauchen,** *beispielsweise „Nachtdienste zu zweit (d.h. nicht allein), die Chance Neues zu lernen, ausreichend Zeit, um sich mit den PatientInnen auszutauschen".*

Persönliche Vorlieben ergründen und **sich eingestehen.** *Ich stehe in der Früh (nicht) gerne auf. Ein Tagesposten von Montag bis Freitag ist für mich (nicht) ideal. Ich arbeite gern öfters am Wochenende, weil ich dann unter der Woche frei bin. Ich brauche mindestens alle drei Jahre eine neue Aufgabe.*

Die **familiäre Situation einbeziehen.** *Ich arbeite lieber am Tag, weil mein Mann oft Nachtschicht macht, mich mein Mann dann in die Arbeit mitnehmen kann /in der Nacht, weil ich dann untertags bei den Kinder zu Hause sein kann, es mehr Geld bringt.*

Uns unsere Ängste eingestehen. *Wenn ich die PatientInnen auf der Intensivstation sehe, muss ich immer an meinen eigenen Sohn denken.*

Die Pflege von Kranken mit Apoplexie macht mir Angst, das auch zu bekommen.

Ich fürchte mich ständig davor, einen Fehler zu machen, den ich nicht wieder gut machen kann, z.B. Medikamente zu verwechseln.
Welche Art von Verantwortung übernehme ich gerne? *Ich bin noch nicht lange dabei und habe schon häufig mit einer oder mehreren Neuen Nachtdienst. Das ist mir zu viel Verantwortung. Ich schau' mich lieber um einen anderen Arbeitsplatz um.*
Arbeite ich gerne im Team oder lieber allein? *Mich stört es nicht, alleine in der Ambulanz Dienste zu versehen, auch wenn viel los ist, weil ich mir lieber alles selber einteile.*
Wie liegt mir der Umgang mit der Technik? *Der Computer ist heute kaum mehr wegzudenken. Doch Geräte sind störanfällig, bedürfen der regelmäßigen Wartung durch spezialisiertes Personal. Fällt der Computer um 21.00 Uhr, wenn in der Ambulanz Hochbetrieb herrscht, aus, können sich die Minuten des Wartens auf den Techniker zu einer Ewigkeit dehnen.*
Prioritäten setzen. *Auf dieser Station möchte ich lernen, mit zentralen Venenkathetern umzugehen. Da beiße ich mich durch den Rest schon durch.*
Abwägen: *Beispielsweise*
Ein langer Weg in die Arbeit macht mir weniger, als ein Arbeitsplatz ohne Entwicklungsmöglichkeiten.
Der Betriebskindergarten und die Teilzeitstelle sind mir wichtiger, als der Aufstieg zur Stationsleitung in einem Haus ohne die Möglichkeit, meine Kinder während der Arbeitszeit unterzubringen.
Ich wollte immer schon auf einer Dialysestation arbeiten, deshalb nehme ich die mit einem Jobwechsel verbundenen Risiken in Kauf.
Die Bewertung durchführen. *„Ich fahre zwar lange (mehr als eine Stunde) in die Arbeit, aber das Arbeitsklima ist gut (wir können uns in der Arbeit auf einander verlassen und springen für einander ein). Außerdem gibt es Aufstiegschancen (Der Posten der Stationsvertretung wird bald frei und ich möchte mich bewerben). Ich stehe zwar nicht gerne in der Früh auf, aber wenn die Nachtdienste einmal wegfallen, schaut die Sache auch schon wieder anders aus."*
„Ich habe zwar nicht weit in die Arbeit, aber ein Betriebskindergarten zu günstigen Bedingungen fehlt mir zur Zeit sehr. Das Arbeitsgebiet ist zwar interessant, aber schon sehr anstrengend.
Überlegen, was wir konkret brauchen. *„Ich stehe nicht gerne lange Zeit, deshalb ist die Arbeit in einem Operationssaal nichts für mich. Das Sitzen an einem Ambulanzschalter ist auch nicht meins. Am glücklichsten bin ich, wenn ich auf meiner Abteilung* **von Zimmer zu Zimmer unterwegs** *bin. Wenn wir jetzt noch* **geeignete Hebehilfen** *bekämen, wären meine Wirbelsäule und ich noch glücklicher."*
„Ich pflege lieber **einen, maximal zwei PatientInnen** *auf einer Intensivstation als ständig in mehrere Zimmer gleichzeitig gerufen zu werden."*

„Der kurzfristige Kontakt in einer allgemeinen Ambulanz ist mir zu unbefriedigend. Ich will schon wissen, was mit den PatientInnen weiter passiert, wenn sie aufgenommen sind und das erfahre ich so gut wie nie. Außerdem kann man den Andrang schwer abschätzen und muss jedem einzelnen immer wieder alles erklären. Das kann stressig sein. Ich arbeite lieber in einer **Spezialambulanz**, *weil ich da den* **Verlauf** *besser* **mitverfolgen** *kann.* **Fast alle PatientInnen haben** *einen* **Termin** *und* **kennen** *den* **Hausbrauch**. *"*

- **Unsere Entscheidungen** immer **uns selbst gegenüber begründen**.

„Was ist im Moment meine oberste Priorität?" **Später weiß ich** dann **genau, warum ich mich so entschieden habe**, auch wenn mir inzwischen etwas anderes wichtiger ist.

- **Die Hilfe in Anspruch nehmen, die uns entspricht.**

„Sich mit einer Pflegeperson zu beraten, die im selben Gebiet gearbeitet hat und ein Burn out überwunden hat, ist eine Möglichkeit. KollegInnen können durch ihre Unterstützung und ihren Beistand Unschätzbares für einen tun." (Vgl. Cullen 1995, S 25).

In einer **Einzelsupervision** können wir **individuelle Strategien** entwickeln. In einer **Gruppensupervision** kann das **ganze Team auf untragbare Zustände hinweisen** und sich anschließend **gemeinsam für die Durchsetzung** von Lösungen **stark machen**. *Das Ergebnis kann beispielsweise sein, dass DolmetscherInnen für eine bessere Verständigung zugezogen werden müssen.*

- **Die folgenden Strategien anwenden.**

Verantwortung nur dort übernehmen, wo uns die **erforderlichen Kompetenzen zugeteilt** wurden. *„Bevor wir tätig werden innehalten und uns fragen: „Wer ist dafür zuständig?" Wenn es nicht unser Problem ist, so können wir es getrost derjenigen überlassen, die es betrifft." (Vgl. Cullen S 26)*

Ehrlich mit uns selbst sein, was die Leistung betrifft, die wir beispielsweise unter Zeitdruck und bei Personalmangel erbringen können. *„Auch wenn wir mit dem Bettenmachen gerne bis zu einem bestimmten Zeitpunkt fertig wären, ist es durchaus auch akzeptabel, länger damit zu brauchen, wenn PatientInnen vordringlich unserer Pflegehandlungen bedurften." (Vgl. Cullen 1995, S 26).*

Von unserem Arbeitsplatz keine „Gegenliebe" erwarten und **auf unsere eigenen Bedürfnisse achten**.

„Wenige Menschen sagen an ihrem Totenbett: Ich wünschte, ich hätte mehr Zeit an meinem Arbeitsplatz verbracht. Auf die Familie, Freunde und das, woran wir glauben, kommt es an." (Vgl. Cullen 1995, S 26)

- Uns einen **Arbeitsplatz suchen**, der auf lange Sicht **unseren Erwartungen entspricht.**

„Wir brauchen eine Umgebung, die unsere Kreativität und unser Engagement fördert. Manchmal kann es schon helfen, uns einen künftigen Jobwechsel zuzugestehen, um die gegenwärtige Arbeitssituation noch für eine Weile erträglich zu machen." (Vgl. Cullen 1995, S 27).

Wir können uns einen **Arbeitsplatz suchen**, an dem *beispielsweise* **nicht nur Krankheiten „bekämpft"**, *sondern die* **PatientInnen** *durch Anwendung von „Komplementärmedizin"* **gestärkt** *und* **unterstützt werden**. *„In der anthroposophischen Medizin werden aber auch die Ebenen der Lebensorganisation, Seele und Geist berücksichtigt, erforscht und in Diagnose und Therapie mit einbezogen. Diese anderen Ebenen des menschlichen Seins sind durch die Sinnesorgane wahrnehmbar. Die Schulung dieser Wahrnehmung in ihrer Exaktheit ist Anspruch und Aufgabe der anthroposophischen Medizin" (Krammer „Die Sonne" 4/03 S 9).*

- Eine **„Auszeit" nehmen**.

„Wer ein Burn out erlebt, kann eine Unterbrechung der Pflegetätigkeit für ein paar Wochen oder Monate gebrauchen. Wir nehmen diese „Auszeit" zum Regenerieren und um unsere persönliche und berufliche Identität wieder zu erlangen." (Vgl. Cullen 1995, S 27).

Es gibt Gesundheitseinrichtungen, in denen Pflegende, die für eine bestimmte Zeit bei geringerer Entlohnung voll gearbeitet haben, im Anschluss daran sich einen entsprechenden Zeitraum bezahlt frei nehmen können. Das kann u.a. für einen längeren Auslandsaufenthalt genutzt werden.

Teilzeitarbeit beantragen. Das ermöglicht, daneben **berufsbegleitende Ausbildungen** zu machen, **andern Tätigkeiten nachzugehen** oder einfach zu **tun, was Spaß macht**. Die längere Unterbrechung zwischen den Diensten kann helfen, besser ausgeruht zu sein. Gewisse Situationen können wir **mit der nötigen Distanz** betrachten, die wir brauchen, um **zu guten Lösungen** zu **kommen**.

Bei der **Vollzeitarbeit** sind wir jedoch für die anderen präsenter als bei der Teilzeitarbeit, was unserer Meinung mehr Gewicht geben kann.

5. Sie sind doch Schwester!

Anfangs schmeichelt es vielleicht, später wird es zur **Selbstverständlichkeit,** und unversehens sind wir **rund um die Uhr AnsprechpartnerInnen in Sachen Pflege und** auch **Medizin**. Irgendwann stellen wir uns die Frage, **wie sich** wohl **professionelles Handeln** und **Privatleben vereinbaren lassen**.

Von der *Mission* zur ***Profession***

Herausfinden und Bedenken:

- **Wir sind nicht 24 Stunden am Tag im Dienst!**

„Nur weil wir in der Pflege tätig sind, heißt das noch lange nicht, dass wir verpflichtet sind, jedem der es wünscht und zu jeder Zeit Auskunft in Gesundheitsfragen zu geben." (Vgl. Cullen 1995, S 26).

- Ein **geschulter Blick sieht mehr als der von Laien**.

Ertappen wir uns dabei, **unsere Aufmerksamkeit** auch **im Privatleben** vermehrt **auf Krankheit und Behinderung** zu **lenken**? Berührt es uns unangenehm, wenn **andere nicht dasselbe Verständnis** für Behinderungen aufbringen können, das uns selbstverständlich ist?

- Auch **Angehörige aus Pflege** und **Medizin haben Fragen** ihre Betreuung und Behandlung betreffend, **wenn sie selbst PatientInnen sind**.

Das kann uns selbst betreffen, aber auch unsere PatientInnen. *So kann beispielsweise jemand, der in einer urologischen Ambulanz arbeitet, ebenso wie ein/e FachärztIn für innere Medizin, Fragen bezüglich der Mobilisation nach einer Halluxoperation oder Fragen der Ernährung nach einer Cholezystektomie haben.*

Tun und Vermeiden:

- **Uns abgrenzen lernen**.

Das **gilt nicht nur für** den **Zeitraum**, d.h. das **Privatleben** im Gegensatz zur Dienstzeit, sondern auch für unser **Aufgabengebiet**, wir **arbeiten auf pflegerischem** und nicht auf ärztlichem **Sektor**. *„Wir können* **uns angewöhnen** *zu sagen: „Es tut mir leid, ich kann Ihnen/Dir nicht helfen. Ich bin jetzt außer Dienst." Wir leisten selbstverständlich Erste Hilfe, wenn jemand diese benötigt. Wir können aber damit aufhören, Ratschläge bezüglich Muttermalen, Halsschmerzen und entzündeten Gallenblasen an Familienmitglieder, Freunde und Bekannte zu geben." (Vgl. Cullen 1995, S 26).*

- Unseren **geschulten Blick bewusst ein-**, aber **bei anderen nicht voraussetzen**.

Wir werden eingreifen, wenn es nötig ist *beispielsweise einer gehbehinderten Dame beim Aussteigen aus der Straßenbahn helfen,* wenn niemand anderer dafür da ist. Es ist jedoch erstaunlich, wie viel andere tun können, wenn wir es nicht automatisch übernehmen. Wenn wir **zur Kenntnis nehmen**, dass es **nicht für jeden selbstverständlich** ist, den Sturzhelm eines zu Fuß gehenden Kindes mit epileptischen Anfällen in Verbindung zu bringen, werden wir **leichter leben** und trotzdem **verständnisvoll sein** können.

- Uns **getrauen „PatientInnen zu sein"** und **anderen ihr „PatientInnen sein" zugestehen.**

Das gilt für das **Stellen von Fragen** und das **Verständnis** dem Spitalspersonal gegenüber. Indem wir unsere **eigene Unsicherheit ansprechen**, **geben** wir den anderen die **Möglichkeit, darauf zu reagieren**. *„Ich arbeite zwar in der Pflege, aber es ist mir wichtig, dass ich fragen kann, wie alle anderen PatientInnen auch."* Oder: *„Ich weiß, dass Sie ÄrztIn sind, aber ich bin nicht sicher, welche*

Informationen Sie benötigen. Bitte stellen Sie alle Fragen, die Sie auf dem Herzen haben.“ Das **gilt auch für LangzeitpatientInnen** oder solche, die immer wieder bei uns aufgenommen sind, sogenannte **„Stammkunden“**. (Vgl. II. Kap. Pkt.8).

6. Erfolg – was ist das?

Erfolg - Worthülse oder **Begriff?** – Kriterien für die **Messbarkeit von Erfolg** aufzustellen ist ein schier **unmögliches Unterfangen**. Wir streben nach **Anerkennung** und **Beliebtheit**, **Reichtum** ist dafür **kein Ersatz**. Oft fühlen wir uns um die Früchte unseres Erfolges gebracht, müssen neiderfüllt mitansehen, was anderen scheinbar mühelos in den Schoß fällt, worum wir hart kämpfen müssen. Das **Wohlbefinden der** unserer Pflege anvertrauten **Kranken, ihre rasche Genesung**, ist **unser größter Erfolg**. Leider zu **selten fällt die Zufriedenheit auf das Pflegepersonal zurück**. **In sozialen Berufen erfolgreich** sein, heißt in erster Linie, **für andere da zu sein**, und seine **eigenen Bedürfnisse hintanzustellen**.

Vom *Marionettendasein* zur ***eigenen Regie***

Herausfinden und Bedenken:

- **Wie zufrieden sind wir mit uns selbst?**

Wie kritisch sind wir uns gegenüber und **wie weit mit uns im Einklang**? *„Selbsterkenntnis ist Erziehung. In der Erziehung gibt es weder Lehrer noch Gelehrte, es gibt nur das Lernen.“ (J. Krishnamurti).*

- **Erfolg** ist eine **Frage der persönlichen Definition.**

Wir sind es **gewohnt**, uns **nach vorgefertigten Erfolgskriterien,** *beispielsweise in eine Führungsposition zu kommen*, **zu richten**. Diese werden uns jedoch in den seltensten Fällen wirklich gerecht.

- Fühlen wir uns zeitweise **wie eine „Marionette“**?

Woher kann **diese Hilflosigkeit** kommen? Wir können sie **erlernt** haben. *„Berufstätige Frauen leisten gute Arbeit, doch es fällt ihnen schwer, diese Tatsache zu akzeptieren. Viele haben mit geringem Selbstvertrauen und „erlernter Hilflosigkeit“ zu kämpfen. “ (Duff, Cohen 1997, S 89).* Und jetzt ist sie uns schon **zur Gewohnheit geworden.** *„Sally Helgesen stellt in ‚Frauen führen anders' fest, dass eine Frau fünf Jahre länger braucht als ein Mann, sich selbst davon zu überzeugen, dass sie gute Arbeit leistet.“ (Duff, Cohen 1997, S 89).* Wenn wir jedoch „**Mut zum Erfolg**“ haben, kann unser **Leid zur Stärke** werden.

- **Womit schwächen wir uns selbst?**

Auf die Frage, warum sie den Pflegeberuf ergriffen hat, antwortet eine Kollegin ziemlich verlegen: „Ich hab' halt ein Helfersyndrom." Heißt **in der Pflege arbeiten** wirklich automatisch **ein Helfersyndrom haben,** und **was bedeutet das für uns?** *„Helfersyndrom" ist ein viel zitiertes Wort, das sich von seinem gedanklichen Hintergrund losgerissen hat und nun zirkuliert, viel gebraucht und nicht selten missbraucht wird. Als Autor, der diesen Begriff entwickelt hat, stört mich diese Situation schon seit längerer Zeit." (Schmidbauer 2002).*

- Wir haben ein **Recht auf unseren Erfolg**.

Wir sind es uns selbst schuldig, dass **unsere Ideen, Konzepte** und letzten Endes der **Erfolg**, den wir damit haben, **auf unser eigenes Konto** geht.

- Wir brauchen **eindeutige Erfolgskriterien**.

Diese müssen nicht nur **erkennbar**, sondern auch **erfüllbar** sein.

Tun und Vermeiden:

- **Uns selbst annehmen, wie wir sind**.

„Was immer Sie bei sich selbst entdecken, wir bitten Sie, es zu würdigen. All unsere Eigenschaften, all unsere Verhaltensweisen haben uns irgendwann einmal geholfen zu überleben." (Satir, Englander-Golden 2002, S 24).

- **Unsere persönliche Erfolgsdefinition** finden.

„Ich bin erfolgreich, wenn *ich es schaffe einmal nein zu sagen, wenn es darum geht, für den Nachtdienst einzuspringen."*

„Ich bin mit mir zufrieden, wenn *ich die Erwartungen meiner PatientInnen an mich gleich zu Beginn erfrage und diese auch berücksichtige, statt einfach drauf los zu arbeiten."*

„Ich bin stolz auf mich, weil *ich meine Idee einbringen und mit den anderen gemeinsam umsetzen konnte."*

- Uns **mit unserer Berufsmotivation „konstruktiv kritisch" auseinandersetzen**.

„Das Helfersyndrom wird gefährlich, wenn es keine ausgleichenden Motive gibt. Das Helfersyndrom fehlt nicht einfach bei den „guten" Helfern und zeichnet die „schlechten" Helfer aus. Es ist eine Komponente der Berufsmotivation, die sich bei den meisten Mitarbeitern in helfenden Berufen findet. Denn kaum ein Mensch kann in seiner Kindheit Erlebnissen entgehen, nicht einfühlend behandelt, nicht wichtig genommen zu werden....Das Helfersyndrom ist völlig harmlos, wenn es durch andere Komponenten der Berufsmotivation ausgeglichen wird. Es führt erst dann zu schwerwiegenden Nachteilen, wenn ein Ausgleich – z.B. durch spontane Hilfsbereitschaft, die Freude am sozialen Kontakt, das Interesse an anderen Menschen oder das Gefühl von Sicherheit über eine (einigermaßen) gut bezahlte und krisensichere Tätigkeit – fehlt." (Schmidbauer 2002, S 27/28).

- Unsere **„erlernte Hilflosigkeit"** wieder **„verlernen"**.

Der **erste Schritt** dazu kann sein, **„Ausdrücke der Hilflosigkeit"** zu **erkennen**

und **umzuformulieren**. Der **zweite Schritt** besteht darin, **entsprechend** zu **handeln.**
„Ich kann nicht" wird zu „**Ich will nicht** *auf einer Intensivstation arbeiten."*
„Ich sollte" wird zu „**Ich könnte,** *mich für diese Fortbildung anmelden."*
„Ich kann nichts dafür" wird zu „**Ich bin in jeder Hinsicht verantwortlich,** *wenn auf der Station defekte, unvollständige Geräte gelagert sind."*
„Das ist ein Problem" wird zu „**Das ist eine Gelegenheit,** *im Umgang mit zentralen Venenkathetern sattelfest zu werden."*
„Ich bin nie zufrieden" wird zu „**Ich will** *aus meinem Verhalten in Konfliktsituationen* **lernen und mich entwickeln.**"
„Das Leben ist ein Kampf" wird zu „**Das Leben ist ein Abenteuer.** *Es gibt ständig Neues dazuzulernen, aber das macht das Arbeiten auch spannend."*
„Ich hoffe" wird zu „**Ich weiß,** *dass ich den Zustand des Patienten aus meiner Erfahrung heraus richtig einschätze."*
„Wenn doch nur" wird zu „**Das nächste Mal** *sorge ich dafür, dass alle Medikamente für den Notfall hergerichtet sind."*
„Was mach' ich nur?" wird zu „**Ich weiß, dass ich damit fertig werde,** *wenn ich alles beachte, was ich dazu gelernt habe und die anderen Diensthabenden in ihre Verantwortung einbinde."*
„Es ist schrecklich" wird zu „**Das ist eine Erfahrung, aus der ich etwas lernen kann.** *Ich habe einen Fehler gemacht und ihn ehrlich zugegeben. Und die anderen haben mir nicht den Kopf abgerissen." (Vgl. Jeffers 1987).*

- Unsere **persönliche „Erfolgsanleitung"** zusammenstellen.

Die **Ziele positiv** und **präzise formulieren**. (Vgl. VI. Kap. Pkt. 6).
Zwischen **kurz-, mittel- langfristigen Zielsetzungen** unterscheiden. *Zuerst bestelle ich das Buch (kurzfristig), dann lese ich es (mittelfristig) und bald werde ich Teile daraus in einer Fortbildung verwenden (langfristig).*
Bei der Durchführung auf die uns entsprechende **Reihenfolge** achten. *Dort beginnen, wo es uns am leichtesten fällt."*
Belohnungen einbauen. *„Diesen Kinobesuch, diesen Ausflug, dieses Frühstück mit Freunden habe ich jetzt aber wirklich verdient."*
Kontrollinstanzen zu Hilfe nehmen. *Beispielsweise einem anderen Menschen Rechenschaft ablegen. (Vgl. Schenkel 1996, S 183)*

- **Unsere Erfolge für uns verbuchen**.

Alles, was wir an **Ideen** einbringen **schriftlich festlegen**. In weiterer Folge darauf dringen, dass **unter allen Konzepten**, an denen **wir mitgearbeitet** haben, **unser Name** steht.

„Sich selbst klein zu halten, dient nicht der Welt.

Unsere tiefgreifendste Angst
ist nicht,
dass wir ungenügend sind.
Unsere tiefgreifendste Angst ist,
über das Messbare hinaus
kraftvoll zu sein.

Es ist unser Licht,
nicht unsere Dunkelheit,
die uns am meisten Angst macht.
Wir fragen uns, wer bin ich,
mich brillant, großartig, talentiert,
phantastisch zu nennen?

Aber wer bist du,
dich nicht so zu nennen?
Du bist ein Kind Gottes.
Sich selbst klein zu halten,
dient nicht der Welt.

Es liegt nichts Erleuchtendes darin,
sich so klein zu machen,
dass andere um dich herum
sich nicht unsicher fühlen.

Wir sind alle dazu bestimmt
zu leuchten, wie es Kinder tun.
Wir sind geboren worden,
um den Glanz Gottes, der in uns ist,
zu manifestieren.

Und wenn wir unser eigenes Licht
scheinen lassen,
geben wir unbewusst anderen Menschen
die Erlaubnis, dasselbe zu tun.

Wenn wir von unserer eigenen Angst
befreit sind,
befreit unsere Gegenwart
automatisch andere."

(Nelson Mandela)

7. Es geht nur gemeinsam!

Pflegeberuf – Frauenberuf? Die meisten von uns Pflegenden sind Frauen. Und **es mangelt nicht an Konfliktpotential**. Von unserem Umgang damit hängt es ab, ob nicht nur **wir selbst**, sondern auch die **ganze Berufsgruppe schwach** oder **stark** ist. Denn erst wenn wir aus dem **Zündstoff** geeigneten **Brennstoff** machen, werden wir **genug Energie** haben, um **gemeinsam etwas zu erreichen**.

Vom *Ansturm* zum ***Vormarsch***

Herausfinden und Bedenken:

- **Was kann uns trennen?**

Konkurrenzkämpfe untereinander lassen uns leicht das gemeinsame Ziel aus den Augen verlieren. **Konkurrenz ist aber eine Chance für Weiterentwicklung**. *„Kathy Canclini, Ausbildungsleiterin für Krankenschwestern an einem großen städtischen Krankenhaus, gibt offen zu, dass sie mit anderen Kolleginnen konkurriert, den Konkurrenzkampf aber als Möglichkeit sieht, „aneinander zu wachsen." (Duff, Cohen 1997, S 164).*

- Die **eigene "Karriere"** kann **anderen zugute** kommen.

Wir können **den eigenen Erfolg** durchaus **mit dem Erfolg anderer in Einklang bringen**. *„Verbindungen gehen ein: Ganzes und Nichtganzes, Übereinstimmendes und Verschiedenes, Akkorde und Dissonanzen. Aus Allem wird Eines und aus Einem wird Alles." (Heraklit).*

- **Gemeinsam geht vieles leichter**.

„Die Menschen bilden Gemeinschaften, weil ihnen das die Möglichkeit gibt, gemeinsam zu leisten, was sie als Einzelne nicht können." (Malidoma Somé).

- **Was haben wir im Pflegeberuf gemeinsam?**

„Die Krankenpflege ist heute widersprüchlichen Erwartungen ausgesetzt: *sie soll einerseits entsprechend der Struktur und den Entwicklungen des Gesundheitswesens eine möglichst effektive, rationale und kostensparende Versorgung des Patienten sicherstellen. Andererseits soll gerade auch die Krankenpflege den zunehmenden Klagen über Inhumanität im Krankenhaus Rechnung tragen, indem sie sich individuell, bedürfnisorientiert und ohne unter Zeitdruck zu stehen, jedem Patienten zuwendet." (Bischoff 1992, S 9).*

- Wie ist es um unser **Berufsbild in der Gesellschaft** bestellt?

„Was haben die eigentlich für eine Vorstellung von einer Gesundheits- und Krankenschwester?"

„Durch Krankenhausserien wird ein falsches Bild des Pflegeberufes vermittelt. Pflegehandlungen kommen kaum bis gar nicht vor. Die qualitativ hochwertige

Pflege, wie sie tagtäglich in Deutschland (u. anderen Ländern - Anm. d. Aut.) geleistet wird, spielt somit in den Arzt- und Krankenhausserien keine Rolle. Die Darstellung der Aufgabenfelder des Pflegeberufes ist (in den Filmen Anm. d. Autorin) weit gestreut. Diese reichen von einfachen pflegerischen Handlungen bis hin zum Kaffeekochen für Ärzte. Das Pflegepersonal ist immer in der Nähe der Ärzte, ihnen aber stets untergeordnet." (Vgl. Schraps 2002, S 414, 418).

Tun und Vermeiden:

- Einen **konstruktiven Umgang in Wettbewerbssituationen** pflegen.

Wer sich **mit** seinem **eigenen Erfolgsstreben auseinandersetzt** kann **andere** darin **verstehen** und **unterstützen** *„Wichtig ist vor allem, in jeder Konkurrenzsituation, ob mit uns selbst oder offen gegen andere, ein unterstützendes und kooperatives Klima aufrechtzuerhalten." (Duff, Cohen 1997, S 165).*

Wenn wir **einander mit** dem gebührenden **Respekt begegnen**, können wir die Augen für das offen halten, was wir **voneinander lernen** können. *"Sie kann besser organisieren und sich durchsetzen. Ich beobachte sie ständig und versuche, mir ihre Stärken anzueignen. Andererseits schätzt sie an mir, wie ich mit Menschen umgehe und Kontakte unter Mitarbeitern herstelle. Wir bleiben beruflich zwar auf Distanz, erkennen aber unsere Fähigkeiten gegenseitig an. Ganz egal, welche von uns diesmal befördert wird – die andere wird sie unterstützen. Wir lernen voneinander und werden umso besser sein, wenn die Reihe an uns kommt." (Duff, Cohen 1997, S 164/165).*

- **Unsere Fähigkeiten** und **Vorlieben** sowie die **Bedürfnisse der anderen ergründen** und **berücksichtigen**.

Wenn wir unsere **eigenen Zielvorstellungen auf das Wohl der anderen abstimmen**, können **alle** davon **profitieren**. *Eine Kollegin hat eine Moderationsausbildung absolviert und bringt ihre besondere Stärke, Gespräche zu leiten, in Teamleitungssitzungen ein.*

- Ein **gemeinsames Ziel,** *beispielsweise sich als Berufsstand klarer zu positionieren*, for**mulieren** und **verfolgen**.

Dazu ist es nötig, ein **gemeinsames Problembewusstsein zu entwickeln.** *Sich beispielsweise mit dem* **Image des Berufsstandes** *auseinandersetzen* und anschließend **an einem besseren Image im realen Pflegealltag zu arbeiten**. *"Alles hat seine Stunde: Es gibt eine Zeit zum Gebären und eine Zeit zum Sterben, eine Zeit zum Pflanzen und eine Zeit zum Ernten." (Kohelet 3, 1-2).*

Auf die **gesunde Einstellung** kommt es an!

So können **erfüllte** bzw. **realistische Erwartungen** in Bezug auf die **persönliche Zufriedenheit im Pflegeberuf** klingen:

1. „Mir ist inzwischen klar geworden, wie fordernd der Umgang mit Menschen im Krankenhaus sein kann, aber ich nehme die Herausforderung an und sehe die Chance für meine persönliche Entwicklung."

2. „Jetzt weiß ich, was ich als nächstes machen will und damit habe ich für die nächste Zeit eine interessante Perspektive. Der erste Schritt zu einer Führungsposition wird meine Bewerbung sein."

3. „Ich habe jetzt den Platz in der Arbeit gefunden, den ich will und der mir auch zusteht. Es gelingt mir, meine Ideen einzubringen und dafür anerkannt zu werden."

4. „Ich weiß heute, dass meine Entscheidung damals für diesen Zeitpunkt die richtige war und dass ich eben heute weiter bin und woanders stehe."

5. „Ich bin richtig befreit, seitdem ich mich nicht rund um die Uhr in Sachen Pflege für alle und alles zuständig fühle."

6. „Seitdem ich mit Karrierefrau nichts Negatives mehr verbinde, bin ich viel eher imstande, meine beruflichen Interessen zu verfolgen. Mein Licht unter den Scheffel zu stellen, macht die anderen schließlich auch nicht glücklicher."

7. „Ich bin mir darüber im klaren, dass es bestimmte Klischees in Bezug auf unser Berufsbild gibt. Aber ich weiß auch, dass ich nur gemeinsam mit meinen KollegInnen in meiner täglichen Arbeit am Krankenbett/mit den PatientInnen etwas bewegen kann."

VII. Eine neue Melodie

Es ist nichts beständig als die Unbeständigkeit.
(Immanuel Kant)

Ab jetzt wird alles anders! – Vom *Vorsatz* zur ***Verwirklichung***

Wie Veränderungen durchgeführt werden können, um auf rasche Akzeptanz zu stoßen und langfristige Verbesserungen zu garantieren.

Veränderung ist allgegenwärtig und wichtiger Bestandteil unseres gesamten Lebens.
Sie findet immer und überall statt, mit und ohne unser Zutun. Häufig nehmen wir sie selbst in Angriff, doch nicht selten sind wir ihr unversehens ausgesetzt.
Manchmal bemerken wir sie kaum, dann wieder erleben wir sie einschneidend, z.B. wenn ein Lebensabschnitt zu Ende geht.
Wir sehnen sie herbei und haben gleichzeitig Angst davor.
Dieses Gefühl des Hin-und-her-gerissen-Seins ergibt sich daraus, dass wir einerseits Neues (er)leben und Bestehendes bewahren wollen.
Für unser seelisches Gleichgewicht ist entscheidend, dass wir beide Seiten - Stillstand und Bewegung - ausleben können.

Veränderungen betreffen unser Privat- und Berufsleben, und das nicht selten zeitgleich.
Dann wird schnell einmal alles zu viel.
Manchmal beginnt alles mit einem Traum, ein andermal wieder ist es die Realität, die uns zu Veränderungen zwingt.
Ist der erste Schritt einmal getan, können wir das Endergebnis kaum erwarten.
Zwischen unseren Visionen und deren Realisierung liegt aber oft ein langer Weg.
Eigenständigkeit und Teamgeist werden dabei in gleichem Maße auf die Probe gestellt.
Denn nicht nur im Alleingang brauchen wir Mut und Selbstvertrauen.
Spontaneität und Ausdauer sind gefragte Eigenschaften.
Manchmal verleiht uns die Kreativität Flügel und der Geldbeutel stutzt sie uns wieder.
Dann geht Zuversicht vor Pessimismus.
So manche Planung endet trotzdem mit einer (bösen) Überraschung.

Manche Veränderungen sind wie ein lokales Erdbeben, andere wirken sich weltweit aus.
Die Distanzen werden geringer, die Welt rückt zusammen.
Auch geht der mit Veränderungen verbundene Fortschritt nicht selten auf Kosten der anderen.
Machtansprüche und Hilflosigkeit lassen Widerstände nur schwer überwinden und Zustimmung erlangen.
Je komplexer die Vorgänge, desto schwieriger ist es, alle Für und Wider gegeneinander abzuwägen.
Manchmal ist es ratsam, sich trotz Ratlosigkeit in Geduld zu fassen.
Mit und ohne Erfolg – Entwicklung findet immer statt, zumindest was die Erfahrung betrifft.

Verändert heißt nicht unbedingt neu.
Dann scheint das Ergebnis eher rückschrittlich als zukunftsorientiert.
Manchmal ist es unumgänglich und durchaus angebracht, auf Altbewährtes zurückzugreifen.
Veränderung wirft viele Fragen auf und stellt uns vor so manche Herausforderung.
Sie findet auf der körperlichen, geistigen und seelischen Ebene statt und manifestiert sich ebendort.

Veränderung - des einen Freud, des anderen Leid.
Denn sie hat nicht zuletzt mit *enttäuschten* und *erfüllten Erwartungen* zu tun.

Wie können **enttäuschte Erwartungen** in Bezug auf **Veränderungen im Pflegealltag** klingen?

1. Schon wieder eine Neueinführung und man hat uns nicht einmal vorher gefragt, obwohl schließlich wir dann damit arbeiten sollen."

2. „Ich möchte einmal erleben, dass alle mitmachen."

3. „Die glaubt, sie kann einfach daherkommen und alles verändern!"

4. „Ich versteh' einfach nicht, warum unser Vorschlag abgelehnt worden ist."

5. „Meine Idee ist doch so gut, aber irgendwie interessiert sich keiner dafür."

6. „So viele Neueinführungen auf einmal, im Endeffekt wird dann wieder gar nichts geschehen."

7. „Einmal so, dann anders und jetzt wieder so – ich komm' schon gar nicht mehr mit."

8. „Ich arbeite ja grundsätzlich gerne an Verbesserungen mit, aber irgendwie komme ich mir schon wie die Sklavin der ganzen Sache vor."

9. „Ich weiß nicht, warum die Patientin so unzufrieden ist, wir tun doch wirklich alles Menschenmögliche für sie."

10. „Wir haben in letzter Zeit so vieles verbessert und die Patienten fordern nur noch mehr. Wenn die wüssten, wie es früher war!"

11. „Seit der Patient die Diagnose erfahren hat, fällt es mir so schwer, in das Zimmer hineinzugehen, weil ich nicht weiß, wie ich damit umgehen soll."

12. „Es belastet mich auf Dauer, dass sich im Dienst alles so schnell ändern kann."

13. „Früher war alles ganz anders. Da hätte es das nicht gegeben."

14. „Warum sollen wir jetzt auf einmal anders pflegen, unsere PatientInnen sind doch auch so immer noch gesund geworden."

15. „Ich hab' das Gefühl, es ist gar nichts weiter gegangen."

Für die **Praxis**: Woran *krankt's?* – Das ***hilft!***

1. Veränderung - notwendiges Übel oder Chance?

Selbstbestimmt oder **fremdbestimmt**? Geht es um Veränderungen am Arbeitsplatz, stellt sich häufig im Vorfeld die Frage, festzulegen, **wer** in die Entwicklung von Verbesserungen mit **einzubeziehen ist**. Werden die **an der Basis Arbeitenden nicht gefragt**, sondern vor vollendete Tatsachen gestellt, **gehen wertvolle Vorschläge verloren**. Denn praktikable Ideen bringen nicht zuletzt diejenigen ein, die in der täglichen Arbeit damit konfrontiert sind. Außerdem haben sie das größte Interesse, die eigenen Erwartungen erfüllt zu sehen, sind sie doch unmittelbar davon betroffen. **Nicht-einbezogen-Werden** wird mit **Übergangen-Werden**, d.h. fremd- und nicht selbstbestimmt sein, gleichgesetzt und führt bewusst oder unbewusst zu Widerstand.

Vom *Widerstand* zur ***Kooperation***

Herausfinden und Bedenken:

- **Wie reagiere** ich **auf Fremdbestimmung** und **wie viel Selbstbestimmung** ertrage und/oder **brauche** ich?

Anstatt Vorschläge aus den eigenen Reihen aufzugreifen, wird häufig auf kostspielige Konzepte auswärtiger Experten vertraut.
„So haben beispielsweise die Beschäftigten eines Spitals ein klares Wissen darüber, welche Gesundheitsprobleme ihnen durch ihre Arbeitsbedingungen erwachsen. Meist haben sie auch eine Menge guter Ideen und Vorschläge, wie der Krankenhausbetrieb zu verbessern wäre. Das Krankenhaus als Organisation jedoch besitzt häufig keine ausreichenden Instrumente, dieses Ideenpotential aufzugreifen und umzusetzen." (Grossmann 1993). „Sehr häufig stößt man daher auf MitarbeiterInnen oder auch Leitungskräfte, die durch entmutigende Erfahrungen gelernt haben, dass Innovation am Widerstand der Organisation scheitert". (Grossmann, Scala 1994, S 33)

- Nicht einbezogen zu werden kann enttäuschen, andererseits wird es von Menschen **geschätzt**, wenn sie nach ihrer **eigenen Meinung** gefragt werden.

Es ist nicht immer möglich, einbezogen zu werden. Es liegt aber teilweise an einem selbst, denn **konstruktive Vorschläge** werden eher **berücksichtigt**, als ablehnende Kritik.

- **Geeignete Raum**- und **Zeitstrukturen** und **ausreichende Materialressourcen** sind ebenso **wichtig**, wie **persönliches Engagement**.

Dazu gehören beispielsweise entsprechende Waschgelegenheiten für mitaufgenommene Bezugspersonen.

Tun und Vermeiden:

- **Nicht** darauf **warten**, bis über einen bestimmt wird bzw. **nicht über andere bestimmen,** wo deren Erfahrung und Kooperation gefragt sind.

„Veränderungen können daher auch nicht von einem Ort außerhalb in die Organisation eingeführt, sondern müssen von ihr selbst hervorgebracht werden (Grossmann, Scala 1994, S 51).

Das gilt auch für die einzelnen Bereiche innerhalb der Institution. *Der Bereich der Qualitätssicherung liegt „außerhalb" des Stationsbereiches und es ist daher sorgfältig zu klären, ob die von Qualitätssicherungsbeauftragten erarbeiteten Konzepte für die einzelnen Abteilungen nützlich sind und von ihnen angenommen werden.*

- **Sich von selbst einbringen** bzw. **andere einbeziehen**, wo immer Gestaltungsmöglichkeit besteht.

Projektarbeit, Qualitätszirkel, aber auch regelmäßige Teambesprechungen, Pflegevisiten und die täglichen Dienstübergaben geben Gelegenheit, die eigenen Erwartungen zu äußern und Vorschläge für Veränderungen zu diskutieren.

- Für die **notwendigen materiellen, räumlichen, zeitlichen** und **personellen Ressourcen** sorgen, sowie **Fort-** und **Weiterbildungen**, die für die erfolgreiche Umsetzung unerlässlich sind, **ermöglichen.**

Auch was per Vorschrift bzw. Gesetz zwingend vorgeschrieben wird, erfordert zumeist eine **Übergangszeit**, in der sich herausstellt, wer und was beispielsweise für Umbauten und Umstellungen tatsächlich benötigt wird.

2. Daneben, dagegen – dabei

Kommt es zu **geplanten Veränderungen**, gibt es **drei typische Verhaltensweisen,** denn nicht alle sind Pioniere:

Die einen reagieren zunächst **zurückhaltend.** Sie wollen zuerst einmal sehen, worum es geht und was davon zu erwarten ist, bevor sie sich auf etwas Neues einlassen.

Die anderen sind wie **gelähmt**. Die Vorstellung, das Althergebrachte aufgeben zu müssen, lässt sie erstarren.

Die dritte Gruppe **fragt nach**, **gestaltet mit** und **bringt sich ein**, anstatt darauf zu warten, bis über sie entschieden wird.

Außerdem werden im Zusammenhang mit Veränderungen am Arbeitsplatz häufig die folgenden **fünf Stadien** durchlaufen:

- Im **Widerstand** wird alles getan, um die Veränderung zu verhindern,
- **Skepsis** herrscht vor bis zum ersten
- **Ausprobieren** – nach dem Motto: Versuchen wir's einmal, vielleicht ist es gar nicht so schlecht.

- In der **Übergangsphase** scheint die „gute alte Zeit" noch einmal so gut, bis zur
- **Etablierung**, wo die **Veränderung akzeptiert** ist und sich kaum jemand noch vorstellen kann, dass es jemals anders war.*(Vgl. Briles 1994, S 232, 233).*

Vom *Neben- bzw. Gegeneinander* zur ***Gemeinsamkeit***

Herausfinden und Bedenken:

- **Wer** im Team **wo steht** und **wie** mit Veränderungen **umgeht.** Grundsätzlich **reagieren** Menschen **unterschiedlich** auf geplante Veränderungen. Außerdem stehen **nie alle gleichzeitig** am selben Punkt der Entwicklung.

Wenn eine jetzt etwas nicht will, heißt das nicht, dass sie es grundsätzlich ablehnt, sie ist vielleicht noch nicht so weit oder schon weiter.

Tun und Vermeiden:

- Etwas **auf Biegen und Brechen einzuführen**, **ohne** die **Meinung aller** daran **Beteiligten einzuholen** und das **bisherige Vorgehen** als grundsätzlich **schlecht abzutun,** bewährt sich nicht.
- Widerstand lässt sich teilweise vermeiden, indem **allen** die **Möglichkeit gegeben** wird, sich ausreichend zu informieren (ob es ausreichend ist, entscheiden v.a. die anderen) und sich mit ihren **Vorschlägen einzubringen.**

Oft ist lediglich wichtig, die eigene Zustimmung zum Ausdruck zu bringen. *„Ja, ich bin mit der geplanten Einrichtung einverstanden. Ich finde die Möbel für den Aufenthaltsraum unserer PatientInnen und ihrer Begleitpersonen ansprechend und funktionell."*

- Skepsis lässt sich durch **ausreichende Information** abschwächen.

Das Thema von allen Seiten zu beleuchten und alle **Pro** und **Contras** klar **aufzuzeigen**, hilft **Widerstand ab**- und **Vertrauen** in die Sache **aufzubauen**.

- Wichtig ist bei geplanten Veränderungen, sich einen **Rückzug offen** zu **lassen** d.h. sie zunächst **auf Probe einzuführen.**

Damit besteht die Möglichkeit, sie noch vor der Übergangsphase **ohne Gesichtsverlust** wieder **zurückziehen** oder aber **in adaptierter Form einführen** zu können.

Das gilt von personalpolitischen Fragen wie z.B. Arbeitszeitregelungen wie auch solche das pflegerische Vorgehen betreffende, z.B. die Entscheidung für ein bestimmtes Pflegekonzept.

- Unerlässlich ist es jedenfalls, die **Erwartungen aller** von Anfang an zu **erfragen** und immer wieder auf ihre **Aktualität** und **Realisierbarkeit** hin zu **überprüfen.**
- Ist die Sache etabliert, sollte **allen,** die daran **mitgearbeitet** haben, **Anerkennung gezollt** werden. Dann ist aber auch der Punkt gekommen, an dem ein Schlussstrich gezogen und die **Vergangenheit losgelassen** werden muss.

3. Neue Besen kehren gut

Personelle Neubesetzungen bedeuten für Teams immer eine **Umstellung**, sie fallen umso gravierender aus, je höher diese in der Hierarchie stattfinden. Die „Neuen" sind dabei ebenso gefordert wie der Rest des Teams.
Nicht selten kommt es im Zuge des Personalwechsels zu **Missverständnissen**. Je länger diese bestehen bleiben, desto schwerer sind sie zu beseitigen. Alle haben Erwartungen, in Form von **Befürchtungen** und **Hoffnungen** und gehen davon aus, dass diese selbstverständlich und durchaus berechtigt sind. Werden sie nicht erfüllt, ist die **Enttäuschung** groß und manchmal eine **Chance** auf **gute Zusammenarbeit**, verknüpft mit **sinnvollen Veränderungen**, **vertan**.

Von der *Isolation* zur ***Position***

Herausfinden und Bedenken:

- Jede **Neubesetzung** einer Führungsposition **verändert** das **Team**, ob die Stelle von außen oder aus den eigenen Reihen besetzt wird.
- **Neue Teammitglieder** bekommen meistens einen **Auftrag der Leitung** mit, was sie in ihrer Position verändern, durchsetzen oder erhalten sollen.
- Sie selbst **setzen sich** ebenfalls **Ziele,** die sie verwirklichen wollen.

„Ich habe viel Erfahrung im Umgang mit zentralen Venenkathetern und möchte diese an meine neuen KollegInnen weitergeben."

- **Was bewirkt** die **Neubesetzung bei mir** und **was brauche ich** in der veränderten Situation?

Tun und Vermeiden:

- **Freundschaften** am **Arbeitsplatz,** die **Abhängigkeit nach sich ziehen** und **Kritik nicht zulassen**, rächen sich spätestens, wenn die höhere Position von einem **ehemaligen Teammitglied** ausgefüllt wird.

Um die **Umstellung** von kollegialem Miteinander zur Vorgesetzten-Untergebenen-Beziehung korrekt zu vollziehen bewährt es sich, Person und Sache von vornherein im Sinne einer **Arbeitsfreundschaft** zu trennen. Niemand weiß, wer die nächste Vorgesetzte sein wird, vielleicht ist es gerade die „beste Freundin“, die eine derartige Position anstrebt.

- **„Geheime Aufträge“** erteilen, die dem **Team unbekannt** sind, führen nicht zum Ziel.

Von Anfang an sind **Aufträge an neue Teammitglieder**, was sie einführen bzw. durchsetzen sollen, **transparent** zu **machen**, damit das ganze Team weiß, was von ihm erwartet wird und worauf es hinarbeiten soll.

- **Den anderen keine Ziele setzen, um damit selbst erfolgreich zu sein.**

Ziele kann man **immer nur für sich selbst setzen**. Statt *„Ich will, dass die anderen mit zentralen Venenkathetern umgehen können.“* ist es besser sich zu sagen: *„Ich will dazu beitragen, dass meine neuen KollegInnen auch mit zentralen Venenkathetern umgehen können, indem ich ihnen anbiete, meine Erfahrungen damit an sie weiterzugeben.“* Die **Verantwortung** muss ohnehin **jede/r für seine Arbeit** selbst **übernehmen**.

Die **Einstellung** *„ich weiß was für euch gut ist“* bewährt sich **auf keinen Fall**, v.a. wenn der **fachliche Hintergrund fehlt**. Es ist durchaus möglich, dass es jemand wirklich besser weiß als das Team selbst, dann ist die **Glaubwürdigkeit** auf der Basis **nötiger Erfahrung** und **Feldkenntnis** aber gefragt.

Es hilft jedoch, für den **beruflichen Werdegang** einer Person und deren **bisherigen Aufgabenbereich** in einer Abteilung **ehrliches Interesse** zu zeigen. Sich bloß Vorstellungen darüber zu machen, genügt nicht. Am Anfang ist **gegenseitiges Nachfragen** besser als überstürztes Agieren.

- **Anerkennung** geben für das, was **bereits vorhanden** ist und **gut funktioniert**, schafft einen Zugang.

Um das beurteilen zu können, muss man sich einarbeiten. Dann erst werden Anregungen angenommen und sind durchsetzbar.

- **Sich selbst** zu **fragen**: *„Was will ich in Zukunft erreichen? Strebe ich eine ähnliche oder vielleicht dieselbe Führungsposition an?“* ist besser als andere zu boykottieren.

4. Gegeneinander oder miteinander

Nicht immer gehen Veränderungen von der Leitungsetage aus. Wünsche und **Ideen von Pflegepersonen**, die an der Basis arbeiten, **stoßen** durchaus auch **auf Widerstand** oder werden glattweg **abgelehnt**. Das ist umso enttäuschender, wenn der Grund dafür nicht ersichtlich ist.

Von der *Ablehnung* zur ***Zustimmung***

Herausfinden und Bedenken:

- Was sind die **Ziele** und **Prioritäten** des **Unternehmens**?

Dazu müssen diese **Prioritäten** jedoch **offengelegt** werden. Sind die **Zielsetzungen aufeinander abgestimmt**, ist eine **größere Akzeptanz von Seiten der Unternehmensleitung** zu erwarten.
Es gilt beispielsweise herauszufinden, ob überhaupt Interesse an einem „hygienisch und medizinisch optimalen sowie ökonomischen und umweltschonenden Materialverbrauch" besteht.

- **Was braucht** die **andere Seite,** um **zustimmen** zu können?

Veränderungen werden häufig als negativ erlebt, wenn sie nicht von einem selbst ausgehen und nicht mitgestaltet werden können. Sie werden leichter mitgetragen von denen, die sie selbst in die Wege leiten und ihre Vorteile für sich erkennen können.

- **Basisdemokratie** hat ihre **Grenzen**.

Gesundheitseinrichtungen sind hierarchisch strukturiert und es gibt einfach Entscheidungen, in die die Basis nicht einbezogen werden kann. *So wird beispielsweise von höherer Stelle aus entschieden, welcher Teil des Gebäudes als nächstes umgebaut wird. Die Basis jedoch bringt Vorschläge zur Neugestaltung ihrer Arbeitsbereiche ein.*

- Auch wenn **Hoffnungen** auf ein Projekt **geweckt** wurden, ist die **Enttäuschung** groß, sollte dieses letztendlich **nicht stattfinden**.

Wer seine Bereitschaft zur Mitarbeit an einer neuen Aufgabe - beispielsweise einem europaweiten Projekt für.... gezeigt hat und dann nie wieder etwas davon hört, wird sich das nächste Mal mit seinem Engagement eher zurückhalten.

Tun und Vermeiden:

- **Gegen die Überzeugung** der **Vorgesetzten** zu arbeiten, ist **nicht Erfolg versprechend**.

Es nützt nichts, eine noch so gute Idee umsetzen zu wollen, wenn die Gesundheitseinrichtung auf etwas ganz anderes spezialisiert ist und in diesen Bereich investiert. Besser ist es, **miteinander in dieselbe Richtung** zu gehen.

- **Wen frage ich zuerst?**

Wird die **Idee zuerst der Basis vorgestellt** und das Interesse daran mitzumachen erkundet, oder wird der **Plan zunächst der Leitung vorgelegt**, mit dem Risiko, dass er zwar akzeptiert wird, die Basis aber wieder einmal etwas von oben herab diktiert bekommt?
Darauf gibt es **keine eindeutige Antwort**. Wer schon einmal eine Idee einge-

reicht hat, wird wissen, dass **beide Wege richtig und falsch** sein können. Es kommt immer eine Seite zuerst dran und fühlt sich im Vorteil. Tatsache ist jedoch, dass die **Leitung in der stärkeren Position** ist **und** damit **über Durchführung oder Nichtdurchführung entscheidet**.

„Die Erfahrungen haben jedoch gezeigt, dass die implizite Parteinahme für die Basis Widerstände auf der Gegenseite mobilisiert und somit Bewegungen in Richtung Veränderung zum Stillstand bringen kann. Organisationen entwickeln sich über Entscheidungen, und ohne Einbinden der Entscheidungsebene kann sich in unserem Verständnis auch nichts verändern." (Grossmann, Skala 1994, S 59/60)

- **Einbeziehen wo** immer **möglich**.

Je mehr MitarbeiterInnen erfahren, dass sie ein **Mitspracherecht** haben, **desto eher** werden sie **akzeptieren** können, wenn **in bestimmten Fällen über sie verfügt wird**. Sie werden dann darauf vertrauen können, dass auch in einem solchen Fall in ihrem Sinne entschieden wird.

- Kann ein **in Aussicht gestelltes Projekt nicht durchgeführt** werden, so sollte der Entschluss **allen**, die ihre **Teilnahme** daran **signalisiert** haben **mitgeteilt** und **begründet** werden.

„Wir hatten geplant, uns an dem europaweiten Projekt für .... zu beteiligen. Zur Zeit sind aber Umstrukturierungen in der eigenen Institution vorrangig und wir müssen unsere Mitarbeit an dem Projekt auf unbekannte Zeit verschieben/völlig zurückziehen. Wir danken allen, die ihre Bereitschaft, sich daran zu beteiligen, gezeigt haben."

5. Wenn sich gerade nichts bewegt oder bewegen lässt

Häufig ist schon im Vorfeld spürbar, dass eine Idee nicht greift. **Gleichgültigkeit, abschlägige Antworten, fehlende Mitarbeit** bei der Planung **signalisieren Ablehnung**. In der nächsten Zeit wird sich diesbezüglich wohl nichts tun oder getan werden. Nachgefragt wird eher selten.

Vom *Desinteresse* zum ***Engagement***

Herausfinden und Bedenken:

- Besteht überhaupt **Bedarf** an einer Veränderung dieser Art und wer könnten meine **Verbündeten** sein, die mich bei meinem Vorhaben unterstützen?
- Ist jetzt überhaupt der **richtige Zeitpunkt?**

Ist dieselbe oder eine ähnliche **Idee** erst **vor kurzem gescheitert**, so ist sie zweifellos für einige Zeit als **„gesperrt"** zu betrachten. Vielleicht hat die Gruppe

schlechte Erfahrung damit gemacht, dann muss man sie eine Zeit lang **ruhen lassen**, um sie - eventuell in abgewandelter Form - nach geraumer Zeit **erneut aufgreifen** und **durchsetzen** zu können. Das ist nicht dasselbe, wie sich endgültig von ihr zu verabschieden.

- **Bin ich die Richtige** und bin ich überhaupt **in der Position** um hier etwas zu verändern?

Werden Vorschläge vielleicht blockiert, weil ein derartiges Vorgehen eine bestimmte Stellung, nämlich eine Führungsposition im Unternehmen erfordert und es mir andere in meiner Position nicht zugestehen? Wen muss ich noch alles einbeziehen?

- Wissen die anderen eigentlich, worum es genau geht?

Alle haben mit Sicherheit ihre **eigenen Assoziationen.** Es ist erstaunlich, wie viel Verschiedenes unter ein und der selben Sache verstanden werden kann.

- Haben **die anderen** eigentlich **einen Vorteil** davon und wenn ja, ist er für sie auch klar **erkennbar?**

Wir alle engagieren uns lieber, wenn wir uns auch berechtigterweise etwas davon erwarten können.

- Nicht in allen Fällen benötigen wir die anderen zur Umsetzung einer Idee.

Manchmal muss nur **jemand den Anfang machen** und mit der Zeit reagieren die anderen darauf und ziehen mit.

- Auch hier gilt das **Prinzip der Gegenseitigkeit**. Wen ich schon einmal unterstützt habe, der wird sich vielleicht auch mir *verpflichtet fühlen.*

„Nach Erkenntnissen von Soziologen und Anthropologen ist eine der am stärksten verbreiteten Normen der menschlichen Kultur die Reziprozitätsregel. Diese Regel besagt, dass Menschen versuchen sollen, sich für das, was sie von anderen bekommen, zu revanchieren ... Das durch die Regel vermittelte Gefühl, etwas schuldig zu bleiben, wenn man etwas bekommen hat, ist die Grundlage für verschiedene Formen des menschlichen Miteinanders, die auf einem ausgeglichenen Verhältnis von Geben und Nehmen beruhen und allesamt sehr nützlich für die Gesamtgemeinschaft sind." (Cialdini 2002, S 84/85)

- **Konkurrenz** und **Neid** sind bekannte **Hemmschuhe**, wenn es darum geht, Veränderungen durchzuführen.
- Aber auch die **Macht der Gewohnheit** ist in diesem Zusammenhang nicht zu unterschätzen.

So werden teilweise immer noch PatientInnen vom Nachtdienst geweckt und gewaschen, nur damit bei der ärztlichen Visite alles erledigt ist. Oder *Es werden Dienstübergaben am Stützpunkt im Stehen durchgeführt, wobei die Sprechende dem Großteil des Teams den Rücken zudreht.*

Tun und Vermeiden:

- **Zu weit voraus planen.**

Wer etwas verändern will, sollte **immer einen Schritt voraus** sein, **aber nie mehr als einen Schritt**.

„TrendsetterInnen wollen Trends aufzeigen – also müssen sie ihrer Zeit auch immer eine Spur voraus sein. Wohlgemerkt nur eine Spur....“ (Vgl. Fellner 1996, S 43). Was an dieser Stelle für die Mode gilt, kann durchaus auch in der Pflege Anwendung finden!

Es bewährt sich, einen **Entwurf** zu machen und diesen den anderen vorzulegen, das **Konzept** aber noch **nicht detailliert auszuarbeiten**. Dann wurde nicht zu viel investiert, falls eine Ablehnung erfolgt und die anderen haben den berechtigten Eindruck, dass sie noch **genügend Spielraum** haben, um **sich einzubringen**.

Sind wir mit unseren Ideen zu weit im Vorfeld, heißt es **Ausdauer bewahren**. Wir können dann einen Anstoß geben, müssen aber in vielen Fällen darauf warten, bis die Idee aufgegriffen und durchgeführt wird. Es lohnt sich allerdings durchaus, Anregungen einzubringen, denn steter Tropfen höhlt bekanntlich den Stein!

- **Wen** muss ich **für das Projekt gewinnen**, damit es angenommen wird?

Es gibt nicht nur Erfolg versprechende Zielsetzungen, sondern auch **Personen**, in die große Erwartungen gesetzt werden, auf Grund ihres **Fachwissens,** ihrer **Erfahrung**, **Verdienste für das Unternehmen**. Aber nicht nur Personen, die Unterstützung versprechen, sondern auch **Skeptiker** sollten ins Boot geholt und damit zu **Verbündeten** gemacht werden. Sie werden vieles schon **im Vorfeld hinterfragen**, was dazu führt, dass einem so mancher **Umweg und Ärger erspart** bleibt.

- Das **Unterstützen** von **Projekten anderer** wird sich möglicherweise günstig auf das **Umsetzen eigener Vorhaben** auswirken.
- **Sich von Konkurrenz** und **Neid abhalten zu lassen,** führt nicht zum Ziel.

Es ist nur jedem zu empfehlen, doch **lieber mit sich selbst** als mit anderen zu **konkurrieren**. Wer sich Gefühle wie Neid eingesteht, sie zum Anlass für eine persönliche Veränderung nimmt, wird sie nicht gegen die anderen ausleben müssen.

„Neid kann ein Ansporn, ein Stimulans für Veränderungen sein. Obwohl der Neid normalerweise als ein Mangelgefühl empfunden wird, vermittelt er doch auch die Hoffnung, eines Tages das zu bekommen oder zu werden, was man möchte. Das Motto dabei: Wenn sie das schafft, schaff' ich das auch.“ (Cohen 1988, S 34).

- **Gewohnheiten** zu **hinterfragen lohnt** sich allemal.

Ist es nicht effektiver, den Rhythmus der PatientInnen zu respektieren und sich später am Tag ausreichend Zeit dafür zu nehmen, sie bei ihrer Toilette zu unterstützen. Oder *Was hindert uns daran, uns für die Dienstübergabe in Ruhe zusammenzusetzen? Welches Gefühl steht dahinter? Ist die Angst, zu weit weg von unseren PatientInnen zu sein, wirklich begründet und geht nicht bei dieser Form der Dienstübergabe Information verloren?*

6. Wenn sich zuviel auf einmal bewegt

Wird zu viel auf einmal verändert, fällt es **schwer, alle Neueinführungen im Auge zu behalten**. Bereits etablierte Vorgangsweisen geraten dann leicht in Vergessenheit. Früher oder später stellt sich die Frage nach dem Sinn der vielen Veränderungen, und das Interesse, an Verbesserungen mitzuarbeiten schwindet schnell. Dabei besteht die **Gefahr**, dass im Endeffekt **trotz vieler Aktivitäten nichts passiert**.

Von der *Quantität* zur ***Qualität***

Herausfinden und Bedenken:

- **Wie viele Veränderungen am Arbeitsplatz verkraftet** ein Mensch?

Veränderungen **potenzieren sich**, die **privaten** und die **am Arbeitsplatz** erlebten. Tatsache ist, dass wir alle viel mehr Veränderung ausgesetzt sind, als wir von Natur aus verkraften können. *Eine Frau, die nicht nur Gesundheits- und Krankenschwester, sondern auch Ehefrau, Mutter und Hausfrau ist, hat mit sich ständig verändernden Situationen zu tun. Sie wird es zu schätzen wissen, wenn sich im Dienst nicht allzu viel ändert.*
So ist das Einleben auf einer **anderen Abteilung,** um in einem **anderen Team auszuhelfen,** eine nicht zu unterschätzende Veränderung. Es erfordert ein ständiges **Einstellen auf Hausbrauch** und **ungeschriebene Spielregeln.**

- Auch Veränderungen, die unsere Person **nicht unmittelbar betreffen,** wirken sich aus.

Dazu gehören beispielsweise der Wechsel von Stammpersonal sowie in der Personalrotation oder Ausbildung Befindlichen. Das bezieht sich aber auch auf andere Berufsgruppen. Eine Abteilung, in der innerhalb weniger Jahre mehrere OberärztInnen, halbjährlich ÄrztInnen zur Fachausbildung, monatlich TurnusärztInnen und wöchentlich FamulantInnen einander die Türklinke in die Hand geben, erfordert ein ständiges Einstellen des Pflegepersonals auf andere Menschen und deren Arbeitsweise bzw. Lernprozesse. Auch Umbauten in einzelnen Teilen des Gebäudes wirken sich im ganzen Haus aus.

- **Jedes Projekt erfordert** und **verdient** unsere **Aufmerksamkeit.**

Passiert zuviel gleichzeitig ist es kaum möglich, alle Informationen aufzunehmen und umzusetzen. *Wir können ja bekanntlich auch nicht auf mehreren Kirtagen gleichzeitig tanzen.*

- Nur wenn wir die **Ausgangslage richtig einschätzen,** wird der **Wert unserer Bemühungen** wirklich zu **erkennen** sein.

Tun und Vermeiden:

- Es ist **nicht sinnvoll, zu viele Veränderungen** in einem Unternehmen **gleichzeitig vorzunehmen**.

Erst wenn beispielsweise die Ergebnisse eines Qualitätszirkels wirkungsvoll umgesetzt sind, sollte das nächste Vorhaben in Angriff genommen werden.

- Danach braucht die neue Vorgangsweise Zeit um sich einzuspielen, und die MitarbeiterInnen eine kleine **Schaffenspause,** um sich **zu erholen**, sich **an die neuen Abläufe zu gewöhnen** und **ihren Erfolg zu genießen**.

Davon ist mehr zu erwarten, als vom Weitermachen um jeden Preis.

7. Die Zerreißprobe – wenn sich alles gleichzeitig vorwärts und rückwärts zu bewegen scheint

Im Zuge einer **Neueinführung pendeln wir zwischen der herkömmlichen und einer neuen Vorgangsweise hin und her**, bis sich die Sache eingespielt hat. Wir wissen, dass es **leichter** ist, sich einmal **an etwas Neues zu gewöhnen**, **als ständig umdenken** zu müssen, wie es in einer Probephase und häufig auch noch danach der Fall ist.

Von der *Verwirrung* zur ***Orientierung***

Herausfinden und Bedenken:

- Jede Veränderung im Zuge einer Neueinführung braucht einen **klar definierten Anfang sowie ein ebenso klar definiertes Ziel.**

Alle müssen **ihre Funktion kennen** - wer macht was, wann, wo, wie, warum und hat was davon?

Tun und Vermeiden:

- Eine **Probephase** sollte auch als solche **klar deklariert** und daraus entstehende Schwierigkeiten sollten einkalkuliert **sein**.

Es bewährt sich ein gutes **Dokumentationssystem,** aus dem für alle ersichtlich ist, wie sie sich verhalten sollen. **Geduld mit sich selbst und den anderen** ist mindestens ebenso wichtig!

- Eine vorangegangene **Einschätzung der Ausgangssituation** und anschließende **Auswertung der Erfolge** hilft beim **Durchhalten** und gibt **Ansporn** für die Durchführung künftiger Veränderungen.

8. „Und die Geister, die ich rief..." (Johann W. von Goethe) – wenn sich Veränderungen verselbständigen

Eine Veränderung zieht die nächste nach sich, indem sich zeigt, woran es fehlt. So ergibt sich eines aus dem anderen. Bald stellt sich die Frage: Ist sie den Pflegenden noch dienlich oder nicht?
Veränderungen bringen aber nicht nur Verbesserungen, sondern **beschaffen auch Arbeit und daran hängen Jobs**. Dabei kann es zu Spannungen kommen zwischen denen, die für die Planung und Überwachung der Umsetzung von Veränderungen verantwortlich sind, und denen, die sie tatsächlich ausführen sollen.

Vom *Selbstzweck* zum ***Nutzen***

Herausfinden und Bedenken:

- Unsere schnelllebige Zeit wirkt sich auch in der Pflege aus.
- **Gemeinsam** an einer Veränderung **mitzuarbeiten**, **schweißt zusammen**. Ist das Projekt beendet, entsteht eine fühlbare Leere.
- Mit der offiziellen Einführung von **Qualitätssicherung**, die Anlass für viele Veränderungen sein kann, wird das **Personal** einmal mehr **in** dafür **Verantwortliche** und **Ausführende geteilt**.

„Ich bin jetzt dafür verantwortlich, dass auf allen Abteilungen nach dem Pflegeprozess gearbeitet wird. Sie tun das aber nur teilweise, und ich weiß nicht, wie ich sie alle dazu bringen kann."

Tun und Vermeiden:

- Es ist empfehlenswert, von Zeit zu Zeit innezuhalten und nachzufragen: *„Ist diese Veränderung auch wirklich sinnvoll? Hilft sie unserer Institution oder machen wir das nur, weil es alle machen?"*

Einerseits kann man **aus früheren Erfolgen und Fehlern anderer lernen**. Es ist nicht notwendig etwas **einzuführen**, mit dem bereits jemand Schiffbruch erlitten hat, allenfalls lassen sich Teile des verworfenen Projektes für ein neues verwerten.

Andererseits kann es gut sein, **das Rad** noch einmal **als das eigene neu** zu **erfinden**, damit sich alle Beteiligten damit **identifizieren** können.

- Das Arbeiten an Veränderungen **nicht zum** bloßen **Füllen von Lücken** verwenden, sondern die Zeit nach Beendigung eines Projekts als solche wahrnehmen und wertschätzen.
- Es hilft, sich bewusst zu machen, dass eine **gute Planung**, die **alle mit einbezieht,** sich **auf Organisation und Umsetzung** zweifellos **auswirken** wird, **jeder** aber letztlich **für den Erfolg seiner Handlungen verantwortlich ist.**

„Ich kann den Abteilungen mit meinem theoretischen Wissen, indem ich an ihre praktischen Erfahrungen anknüpfe, eine Hilfestellung beim Arbeiten nach dem Pflegeprozess geben. Ob sie es jedoch tun oder nicht, liegt in ihrer Verantwortung. Ich nehme ihre Widerstände ernst und zum Anlass, unser Konzept zu überdenken."

9. Veränderungen – allgegenwärtig, wenn auch nicht immer für alle erkennbar

Veränderungen betreffen nicht nur Pflegepersonen, sondern sind überall im System „Krankenhaus" sicht- und spürbar. Das gilt ganz besonders für Menschen, die der eigentliche Grund sind, warum es Krankenhäuser gibt: die Patientin/der Patient. **Kranke Menschen bringen ein nicht selten „überdimensionales" Erwartungspaket** am Tag ihrer Aufnahme **mit.**
Selbst PatientInnen, deren Erwartungen in der Pflege Berücksichtigung finden, sind manchmal unzufrieden. Dabei können sie oft gar nicht benennen, was ihnen Unbehagen bereitet, weil ihnen die Ursache dafür selbst nicht bewusst ist.

Vom *Selbstverständlichen* zum ***Verständnis***

Herausfinden und Bedenken:

- Durch einen Krankenhausaufenthalt die **gewohnte Umgebung** zu **verlassen** bedeutet eine **enorme Umstellung** und ständig mit neuen Veränderungen rechnen zu müssen.

Neue BettnachbarInnen durch die Verlegung in ein anderes Zimmer oder auf eine andere Station, eine andere personelle ärztliche Besetzung am Wochenende und nicht zuletzt der häufige Wechsel an Pflegepersonen können neben Therapieumstellungen, der Verlängerung des Aufenthalts bis hin zur (un)erwarteten Entlassung aus dem Spital Veränderungen sein, die von Pflegenden als völlig normal angesehen, von den PatientInnen aber als unangenehm erlebt werden.

Tun und Vermeiden:

- Die **Vermeidung unnötiger Veränderungen** sollte längst zur Gewohnheit geworden sein.

Dazu gehört auch die **Gestaltung der Pflege**. *In der Funktionspflege, auch wenn sie noch so korrekt ausgeführt wird, fehlt den PatientInnen der Zusammenhang, wer wohl wofür zuständig ist. Außerdem gibt es ohnehin schon genug anderes Personal wie beispielsweise ÄrztInnen, PhysiotherapeutInnen, DiätassistentInnen), das sich in rascher Folge ablöst. Zimmerpflege ermöglicht den PatientInnen ein/e AnsprechpartnerIn. Sie kann, auch wenn sie nicht für alle Belange zuständig ist, diese weiterleiten und die PatientInnen können sich darauf auch verlassen, dass es erledigt wird.*

- **Rechtzeitige Information** über und **Vorbereitung** auf geplante und unumgängliche Veränderungen kann viel Angst nehmen.

Überlegtes Vorgehen ist wichtig, denn nichts verunsichert so sehr, wie sich auf „einmal so und dann wieder anders" einstellen zu müssen. Da geht es PatientInnen auch nicht anders als dem Pflegepersonal.

- Durch **Nachfragen** kann man **sich bewusst machen** und **vergewissern, welche Veränderungen** die **PatientInnen** am meisten **belasten.**

Wir wollen die Patientin beispielsweise in ein ruhigeres Zimmer verlegen, wo sie der Lärm der Bauarbeiten nicht stört. Sie nimmt jedoch lieber den Baulärm in Kauf, als sich auf eine neue Bettnachbarin einstellen zu müssen.

- Für verständnisvolles **Eingehen** auf **Fragen** und das **Angebot** von **Unterstützung** werden die PatientInnen dankbar sein.

Nicht auf alle Veränderungen haben Pflegende Einfluss, aber indem sie sich ihrer möglichen Belastung für die PatientInnen bewusst werden, ist es für beide Seiten leichter, mit ihnen umzugehen.

10. Der Vergleich macht Sie sicher!

„Sieht denn eigentlich keiner, was hier schon alles getan wurde?" **Mangelnde Wertschätzung bereits durchgeführter Verbesserungen gehören zum Pflegealltag**. Das spüren v.a. diejenigen, die daran mitgearbeitet haben, davon überzeugt sind und sich dafür verantwortlich fühlen. Dabei macht es keinen Unterschied, wer was nicht schätzt: PatientInnen, andere Berufsgruppen oder KollegeInnen aus den eigenen Reihen.

Auch Pflegepersonen hätten so manches gerne anders. Trotz laufender Bemühungen um gute Qualität gibt es immer wieder etwas zu verändern und zu verbessern.

In einer schnelllebigen Zeit wie der unseren ist morgen schon überholt, was heute eine große Errungenschaft zu sein scheint.

Gesundheitseinrichtungen sind **hierarchisch strukturiert**. **Entscheidungen** werden zwar teilweise **in Pflegeteams vorbereitet**, letztendlich aber **von der Leitung getroffen**. Werden Verbesserungsvorschläge bewilligt, dann aus finanziellen Gründen zum Teil mit **erheblichen Abstrichen, was sich** wiederum auf **die Qualität auswirkt.**

Von der *Unzufriedenheit* zur ***Wertschätzung***

Herausfinden und Bedenken:

- Um sich **Enttäuschung** zu **ersparen**, kann man sich **vor Augen halten**: PatientInnen und ihre Angehörigen **sehen** in den meisten Fällen **nur den momentanen Zustand**.

Wer den Vergleich zu früher nicht hat, wird Veränderungen auch nicht als solche wahrnehmen und entsprechend schätzen können. So nehmen PatientInnen lediglich die momentane Situation wahr und äußern dazu ihre Kritik. Es ist auch nicht ihre Aufgabe, sich mit der Vergangenheit der Gesundheitseinrichtung auseinander zu setzen. Daher ist das, was sie sehen, für sie selbstverständlich.

- **Kritik** macht einen zum **Unterlegenen** und **bringt** einen schnell in die **Verteidigungsposition.**

Tun und Vermeiden:

- Um vorzubauen kann man die in bestimmten Situationen empfundene Unzufriedenheit **gezielt ansprechen**.

„Wir haben das erst vor kurzem eingeführt/umgebaut und uns folgendes dabei gedacht. Ihre Einschätzung/Meinung würde uns aber sehr interessieren, damit wir sie bei weiteren Veränderungen berücksichtigen können." Damit wird signalisiert: *„Ihre Meinung interessiert uns und hat Gewicht."*

- Dabei muss **glaubhaft gemacht** werden, dass die geäußerte Meinung auch an die Stellen gerät, die darauf Einfluss nehmen.

Das passiert am ehesten, indem PatientInnen und Bezugspersonen die Möglichkeit eingeräumt wird, ihre **Kritik** und **Verbesserungsvorschläge in schriftlicher Form** zu äußern und **in einem Briefkasten** zu deponieren.

- Gelingt es, den anderen zu vermitteln, dass man an ihren Erwartungen **ernsthaft interessiert** ist, um sie in Hinkunft bei Verbesserungen berücksichtigen zu können, wird nicht nur wertvolle Information gewonnen, sondern auch die eigene Position gestärkt.
- Optimal wäre es, im Vorfeld **Kritikpunkte** über einen bestimmten Zeitraum zu **sammeln,** um sie dann bei geplanten Veränderungen berücksichtigen zu können.

- **Je überzeugter** man **von seinem eigenen Tun** ist, umso **unabhängiger** wird man **von der Meinung anderer** sein.

Sie wird und soll einen interessieren, aber nicht persönlich treffen. Es ist nicht möglich, allen Wünschen zu entsprechen. Lässt sich das aus der Situation heraus begründen, so wird es leichter fallen, die Enttäuschung der anderen hinzunehmen.

11. Wenn sich wirklich nichts mehr ändern lässt

Es gibt Situationen, in denen wir zur Kenntnis nehmen müssen, dass **sich nichts mehr ändern wird**. *Das kann uns selbst betreffen, wenn unsere Vorschläge nicht berücksichtigt wurden, oder andere, in den meisten Fällen unsere PatientInnen, z.B. wenn die Therapie abgebrochen wird, weil keine Aussicht auf Heilung besteht.* Ob es dabei um uns selbst geht oder die anderen, wir erleben Gefühle wie beispielsweise **Hilflosigkeit, Wut**, oder **Enttäuschung**.

Von der *Hilflosigkeit* zur ***Akzeptanz***

Herausfinden und Bedenken:

- Wie viele **Veränderungen** haben denn nicht schon einmal **damit begonnen**, dass wir **beim letzten Mal unzufrieden** waren.

Wir können vielleicht früher erkennen, wie wir handeln müssen, damit sich unsere Erwartungen erfüllen. Gelingt es uns, der anderen Seite klar zu machen, was diesmal nicht unseren Wünschen entsprochen hat, so geben wir ihr die Möglichkeit, diese bei einem nächsten Mal zu berücksichtigen. Manchmal ist
ein Ende mit Schrecken besser als ein Schrecken ohne Ende!

- Ist beim Gesundheitszustand von PatientInnen keine Veränderung im Sinne einer Verbesserung mehr zu erwarten, so zeigt sich, wie sehr wir auf Tun und Handeln eingestellt. Sind die PatientInnen in den meisten Fällen noch so voller Hoffnung sind, dass es allen schwer fällt loszulassen.

Wir erleben es als Kapitulation und wer gibt schon gerne auf.

Tun und Vermeiden:

- Geht es um **unsere eigenen Vorschläge**, sollten wir die **Hoffnung auf ein nächstes Mal** nicht aufgeben.

Damit besteht nämlich die Chance, es von vorneherein anders anzugehen.

- Geht es um **PatientInnen,** denen aus medizinischer Sicht **nicht mehr geholfen werden kann**, so sollten wir nicht den Blick für das verschließen, was noch möglich ist.

Die **Pflege** kann noch **bis zum Schluss unterstützend wirken** und **Erleichterung verschaffen.**

- Wir können den **Anspruch aufgeben**, das Leben verlängern zu wollen und für eine **nicht** mehr **mögliche Heilung verantwortlich** zu **sein**, zugunsten einer anderen Betrachtungsweise.

Dazu gehört es, die eigene Trauer und die der anderen zuzulassen. Gleichzeitig gilt es, sich vor Augen zu halten, dass PatientInnen und deren Angehörige eventuell ganz woanders stehen als wir. Je besser unsere Beziehung zu ihnen, desto leichter wird es sein, zu spüren was angesagt ist.

„Sprechende Stille

Es gibt Momente
in denen man nichts mehr sagen kann
weil es nichts mehr zu sagen gibt
was in Worten auszudrücken wäre

es gibt Momente
in denen man sich unendlich viel zu sagen hat
und nichts zu sagen braucht
weil ein Blick ein Händedruck viel sprechender sind

es gibt Momente
da muss man nichts mehr sagen
weil alles was zu sagen ist gesagt ist
und man sich nur noch nahe ist

es gibt Momente
da darf man nichts mehr sagen
um die leisen Töne die schwingen
nicht zu vertreiben

es
gibt
.... (Schwarz 2003, S 131)

12. Veränderung als Damoklesschwert

Pflegen heißt, **ständig mit Veränderungen rechnen** zu müssen, angefangen vom Gesundheitszustand der PatientInnen, über Neuzugänge, eventuell mehrere gleichzeitig, bis zu Personalknappheit. Das stresst.

Wir kennen die **Angst** davor, eine eventuelle **Verschlechterung** im Gesundheitszustand unserer PatientInnen **zu übersehen** und das **ungute Gefühl,** mit dem **ÄrztInnen im Nachtdienst angerufen** werden, um sie darüber zu unterrichten. Wir wissen nur zu gut, wie schnell sich der Zustand auch wiederum verbessern kann, sodass die Zusammenarbeit eine gehörige Portion Vertrauen voraussetzt.
Anspannung spüren wir auch **bei Veränderungen, die wir** durchaus **erwarten**. Jede/r kennt den Gedanken *„Nur nicht in meinem Dienst!" Verschlechterung durch Komplikationen wie nach Transfusion, Medikation bis hin zum Ableben von PatientInnen verlieren meistens wenig von ihrem Schrecken, auch wenn sie zu erwarten sind.*
In jedem Fall wird erwartet, dass wir uns der Situation anpassen und entsprechend reagieren sowie handeln.

Von der *Angst* zur ***Zuversicht***

Herausfinden und Bedenken:

- Die **eigene Intuition** kann ein **verlässliches Frühwarnsystem** darstellen. Wer kennt nicht den Gedanken: *„Ich möchte gar nicht wissen, was passiert wäre, wenn ich nicht „zufällig" in das Zimmer hineingeschaut hätte."*
- Ein **eingespieltes Team** wird mit oben genannten Veränderungen leichter umgehen können, als eine teilweise in der Einschulung befindliche personelle Besetzung.
- Eine **gute Arbeitsorganisation** bewährt sich dabei zweifellos auch. Je klarer die Vorgaben, desto leichter ist es im Ernstfall, richtig zu handeln.
- Unsere **Einstellung** dürfte eine nicht zu unterschätzende Rolle spielen.

Manche beispielsweise ziehen Notfälle geradezu an, während sie bei anderen so gut wie nie passieren.

Tun und Vermeiden:

- **Auf** unsere **Intuition hören** und ihr **vertrauen**.
- Dazu gehören alle Maßnahmen zur **Erhaltung** und **Stabilisierung von Teams** *wie z.B. das Belassen von Stammpersonal, lohnende Aufgabenstellungen und Anerkennung für die geleistete Arbeit.*
- **Prioritäten setzen** ist unerlässlich, wenn plötzlich zu viel gleichzeitig zu erledigen ist.
- **Klare Vorgaben** braucht man ebenfalls dazu, d.h. das Team einigt sich im Einvernehmen mit allen Beteiligten und Vorgesetzten auf eine bestimmte Vorgangsweise.

Diese muss man sich jedoch schon rechtzeitig einholen. *„Was ist unbedingt notwendig und was können wir unter welchen Umständen zurückstellen?“* Hier hilft natürlich auch die **Erfahrung.** *„Beim letzten Mal haben wir es ja auch so gemacht und es hat sich so auch bewährt.“*

- **Proben für den Ernstfall**.

In regelmäßigen Abständen das vorhandene Wissen aufzufrischen, *beispielsweise durch regelmäßig durchgeführte Notfallstrainings,* kann viel zum eigenen Wohlbefinden beitragen.

- **Flexibilität** ist heute mehr denn je gefragt, aber genauso wichtig ist es, sich selbst zuzugestehen, was einem liegt und was nicht.

Wir können nicht von uns selbst erwarten, überall gleich gut zu funktionieren, vor allem, wenn uns die Motivation für dieses Einsatzgebiet fehlt. *Postoperative Pflege ist beispielsweise eine andere Aufgabe als die auf einer internen Abteilung.*

13. „Die gute alte Zeit“

Treten die **ersten Schwierigkeiten** bei der **Durchsetzung von Veränderungen** und **Umsetzung von Verbesserungen** auf, erscheint *„die gute alte Zeit“* doppelt so gut.

Vom *Glorifizieren* zum ***Würdigen***

Herausfinden und Bedenken:

- **„Die gute alte Zeit“ hat es nie gegeben**, jedoch war nicht alles schlecht, was zugunsten von Neueinführungen abgeschafft wurde. Im Gegenteil, im Nachhinein erweist sich **manches Neue als nicht praktikabel** und es wird **auf das Alte zurückgegriffen**.

Tun und Vermeiden:

- Uns fragen, warum haben wir das bisher so gemacht? Welche Umstände haben dieses Vorgehen gerechtfertigt? **Was** davon sollte **sinnvoller Weise beibehalten** und **was ersetzt** werden?
- Veränderung hat auch mit **Abschied nehmen** zu tun. Wir ersetzen etwas, weil es den modernen Ansprüchen nicht genügt. Wichtig ist dabei, **das Alte zu würdigen**.

„Damals hat man sich für einen dunkelbraunen Fußbodenbelag entschieden, weil man sich davon erwartete, dass man nicht jeden Fleck darauf sieht. Jetzt lassen wir einen hellblauen Belag verlegen, weil er freundlicher und heller ist“

Nur so haben wir **die Kraft für das Neue** und **die Energie**, die wir brauchen, **um** unsere **Veränderungen durchzuführen.**

„In jeder Organisation gibt es vieles, was wert ist, bewahrt zu werden. Wenn das Bewahrenswerte gemeinsam herausgefunden wird, ist es auch leichter, Dinge aufzugeben, die geändert werden sollten. Die Aktivitäten des Veränderns und Bewahrens ideologisch in gute und schlechte aufzuspalten, stärkt meist die Beharrungstendenzen." (Grossmann, Skala 1994, S 62).

- Sich die **veränderten Umstände vor Augen zu halten** und dabei **konkrete Vorschläge einzubringen**, ist besser als die Vergangenheit zu idealisieren und neue Vorgangsweisen vage zu kritisieren. Nur so gelangen wir zu einer realistischen Einschätzung der Situation.

14. Verändern heißt auch Werbung machen

Wenn wir **schon** etwas **verändern** sollen, **dann** wollen wir auch **etwas davon haben** und das ist auch **unser gutes Recht**.

Im Pflegeprozess machen wir doch scheinbar das, was wir immer gemacht haben, was ist also anders? War unsere Arbeit bisher nicht gut genug?

Vom *Nachteil* zum ***Vorteil***

Herausfinden und Bedenken:

- **Kopie oder Original?**

Aus Gründen der **Wirtschaftlichkeit** wird versucht, **Konzepte** zur Verbesserung von anderen Institutionen zu **übernehmen**. Das stößt jedoch nicht immer auf die erwartete Gegenliebe, weil viele Menschen das Bedürfnis haben, sich selbst für sinnvolle Veränderungen einzusetzen und mit ihren eigenen Ideen auch gesehen und anerkannt werden wollen.

- **Ganz etwas Neues oder bloß das Alte im neuen Gewand?**

Manchmal ist es **leichter, etwas ganz Neues einzuführen**, **als** etwas **Altes zu adaptieren**. Sich für das Neue einzusetzen motiviert. *Ein neues Kleid zu kaufen, ist möglicherweise vielversprechender, als ein altes umzunähen. Andererseits gibt es auch Lieblingsstücke, die wir lieber zehnmal auftrennen und wieder zusammensetzen, als sie wegzugeben*. So kann es uns auch mit Veränderungen in der Pflege gehen.

Einerseits **hängen wir an den alten Gewohnheiten**, andererseits **reizt uns das Neue viel mehr**, wenn es darum geht, unsere Energie in Verbesserungen zu stecken. Das ist auch der Grund, warum vieles unter einer neuen Bezeichnung wieder eingeführt wird, häufig als eine Sammlung von althergebrachten Handlungen.

- **Ab- oder Aufwertung?**

Verbesserungen mit dem Gefühl des Mangels einführen zu wollen, hinterlässt einen bitteren Nachgeschmack. Besser ist es, Anreize zu setzen.

Tun und Vermeiden:

- Manchmal müssen wir daher **das Rad** zumindest **teilweise nochmals erfinden**, damit es zu unserem wird.
  Die vorhandene Motivation lässt sich stärken, indem bereits **vorhandene Ideen aufgegriffen** und **ausgebaut** werden.
- Eine Mischung neuer Vorgangsweisen mit althergebrachten kann ein Ausweg aus dem Entweder-Oder sein und zu einer **sinnvollen Ergänzung** führen.
- Es hilft, sich **Widerstände bewusst** zu **machen**. Dann können wir sie leichter überwinden und **die Sache zu unserer eigenen machen**. Damit kommen wir der Freiwilligkeit als wichtige Voraussetzung noch am nächsten.
- Wir sollten daher mit dem **Gewinn für alle** und den **Stärken aller Beteiligten** werben.

So lautete die Argumentation bei der Einführung meines Qualitätszirkels für einen *„hygienisch und medizinisch einwandfreien, ökonomischen und umweltschonenden Materialverbrauch“* u.a.: *„Wenn wir von uns aus mit Material ökonomisch umgehen, werden wir Geld für Anschaffungen haben, die uns beim Pflegen zugute kommen. Außerdem zeigen wir, dass wir Eigenverantwortung übernehmen wollen und können.“*
Die **Betonung** liegt auf dem **Gewinn**. Der **Mangel** wird damit zwar aufgezeigt, aber sofort **durch Gegenmaßnahmen entkräftet**.

- Auch hier gilt es, **das Alte zu würdigen**, um **die Energie für das Neue** zu haben.

Bis jetzt wurde von Gesundheitseinrichtungen die Behandlung von Krankheiten ihrer PatientInnen in den Vordergrund gestellt. Ab jetzt wollen wir durch den verstärkten Umweltschutz zur Gesundung nicht nur unserer PatientInnen, sondern auch der Spitalsumgebung beitragen.

15. Wenn sich scheinbar gar nichts verändert hat

Oftmals **erscheint** es **im Rückblick**, als ob **keine Veränderung** stattgefunden hätte. Das ist nicht nur in Bezug auf neue Projekte **entmutigend**, sondern führt auch zu **persönlicher Frustration**.

Vom *enttäuschenden Nichts* zum ***ansehnlichen Etwas***

Herausfinden und Bedenken:

- Die **Erwartungen** an Veränderungen sind häufig sehr **hoch**, sowohl was **das Tempo**, in dem sie zu erreichen sind, anbelangt wie auch an **das, was sie bewirken** sollen.
- Die **vielen kleinen Schritte**, die unternommen wurden, sind schnell vergessen, ebenso wie der **Ausgangspunkt** der Bemühungen.
- Im Nachhinein **erscheinen** die überstandenen **Mühen** und der **persönliche Einsatz** wesentlich **unbedeutender,** als sie während der Durchführung einer Veränderung erlebt wurden.
- Ist ein Ziel einmal erreicht, wird alles damit in Zusammenhang stehende leicht als **selbstverständlich** hingenommen.

Tun und Vermeiden:

- Sich **realistische Ziele setzen**, indem an Hand der vorhandenen Ressourcen und bereits **gesammelten Erfahrungswerte** klar abgeschätzt werden kann, **was möglich ist** und was nicht.
- Die **Ausgangslage,** bei jeder auch noch so kleinen Veränderung, sowie **alle Schritte** zur Erreichung des Ziels **dokumentieren**, um später den **Vergleich** zu haben.

Statt sich hineinzustürzen und Verbesserungen zu planen und durchzuführen ist es besser, zunächst den Ist-Zustand zu erheben.
Wie viele Kilometer wir beispielsweise durch das Koordinieren unserer Transporte von Blutproben zu auswärtigen Labors einsparen konnten, lässt sich nur ermessen, wenn wir wissen, wie viele Ausfahrten zuvor getätigt wurden. Dazu brauchen wir den genauen Kilometerstand als Ausgangswert.

- **Sich selbst wertschätzen** mit allen Anstrengungen, Umwegen und tatsächlichen Erfolgen, ist die **einzige wirkliche Erfolgsgarantie!**

Auf die **gesunde Einstellung** kommt es an!

So können **erfüllte** bzw. **realistische Erwartungen** in Bezug auf **Veränderungen im Pflegealltag** klingen:

1. „Es macht mir Spaß an etwas zu arbeiten, das ich mit entwickelt habe!“

2. „Ich weiß, dass sich nie alle gleichzeitig für etwas begeistern werden, aber wir haben jetzt eine Form gefunden, sodass trotzdem die meisten mitziehen.“

3. „Sie ist jetzt eine von uns und hat viel frischen Wind in unser Team gebracht.“

4. „Da wir schon im Vorfeld vieles mit der Leitung abgeklärt haben, ist unser Vorschlag jetzt fast ohne Abstriche angenommen worden.“ Oder: „Ich weiß, dass nicht überall alles möglich ist, aber ich lasse mich nicht entmutigen und suche mir Wege, um meine Ideen zu verwirklichen.“

5. „Ich weiß, dass die Zeit für meine Idee vielleicht noch nicht reif ist, aber ich kann damit schon einmal einen Schritt in die neue Richtung gehen.“

6. „Ich werde mich in Hinkunft dafür einsetzen, dass wir zuerst einmal eine Sache abschließen, bevor wir mit etwas Neuem beginnen.“

7. „Im Zuge von Veränderungen und Verbesserungen muss vor allem in der Phase des Ausprobierens zeitweilig wieder auf das Althergebrachte zurückgegriffen werden. Das ist verwirrend und ich gestehe mir zu, dass ich mich manchmal nicht so leicht zurechtfinde.“

8. „Ich halte Qualitätssicherung nach wie vor für ein brauchbares Instrument, wenn wir sie gezielt für unsere Bedürfnisse und Anforderungen einsetzen.“

9. „Ich bin sensibler geworden für das, was unsere Patienten belastet. Ich kann ihre Unzufriedenheit verstehen und gezielt ansprechen.“

10. „Ich habe an vielen Veränderungen in letzter Zeit mitgearbeitet, weil ich sie für lohnenswert gehalten habe. Mir ist klar, welche Verbesserung sie darstellen, auch wenn die Patienten das natürlich nicht wissen können. Seit ich ihnen von mir aus anbiete, uns ihre Kritik und Verbesserungsvorschläge zu sagen, kann ich damit viel besser umgehen.“

11. „Ich halte mir vor Augen, wie viel ich dem schwerkranken Patienten durch meine Pflege noch erleichtern kann. In diesem Bewusstsein fällt es mir leichter, ihn in seinem jetzigen Zustand zu begleiten."

12. „Für die vorhersehbaren Veränderungen bin ich gerüstet und was sonst noch auf mich zukommt, werde ich aus meiner Erfahrung heraus bzw. in Zusammenarbeit mit den anderen meistern. Auf jeden Fall setze ich mich für ein stabiles Stammteam sowie entsprechende Fortbildungen und ein einheitliches Vorgehen in Krisensituationen ein."

13. „Mir ist bewusst, dass jede Zeit ihr Gutes und Schlechtes hat. Alles ist ständig in Entwicklung begriffen. Ich setze mich kritisch damit auseinander und bringe meine Vorschläge ein."

14. „Ich habe immer mein Bestes gegeben und Veränderungen bedeuten nicht, dass in der Vergangenheit alles schlecht war. So kann ich die Vorteile anerkennen, die der Pflegeprozess uns bringt."

15. „Mit der Zeit habe ich gelernt, meinen Einsatz und seine Ergebnisse zu sehen und anzuerkennen. Das geht, seitdem ich mich selbst wertschätze und alles was ich tue nicht für selbstverständlich halte."

Zum Ausklang

Miss nie die Höhe eines Berges bevor du den Gipfel erreicht hast. Dann erst wirst du sehen, wie klein er war.
(Dag Hammarsköld)

Erwartungen – Von der *Erkenntnis* zur ***Umsetzung***

Wie Pflegende erfolgreich mit Erwartungen umgehen können.

Vom
Erlebnis: Ich wurde enttäuscht und/oder ich habe enttäuscht
zum
Ergebnis: Mir wurde entsprochen und/oder ich habe entsprochen.

Das „Enttäuschen" und „Enttäuscht-Werden" kann uns in unserer Selbstachtung treffen.
Wir müssen uns vielleicht von Vorstellungen wie „ich weiß doch, was die anderen von mir wollen" oder „die wissen ohnehin, was ich von ihnen will", zumindest kurzfristig, verabschieden.

Auch wenn der Kampfschauplatz häufig in uns selbst liegt, es gehören meistens mindestens zwei dazu.
Man kann Ärger schlucken, ihn in sich „hineinfressen" (dann drohen üble Laune und ein Magengeschwür), man kann sich aber auch dazu entschließen, einen Konflikt auszutragen. Darin liegt dann eine Chance zu persönlichem Wachstum.
Die Frage ist nur: „Nehmen wir die Herausforderung an?"
So zu sein, wie uns die anderen haben wollen, ist nicht immer die beste Lösung. Bei uns zu bleiben, das zu tun, was uns entspricht, ist allerdings oft härter, als einfach (für die anderen) gut zu funktionieren.

Manchmal ist es auch unsere Pflicht, einen untragbaren Zustand zu beenden, indem wir uns weigern, mitzuspielen.
Außerdem hat das „Entsprechen" nicht unbedingt etwas mit dem „Erfüllen" von Erwartungen zu tun, schon eher mit der „realistischen" Einschätzung der Situation.

Nicht alles schaffen wir alleine. Vieles geht nur gemeinsam.
Eines steht jedenfalls fest: Mit Voraussetzen ist oft nicht viel getan.

Auch wenn unsere Erwartungen auf unserer Erfahrung oder Gewohnheit beruhen, um das eine kommen wir lebenslänglich nicht herum:

Wir müssen den anderen ständig sagen, was wir von ihnen erwarten und sie immer wieder fragen, was sie von uns erwarten.

Schaffen wir das ohne Vorwurf, werden wir so manche Situation entschärfen und uns den folgenden Kummer ersparen können. Dann wird es uns gelingen:

Unseren Handlungsspielraum wahrzunehmen und zu erweitern.

Wir können uns fragen:

- Was fühle ich (seelisch), und was spüre ich (körperlich)?
- Was denke ich mir (geistig)?
- Wie habe ich bis jetzt gehandelt? Wie will und wie kann ich (ab) jetzt handeln?

Diese Vorgangsweise kann uns so in Fleisch und Blut übergehen, dass wir unsere „Checkliste“ ganz automatisch abrufen, ohne es uns bewusst vorzunehmen.

Was lässt sich konkret verändern und, wie kann sich das anfühlen?

Nicht alles wird uns auf Anhieb gelingen. Aber wir können es immer wieder versuchen. Übung macht ja bekanntlich MeisterInnen!
Mit der Zeit wird die Erinnerung an unsere Erfolgserlebnisse die an unsere Missgeschicke auslöschen. Unser neuer Umgang mit Erwartungen (an uns und die anderen) wird sich ganz selbstverständlich einstellen.

Von manchen unserer Zielsetzungen werden wir allerdings auch Abschied nehmen müssen. Nicht alles, das wir uns in der ersten Euphorie vornehmen, erweist sich auf lange Sicht als zielführend und praktikabel.
Das kann uns verständnisvoller machen, uns selbst und den anderen gegenüber.

Je mehr wir jedoch über unsere Erwartungen und die der anderen wissen und je besser wir im Umgang mit ihnen geübt sind, desto leichter können wir unseren Teil der Verantwortung übernehmen. Und damit ist schon viel getan!

Der eine fragt: Was kommt danach?
Der andre fragt nur: Ist es recht?
Und also unterscheidet sich
Der Freie von dem Knecht.
(Theodor Storm)

Eine **Checkliste** für den **Pflegealltag**

Die Erwartungen der anderen an mich

Da waren doch Erwartungen - Waren da Erwartungen?

Was spielt sich in meinem Körper ab, und wie fühlt er sich an?
Welche Gefühle kommen in mir hoch?
Welche Gedanken schießen mir durch den Kopf?

Nein, da sind keine Erwartungen. Dann ist die Sache erledigt. Sicher?
Ja, da sind Erwartungen? Woher weiß ich das? Was macht mich so sicher?.
Ja oder nein? Wenn ich nicht sicher bin. Wie kann ich es herausfinden?

Mit wem kann ich darüber reden?
Im beruflichen und im privaten Umfeld?

Wen sollte ich darauf ansprechen?
Je nach dem, wen es betrifft. Je direkter der Kontakt, desto besser.

Woher kommt es, dass ich Erwartungen der anderen erwarte?
Wie sehen diese Erwartungen konkret aus?
Welche Vorstellungen habe ich von dem erwarteten Ergebnis?

Wie können die anderen ihre Erwartungen an mich ausdrücken?

Wer sind die anderen?
In welcher Beziehung stehe ich zu den anderen?

Welche Erwartungen will ich erfüllen?
Gestehe ich den anderen ihre Erwartungen an mich überhaupt zu?

Welche Erwartungen muss ich erfüllen?

Auf welchem Standpunkt stehe ich?
Welche Haltung nehme ich ein?
Wie ist es um mein Selbstbewusstsein bestellt?

Welche Erwartungen bin ich gewohnt zu erfüllen?
Ist es jetzt angebracht, auf die Erwartungen der anderen zu reagieren?

Welche Erwartungen kann ich erfüllen?

Unter welchen Umständen - wo, (bis) wann, wie – ist mir das möglich?
Was brauche ich dazu?
Von wem soll das kommen? Wer soll das zur Verfügung stellen?

Was kann ich alleine?
Was nicht, und wen brauche ich dazu?
Wozu brauche ich die anderen?
Wer sind die anderen?
Wissen die anderen, was ich von ihnen erwarte?

Kann ich überhaupt etwas tun, wenn Erwartungen an mich gestellt werden?
Wie geht es mir, wenn ich Erwartungen nicht erfülle(n kann)?
Was spüre, fühle, denke ich dann?

Wie kann ich mir helfen oder helfen lassen?

Wie war mein persönlicher Umgang mit Erwartungen,
die an mich gestellt werden, bis jetzt?
Wie will ich in Zukunft mit Erwartungen an mich umgehen?

Was ist mein Erfolgsrezept?

Meine Erwartungen an die anderen

Auch ich habe Erwartungen. – Ja, ich habe Erwartungen!

Was spielt sich in meinem Körper ab und wie fühlt er sich an?
Welche Gefühle kommen in mir hoch?
Welche Gedanken schießen mir durch den Kopf?

Gestehe ich mir meine Erwartungen an andere überhaupt ein?
Wie sehen meine Erwartungen an andere konkret aus?
Welche Vorstellung habe ich von dem erwarteten Ergebnis?

Mit wem kann ich darüber sprechen?
Im beruflichen und privaten Umfeld?

Wen sollte ich darauf ansprechen?
Je nach dem, wen es betrifft? Je direkter der Kontakt, desto besser.

An wen und was habe ich Erwartungen?

Wissen die anderen von meinen Erwartungen an sie?
Wie kann ich meine Erwartungen an andere am besten ausdrücken?

Wer sind die anderen?
In welcher Beziehung stehe ich zu den anderen?

Wollen die anderen meine Erwartungen erfüllen?

Müssen die anderen meine Erwartungen erfüllen?
Kann ich meine Erwartungen an andere durchsetzen und wenn ja, dann wie?

Auf welchem Standpunkt stehe ich?
Welche Haltung nehme ich ein?
Wie ist es um mein Selbstbewusstsein bestellt?

Können die anderen meine Erwartungen überhaupt erfüllen?
Unter welchen Umständen - wo, (bis) wann, wie – ist ihnen das möglich?
Was brauchen sie dazu?

Woher weiß ich, ob die anderen meine Erwartungen erfüllen können, müssen, wollen?
Wie gehe ich damit um, wie die anderen mit meinen Erwartungen an sie umgehen?
Was fühle, spüre, denke ich dann?

Wie kann ich mir helfen oder helfen lassen?

Wie war mein persönlicher Umgang mit Erwartungen an andere bis jetzt?
Wie will ich in Zukunft mit meinen Erwartungen an andere umgehen?

Was ist mein Erfolgsrezept?

Wie oft ich gefehlt,
Es sei nicht gezählt;
Doch was ich getroffen,
Lässt mich eine Zukunft hoffen.
(Franz Grillparzer)

Nachsatz

Alles Gescheite ist schon gedacht worden,
man muss nur versuchen,
es noch einmal zu denken.
(Johann Wolfgang von Goethe)

Andere AutorInnen mit ihren Werken

ANDRE Christophe, LELORD Francois „Die Kunst der Selbstachtung." Aufbau Verlag 2002

BARTHOLOMEYCZIK Sabine, MÜLLER Elke „Pflegeforschung verstehen." Urban & Schwarzenberg Verlag 1997

BISCHOFF Claudia „Frauen in der Krankenpflege." Campus Verlag 1992

BRILES Judith "The Briles Report on Women in Healthcare, Changing Conflict to Collaboration in a Toxic Workplace." Jossey-Bass Inc., Publishers 1994

BROBST Ruth et al. „Der Pflegeprozess in der Praxis." Verlag Hans Huber 1997

CHABOUD Jack „Das kleine Buch der Faulheit." Wilhelm Heyne Verlag München 2002

CIALDINI Robert B. "Die Kunst Menschen zu beeinflussen." Spektrum der Wissenschaft – Sonderheft Digest 1/2002 Psyche und Verhalten

"Die Psychologie des Überzeugens." Verlag Hans Huber 2002

COELHO Paulo „Auf dem Jakobsweg. Tagebuch einer Pilgerreise nach Santiago de Compostela." Diogenes Verlag 1999

COHEN Betsy „Der ganz normale Neid." Kreuz Verlag 1988

CULLEN Allethaire „Burnout Why Do We Blame the Nurse?" American Journal of Nursing November 1995

DRERUP Elisabeth „Modelle der Krankenpflege." Band 1 Lambertus Verlag 1997

DUFF S. Carolyn, COHEN Barbara „Wenn Frauen zusammen arbeiten." Fischer Verlag 1997

FELLNER Uschi „Die Geheimnisse der Klassefrauen." Goldmann Verlag 1996

FISHER Roger, URY William „Das Harvard-Konzept" Campus Verlag 1991

FRANCIS Dave, DON Young „Mehr Erfolg im Team." Windmühle Verlag 1998

FURMAN Ben „Es ist nie zu spät eine glückliche Kindheit zu haben." borgmann publishing 1999

GROSSMANN Ralph, SCALA Klaus „Gesundheit durch Projekte fördern." Juventa Verlag 1994

GRUBER Alexandra „Ernährungs- und Gesundheitssituation von Piloten und FlubegleiterInnen.“ Diplomarbeit 1998
HARRIS Thomas A, „Ich bin o.k. Du bist o.k.“ Rowohlt Verlag 1975
HELGESEN Sally „Frauen führen anders.“ Heyne Campus Verlag 1996
HELLAL Brigitte „Bildung zur Selbstreflexion als Basis für die Interaktion in der Krankenpflege.“ Diplomarbeit 1999
JEFFERS Susan „Selbstvertrauen gewinnen. Die Angst vor der Angst verlieren.“ Kösel Verlag 1987
KÖNIGSWIESER Roswita, FROSCHAUER Ulrike, KLIPSTEIN Barbara, SCHAUB Ursula, VEITH Monika „Aschenputtels Portemonnaie, Frauen und Geld.“ Campus Verlag 1990
KRAMMER Barbara „Die Sonne“. Die Zeitschrift der Kinder-Krebs-Hilfe 4/03
KRUIJSWIJK JANSEN Joanne, MOSTERT Henry „Pflegeprozess, die Pflegemodelle von Orem und King im Pflegeprozess.“ Ullstein Mosby Verlag 1997
KULBATZKI Petra, SCHULZ-DEBOR Ursula „Konfliktsituationen im Krankenhaus erkennen und lösen, Brennpunkt Pflegeteam.“ RECOM Verlag 1993
KÜRTEN Claudio „Unerhörte Patientenwünsche.“ CK- Verlag 1995
LALOUSCHEK Johanna, MENZ Florian, WODAK Ruth „Alltag in der Ambulanz.“ Narr Verlag 1990
LERNER Harriet „Zärtliches Tempo, wie Frauen ihre Beziehungen verändern, ohne sie zu zerstören.“ Fischer Taschenbuch Verlag 2001
LIEDLOFF Jean „Auf der Suche nach dem verlorenen Glück.“ Verlag C.H. Beck 1996
MAYER Hanna „Pflegeforschung Elemente und Basiswissen.“ Facultas Verlag 1999
MULACK Christa „...und wieder fühle ich mich schuldig.“ Kreuz Verlag Stuttgart 1993
NIDIAYE Safi „Das Tao des Herzens.“ Heyne V. 2002
NISSIM Rina „Wechseljahre Wechselzeit.“ Orlanda Frauenverlag 1999
POLT–HEINZL Evelyne „Gute Gedanken für alle Tage.“ Reclam Verlag 2003
PRÖLL Gabriele „Meine Tage, Quelle weiblicher Kraft und Intuition.“ Verlag Hermann Bauer 2002
PRUCKNER Maria „Hilfe Krankenhaus, Chancen erkennen und Krisen bewältigen.“ Döcker Verlag 1999
REIMER Willy, FÜLLER Felix „Der Pflegeprozess“ Universitätsverlag Ulm 1998
RESSEL Hildegard „Die Macht der Gewohnheit“ Kreuz Verlag 1995
SATIR Virginia, ENGLANDER-GOLDEN Paula „Sei direkt. Der Weg zur freien Entscheidung.“ Junfermann Verlag 2002
SCHENKEL Susan „Mut zum Erfolg. Warum Frauen blockiert sind und was sie dagegen tun können.“ Campus Verlag 1996

SCHMIDBAUER Wolfgang „Helfen als Beruf" Rowohlt Verlag 1992
„Wenn Helfer Fehler machen. Liebe, Missbrauch und Narzissmus." Rowohlt Taschenbuch Verlag 1999
„Helfersyndrom und Burnout - Gefahr." Urban &Fischer Verlag 2002
SCHRAPS Petra „Das Erbe der Schwarzwaldklinik." Kinderkrankenschwester 21.Jg. (2002) Nr. 10
SCHUHMACHER Stephan „Diederichs großer Weisheitskalender 2004", Heinrich Hugendubel Verlag 2003
SCHULZ VON THUN Friedemann „Miteinander reden, Störungen und Klärungen." Band 1 / Rowohlt Verlag 1981
„Miteinander reden, Stile, Werte und Persönlichkeitsentwicklung" Band 2 1991
SCHWARZ Andrea „Und jeden Tag mehr leben." Herder Verlag 2003
SHUTTLE Penelope, REDGROVE Peter „Die weise Wunde Menstruation." Fischer Taschenbuch Verlag 1995
SOMMER Anna „Pflege – was ist das?" Österreichische Krankenpflegezeitschrift 6-7/97
SPRENGER Reinhard K. „Mythos Motivation, Wege aus einer Sackgasse." Campus Verlag 1998
SURETH Susanne „Kommunikation als Spiegel des Selbstwerts – am Bespiel des Sozialberufes „Pflegeperson." Diplomarbeit 1998
ARGE UMWELTERZIEHUNG im Umweltdachverband ÖGNU „Ökologie der Zeit, Von Lebensräumen und Zeiträumen." Nr. 2/1996
„Wie zukunftsfähig ist die Nachhaltigkeit?" Nr. 4/79
VACULIK Christian, WOLF Christian "Nachtdienst: belastend und ungesund?" Pflegenetz 01.04
WEISS Eveline „Ernährung und Schichtarbeit, Ernährungsverhalten und circadianer Rhythmus von Berufstätigen in rotierenden Wechselschichtsystemen." Diplomarbeit 1997
Skriptum zu einem Vortrag über „Schichtarbeit und Ernährung." Juli 2000
WEISSENBACHER Margret „Die Umsetzung des Pflegemodells in die Praxis." Forschungsarbeit im Rahmen des Universitätslehrgangs für lehrendes Krankenpflegepersonal 1999/2001
ZILTENER Werner „Alltag des Helfens." E. Löpfe-Benz Verlag 1989

Der Gedanke ist ein Gefundenes, ein Wiedergefundenes.
Und wer ihn sucht, ist ein ehrlicher Finder, ihm gehört er,
auch wenn ihn vor ihm schon ein anderer gefunden hätte.
(Karl Kraus)

PSCHYR-REMPLER – oder medi-zynische Böhm-Merkungen

von Erwin BÖHM

147 S., 17 Abb., Format: 21,5x13,3 cm, geb., ISBN 3-85175-746-7, € 21,60

„Notstandsregel: Pflegenotstand hält man aus, Humornotstand überlebt man nicht; Humor muss substituiert werden. In einer Zeit, wo Pflegende sich gegenseitig sprachlich umbringen, ein Ego gegen das andere Ego kämpft, um die bessere Terminologie, das noch bessere lateinische Wort zu finden, benötigen auch (wir) „Hühner" ein Buch, über das wir uns über die „Pfauen" lustig machen können." (...)

Ein launiges Buch. Es spiegelt die vielfältigen Belastungen der Pflegenden wider und möchte diese mit Humor bewältigen.

PATHOLOGIE FÜR MTA, RTA UND KRANKENPFLEGEPERSONAL

von Otto BRAUN und Walter ULRICH

3., völlig neu bearb. Aufl., 190 S., 75 Abb., Format: 24x17 cm, kt., ISBN 3-85175-726-2, € 21,-

Sowohl die Krankenpflegeberufe als auch die medizinisch-technischen Fachrichtungen benötigen wie alle anderen Sparten der Medizin ein zeitgemäßes theoretisches Grundwissen. Das vorliegende Buch hat diese rezenten Entwicklungen berücksichtigt und stellt somit sowohl für das Lehrpersonal als auch für die Studierenden eine wertvolle Unterstützung dar, um das moderne Wissen zu vermitteln, beziehungsweise sich anzueignen.

PFLEGEPROZESS-HANDBUCH

Erarbeitet im Rahmen des Projektes: „Implementierung von Pflegediagnosen an 14 Pilotstationen"

von der Direktion des Pflegedienstes am Allgemeinen Krankenhaus der Stadt Wien (Hrsg.)

178 S., 3 Abb., zahlr. Tab., Format 30x21 cm, kart., ISBN 3-85175-782-3, € 28,-

Das Buch zeichnet sich durch eine sehr praxisnahe Bearbeitung des Themas „Pflegeprozess" aus. Es wurde im Rahmen eines Projektes erarbeitet, das die Implementierung von NANDA-Pflegediagnosen an 14 Pilotstationen zum Ziel hatte.

PFLEGEMANAGEMENT

Personalmanagement im Kontext der Betriebsorganisation von Spitals- und Gesundheitseinrichtungen

von Günter DORFMEISTER

215 S., 23 Abb., 33 Tab., einige Formulare, Format 30x21 cm, kt., ISBN 3-85175-721-1, € 28,90

Pflegemanagement und Personalmanagement im Bereich der Gesundheitsberufe stellen wesentliche Elemente für die Qualität und Effizienz in Krankenanstalten, Geriatriezentren, Pflegeheimen sowie extramuralen Organisationen dar. Welche Art von Pflege-/Arbeitsleistung wird gefordert und in welchem Umfang? Zu welchen Zeiten ist die Pflegeleistung besonders umfangreich und wann müssen dementsprechend Mitarbeiter eingesetzt werden? Wie viele Mitarbeiter sind zur Ausführung der verlangten Arbeitsleistung notwendig? Welche Ausbildung, Kompetenz und Persönlichkeit wird von den Mitarbeitern gefordert?

ANGEWANDTE HYGIENE IN KRANKENHAUS UND ARZTPRAXIS

Ein Lehrbuch über Krankenhaus-, Seuchen- und Umwelthygiene, Präventivmedizin, öffentliches Gesundheitswesen

von Heinz FLAMM und Manfred ROTTER

4., völlig neu bearb. Aufl., 553 S., 76 Abb., 79 Tab., geb., ISBN 3-85175-714-9, € 50,-

Ein übersichtliches Buch über den derzeitigen Stand der Krankenhaus-Hygiene. Dementsprechend sind die einzelnen Kapitel stark gegliedert sowie durch zahlreiche Abbildungen und Tabellen aufgelockert.

Es werden die Hygiene-Fragen des alltäglichen Betriebes einer Krankenanstalt oder einer ärztlichen Praxis, wie Desinfektion und Sterilisation sowie allgemeine und spezielle Hygienemaßnahmen behandelt. Ein Kapitel ist speziell den krankenhaushygienischen Aspekten der Krankenpflegeschule gewidmet: wie wird durch Unterweisung des Patienten dessen Mitarbeit verstärkt?

KOOPERATIVE KOMMUNIKATION IM KRANKENHAUS

Gesunde Team-Partnerschaft: Pflege – Ärzte – Therapeuten

von Annelies FITZGERALD, Edgar DAUZ und Heidemarie TOPLAK

79 S., zahlreiche Farbabb., Format: 24x17 cm, kart., ISBN 3-85175-715-7, € 14,40

Das Buch bietet Möglichkeiten und Denkanstöße für jeden, der bemüht ist, in seinem Arbeitsbereich, der „Gesundheitsinstitution", den bestmöglichen Umgang mit seinen Kollegen und Vorgesetzten zu finden.

DER UMGANG MIT SCHWERKRANKEN UND STERBENDEN

von Annelies FITZGERALD und Heidemarie TOPLAK

Mitarbeit: Dr. med. R. Fitzgerald, Vorwort: Univ.-Prof. Dr. K. H. Tragl

144 S., 4 Abb., Format: 21,5x17,5 cm, kart., ISBN 3-85175-631-2, € 18,-

Dieses Buch soll eine Hilfestellung sein für alle, die sich mit dem Thema Tod, der Begleitung von Schwerkranken und Sterbenden und mit der Begrenztheit des Lebens auseinandersetzen, ob in der täglichen Routine des Krankenhausbetriebes oder bei der Betreuung eines sterbenden Familienmitgliedes.

AUF DEN SPUREN DER VERGANGENHEIT

Anleitung zur Biographiearbeit mit älteren Menschen

von Cornelia GEREBEN und Susanne KOPINITSCH-BERGER

127 S., 26 Abb., Format: 24x17 cm, kart., ISBN 3-85175-702-5, € 18,-

Das Arbeitsbuch zeigt, wie man mit alten Menschen biographische Gruppen- und Einzelgespräche plant, erarbeitet und durchführt. Die Autorinnen stellen nicht nur ihre Projektarbeit vor, sondern zeigen auch praktische Anwendungen, wie man bereits verstummte und vereinsamte Menschen wieder zu kommunikativem Verhalten führen kann.

RECHTSKUNDE FÜR GESUNDHEITSBERUFE

Grundzüge des Sanitätsrechtes, des Arbeits- und Sozialversicherungsrechtes

von Walter HÖRMANN und Alfred HASLINGER

3., überarbeitete Auflage, 357 S., Format: 24x17 cm, kart., ISBN 3-85175-712-2, € 43,40

Fundiertes Wissen über die jeweilige Rechtslage ist für alle Gesundheitsberufe heute unbedingt erforderlich. Die Mündigkeit des Patienten hat dazu geführt, dass ärztliche und pflegerische Handlungen in Diskussion geraten können. Hier soll das Buch zur Rechtssicherheit der Betroffenen beitragen. Ein Buch, das jederzeit am Arbeitsplatz griffbereit sein sollte.

HYGIENE, INFEKTIONSLEHRE, MIKROBIOLOGIE UND PFLEGE BEI INFEKTIONSKRANKHEITEN

Ein Arbeitsbuch für Pflegeberufe

von Hubert KAISER, Andreas P. LAUSCH und Manfred STANOSCH

4. Auflage, 191 S., 20 Abb., 11 Tab., Format: 30x21 cm, kart., ISBN 3-85175-798-X, € 24,-

Die Anforderungen im Krankenpflegefachdienst und in anderen Pflegeberufen werden immer umfangreicher. Speziell das Verhüten von Krankheiten nimmt als Teil der Gesundheits- und Krankenpflege eine zentrale Stellung ein. Das vorliegende Arbeitsbuch stellt die Grundlagen in den Gebieten Infektionslehre, Immunologie, Infektionskrankheiten, Mikrobiologie, Pflege bei Infektionskrankheiten, Umwelthygiene, Desinfektion, Sterilisation sowie Hygiene im Krankenhaus, im extramuralen Bereich und bei Hilfsorganisationen dar.

LEHRBUCH DER PHARMAKOLOGIE FÜR PFLEGEHELFER

Mit einem ausführlichen Teil zum Thema Diabetes

von Monika KOGLER

2. überarb. Aufl., 93 S., 12 Abb., 2 Tab., Format: 24x17 cm, kart., ISBN 3-85175-806-4, € 16,-

Das Buch entspricht inhaltlich weitestgehend dem Curriculum Pflegehelfer (Erstfassung Wien 2001) und dient nicht nur als Unterrichtshilfe, sondern auch als wertvolles Nachschlagewerk im Berufsalltag. Es richtet sich somit an alle, die in der Pflege mitarbeiten.

BETRIEBSFÜHRUNG UND ORGANISATION IM GESUNDHEITSWESEN

Strukturen, Einrichtungen, Betriebsführung und Organisationslehre im Gesundheitswesen
Ein Arbeitsbuch für Gesundheits- und Pflegeberufe

von Andreas P. LAUSCH

2. , überarb. Aufl., 128 S., 28 Abb., 17 Tab., Format: 30x21 cm, kt., ISBN 3-85175-791-2, € 18,-

Das Buch deckt das zu erlernende Wissen im Fach „Strukturen und Einrichtungen des Gesundheitswesens, Organisationslehre" in der Ausbildung der Gesundheits- und Krankenpflege ab und geht manchmal auch darüber hinaus, wenn es dem Verständnis von Zusammenhängen hilft.

PSYCHOLOGIE FÜR PFLEGEKRÄFTE

Vor dem Hintergrund moderner Hirnforschung

von Christiane MEYER-BORNSEN

112 S., 38 Abb., 9 Tab., Format: 30x21 cm, kart., ISBN 3-85175-655-X, € 21,60

Um das Ideal einer ganzheitlichen Pflege zu erreichen, ist eine Ausbildung in Krankenpflege erforderlich, in der zukünftige Pflegekräfte lernen, Körper, Seele und Geist als Ganzheit zu betrachten. Der Anspruch „ganzheitlich" umfasst auch eine ganzheitliche Ausbildung in der Krankenpflegeschule.
In diesem Buch werden die Lebens- und Arbeitsbedingungen sowie der Zusammenhang von Arbeitsfreude und Stressbelastung von Pflegelehrkräften und Pflegeschülern in einer neuen Sichtweise dargestellt.

ALTER HAT VIELE GESICHTER

Heimpflege – Beruf und Berufung

von Christine KÖNIG

140 Seiten, 16 Abbildungen, Format: 21x15 cm, kartoniert, ISBN 3-85175-707-6, € 18,-

Die Autorin gibt einen Einblick in den erfüllenden, wenn auch nicht immer einfachen Arbeitsalltag einer Alten- und Heimhelferin.
Erklärungen medizinischer Begriffe sowie eine österreichweite Liste mit Adressen und Telefonnummern der entsprechenden Sozialdienste sind am Ende des Buches angefügt. Das Buch ist besonders geeignet für HeimkrankenpflegerInnen und Angehörige, die alte Familienmitglieder zu Hause betreuen.

DEKUBITUSPROBLEMATIK AUF ALLGEMEIN- UND INTENSIVSTATIONEN

von Othmar MATZINGER und Christian BALON

Vorwort: Prim. Univ.-Doz. Dr. J. Auböck und Pflege-Dir. J. Strobl

143 S., 46 Abb., 1 Farbtafel, Format: 21,5x14,5 cm, kart., ISBN 3-85175-639-8, € 19,-

In den einzelnen Kapiteln wird auf wichtige Themen wie Pflege der Haut, Hautschutz und Hautpflege bei Inkontinenz, Wundheilung und Wundbehandlung, Pflegeplanung und Pflegedokumentation sowie wirtschaftliche Aspekte eingegangen.
Zahlreiche Grafiken und Tabellen einer durchgeführten Studie, Beschreibungen von Lagerungshilfsmitteln und Verbandsystemen sowie Fallbeispiele geben dem Leser Einblick in den derzeitigen Stand der Prophylaxe und Therapie von Dekubitalgeschwüren in Österreich.

ARBEITSBUCH HNO-HEILKUNDE FÜR KRANKENPFLEGEBERUFE

von Gerhard-Alfred RASINGER

5. Auflage, 96 S., 11 Abb., Format: 30x21 cm, kart., ISBN 3-85175-665-7, € 13,-

Die einzelnen, für die Krankenpflegeausbildung wichtigen Kapitel sind so gut und übersichtlich geordnet und auf das Wesentliche ausgerichtet, dass ein ausgezeichneter Überblick über dieses komplexe Fach geboten wird.
Der Autor, ein erfahrener Arzt, spricht hier als Praktiker zu Praktikern. Es ist ihm gelungen, dem Pflegepersonal durch fundierte Kenntnisse in diesem großen medizinischen Fachgebiet eine qualifizierte Tätigkeit zu ermöglichen.

TECHNISCHE SICHERHEIT IM KRANKENHAUS
Ein Arbeitsbuch für medizinische Berufe

von Werner SCHÜLLER

112 S., 51 Abb., 4 Tab., Format: 30x21 cm, kart., ISBN 3-85175-686-X, € 18,-

Mit diesem Buch soll auf übersichtliche Art eine „Gebrauchsanweisung" für Geräte und Anlagen, mit denen tagtäglich gearbeitet wird, gegeben werden. Zum technischen Bereich dazugehörende wichtige gesetzliche Verpflichtungen wurden in dem Maße eingearbeitet, soweit sie als Regeln für alle medizinischen und medizintechnischen Berufe von Bedeutung sind.

PFLEGE IM WANDEL
Das soziale Umfeld der Pflege und seine historischen Wurzeln, dargestellt anhand einer empirischen Untersuchung

von Elisabeth SEIDL

2. Auflage, 368 S., 21 Grafiken, Format: 21,5x14,5 cm, kart., ISBN 3-85175-563-4, € 26,50

Krankenpflege im Wandel – oder in einer heillosen Krise – eine der bedrängendsten Fragen im Gesundheitswesen. Arbeitsunzufriedenheit und Überlastung breiten sich aus. Sind die Ursachen nur in den Arbeitsbedingungen zu suchen? Ist die Situation in der Großstadt unterschiedlich im Vergleich zu den ländlichen Gegenden? Bei Jüngeren anders als bei Älteren? Diese und andere Fragen werden in diesem Buch untersucht.
Geschichtliche Wurzeln der heutigen Krisensituation werden aufgezeigt: Inadäquate Ideologien und Leitbilder, falsche Strategien zur Lösung des Personalmangels usw. Die empirische Untersuchung zeigt nicht nur den komplexen Zusammenhang zwischen (Fehl)Haltungen und ihren Folgen auf, sondern auch Ansätze einer neuen Berufsauffassung, die uns die Hoffnung vermittelt, dass die Pflege im Wandel ist.

PFLEGEWISSENSCHAFT HEUTE

von Elisabeth SEIDL (Hrsg.)

Die Reihe „Pflegewissenschaft heute" verfolgt das Anliegen, Anregungen für den wissenschaftlichen Dialog und die Entwicklung der pflegerischen Praxis zu geben. Forschungsschwerpunkte aus der Wiener Abteilung Pflegeforschung des Instituts für Pflege- und Gesundheitssystemforschung der Universität Linz und aktuelle Themen der Pflegewissenschaft sollen einem breiteren Publikum vorgelegt werden.

Band 1: „Betrifft: Pflegewissenschaft" von Elisabeth SEIDL
192 S., 2 Abb., 1 Tabelle, Format: 21,5x14,5 cm, kart., ISBN 3-85175-612-6, € 21,60
Band 2: „Ende der Pflegekrise?" von Elisabeth SEIDL und Marta STAŇKOVÁ
224 S., 13 Abb., 9 Tab., Format: 21,5x14,5 cm, kart., ISBN 3-85175-626-6, € 21,60
Band 3: „Akademisierung von Pflege und Public Health" – *vergriffen*
Band 4: „Zur Sozialgeschichte der Pflege in Österreich" von E. SEIDL und Hilde STEPPE
224 S., kart., Format: 21,5x14,5 cm, ISBN 3-85175-672-X, € 21,60
Band 5: „Rückblick für die Zukunft" von Elisabeth SEIDL und Ilsemarie WALTER
262 S., 1 Abb., 7 Tab., Format: 21,5x14,5 cm, kart., ISBN 3-85175-704-1, € 21,60
Band 6: „Autonomie im Alter" von E. SEIDL, Marta STAŇKOVÁ und I. WALTER
248 S., 1 Abb., 10 Tab., Format: 21,5x14,5 cm, kart., ISBN 3-85175-743-2, € 21,60
Band 7: „Pflegeforschung aktuell" von Elisabeth SEIDL und Ilsemarie WALTER
203 S., 2 Abb., 5 Tab., Format: 21,5x14,5 cm, kart., ISBN 3-85175-784-X, € 21,60

DER OPERATIONSGEHILFE
Theorie und Praxis für den Operationsgehilfen

von Hermann ZECHA

134 S., 180 Abb., 11 Tab., Format: 29x21 cm, kart., ISBN 3-85175-742-4, € 21,60

Ziel des Autors war, mit seinem Buch den gestiegenen Anforderungen an den Operationsgehilfen sowohl in qualitativer als auch in quantitativer Hinsicht Rechnung zu tragen. Es ist als Lehrbuch für den Neueinsteiger und als Nachschlagewerk für den Erfahrenen gedacht und soll auch in der Zukunft für die Tätigkeiten des Operationsgehilfen und auch für andere im Operationssaal arbeitende Berufsgruppen richtungweisend sein.